Monographien aus dem Gesamtgebiete der Psychiatrie
Psychiatry Series

Band 11

Herausgegeben von

H. Hippius, München · W. Janzarik, Heidelberg
M. Müller, Rüfenacht/Bern

Heinz Schepank

Erb- und Umweltfaktoren bei Neurosen

Tiefenpsychologische Untersuchungen an 50 Zwillingspaaren

Unter Mitarbeit von

P. E. Becker · A. Heigl-Evers · C. O. Köhler
Helga Schepank · G. Wagner

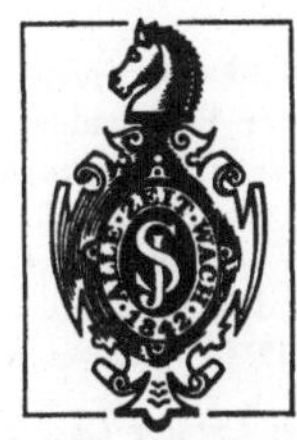

Springer-Verlag Berlin · Heidelberg · New York 1974

Professor Dr. med. Heinz Schepank
Oberarzt der Psychosomatischen Klinik der Universität Heidelberg
D-6900 Heidelberg, Voßstraße 2

Mit 1 Abbildung und 82 Tabellen

ISBN-13:978-3-642-80816-6 e-ISBN-13:978-3-642-80815-9
DOI: 10.1007/978-3-642-80815-9

Library of Congress Catalog Card Number 73-22647

Vorwort

„Die Psychoanalyse hat über die akzidentellen Faktoren der Ätiologie viel, über die konstitutionellen wenig geäußert, aber nur darum, weil sie zu den ersteren etwas Neues beibringen konnte, über die letzteren hingegen zunächst nicht mehr wußte als man sonst weiß. — Je nach dem Stande unserer Erkenntnis werden wir den Anteil der Konstitution oder des Erlebens im Einzelfalle anders einschätzen und das Recht behalten, mit der Veränderung unserer Einsichten unser Urteil zu modifizieren."

(S. FREUD, 1912)

50 Zwillingspaare lieferten die empirische Basis zu der vorliegenden Untersuchung. Der Indexpaarling hatte jeweils zwischen 1950 und 1969 wegen seiner neurotischen Krankheitssymptomatik eine psychoanalytische Poliklinik aufgesucht, das Institut für psychogene Erkrankungen der AOK Berlin. Ich möchte vorab allen ungenannten 100 Zwillingsprobanden ganz besonders danken, die sich im Dienste der Wissenschaft uneigennützig und vertrauensvoll zu den zeitraubenden Untersuchungen bereit fanden.

Zu Dank verpflichtet bin ich weiterhin Frau Prof. Dr. med. A. DÜHRSSEN als Leiterin der obengenannten Institution für ihre wohlwollende Unterstützung des Forschungsprojektes. Mein Dank gilt auch allen ärztlichen Mitarbeitern, deren gründliche diagnostische und vor allem Dokumentationsarbeit in den vergangenen Jahrzehnten überhaupt erst ein Auffinden des Zwillingspatientengutes ermöglichte.

Diese monographische Darstellung beschreibt den selbständigen Anteil des Autors an einem umfangreicheren gemeinschaftlichen Forschungsprojekt, das im Oktober 1963 begonnen wurde. Für die tiefenpsychologische Befunderhebung, die Auswertung und Interpretation der Daten sowie das Konzept und Manuskript dieser Publikation ist der Unterzeichnende allein verantwortlich. Die auf der Titelseite genannten Koautoren haben zu der vorliegenden Schrift im wesentlichen folgende Beiträge geleistet:

Prof. Dr. med. P. E. Becker, Ordinarius für Humangenetik an der Universität Göttingen, führte bei unseren Zwillingspaaren die anthropologische Eiigkeitsdiagnostik durch. Er beriet das Team hinsichtlich einer methodisch korrekten Gewinnung des Zwillingskollektivs.

Frau Priv.-Doz. Dr. med. A. Heigl-Evers, Psychoanalytikerin, Med. Dir. am Niedersächsischen Landeskrankenhaus Tiefenbrunn, wirkte maßgeblich bei der gemeinschaftlichen Planung mit, insbesondere bei der Konzeption und Ausarbeitung der Untersuchungsbögen und Schlüsselverzeichnisse für die Befunddokumentation.

Frau Dr. med. Helga Schepank, Psychoanalytikerin, war in derselben Weise im Team beteiligt. Sie untersuchte außerdem 9 Zwillingspaare aus der hier beschriebenen

Serie tiefenpsychologisch im Erstinterview und half mir bei der Überarbeitung des Manuskriptes.

Prof. Dr. med. G. Wagner, Ordinarius an der Universität Heidelberg und Leiter des Instituts für Dokumentation, Information und Statistik am Deutschen Krebsforschungszentrum beriet unsere Arbeitsgruppe von Anbeginn bezüglich der maschinellen Datenverarbeitung, von der Vorplanung für eine fachgerechte Dokumentation, Verschlüsselung und Skalierung unserer Befunde, über die Fehlerprüfprogramme bis zur Auswertung.

Dr. rer. pol. C. O. Köhler, Wissenschaftlicher Mitarbeiter an demselben Institut, gab uns entscheidende technische Hilfen bei der elektronischen Datenverarbeitung und begleitete die statistische Aufbereitung und Analyse des umfangreichen Zahlenmaterials.

An der vorbereitenden Planung (1960—64) und gedanklichen Konzeption für das Forschungsprojekt waren weiterhin folgende Psychoanalytiker beteiligt: Frau Prof. Dr. med. A. Dührssen/Berlin, Med. Dir. Dr. med. F. Heigl/Tiefenbrunn, Med. Dir. Dr. med. G. Kühnel, H. Schleicher/Tiefenbrunn und Prof. Dr. med. W. Schwidder. Frau PD Dr. A. Heigl-Evers und H. Schleicher untersuchten synchron mit uns ein Kollektiv von ebenfalls 50 Zwillingspaaren aus einer Neurosenklinik. Die detaillierte Auswertung dieser Parallelgruppe und ein umfassender Vergleich beider Samples stehen noch bevor und finden in dieser Schrift keine Berücksichtigung.

Unsere Aufgabe konnte nur gelingen durch die jahrelange, zuverlässige Mitarbeit der Sekretärinnen Frau Schreiber, Frau Kabel, Frau Pflüger und Frau Schröder in der Berliner Forschungsabteilung. Bei der Anschriftenermittlung und ersten Kontaktbesuchen unterstützte uns die Leiterin der Versichertenfürsorge der AOK Berlin, Frau Vogtmann, mit ihren Sozialarbeiterinnen. Danken möchte ich auch den Betreuerinnen dieses Manuskriptes, Frau Hornisch und Frau Wolf in Heidelberg sowie Frau Dr. A. Rüppell für Hilfen bei der Übersetzung; weiterhin den Programmierern Herren Hahne, Naumann und Wintterle und den Dokumentationsassistentinnen Frl. Martinsohn und Frau Menz, die den technischen Anteil an der elektronisch-maschinellen Datenverarbeitung in unermüdlichem Einsatz bewältigten.

Last but not least gilt mein Dank Herrn Professor Dr. med. W. Bräutigam für seine Förderung sowie den Herausgebern dieser Monographienreihe für ihre Beratung.

Das gesamte Forschungsprojekt wurde finanziell aus den Mitteln des Landes Niedersachsen unterstützt; diese vorliegende Arbeit zusätzlich von der DFG über den Sonderforschungsbereich 35.

Heidelberg, im Januar 1974 Heinz Schepank

Inhaltsverzeichnis

1. Einleitung. Fragestellung

Die Untersuchung der Frage nach den Umwelt- und Erbeinflüssen bei Neurosen rechtfertigt als historische Besinnung den Hinweis auf die gleichzeitige völlig unabhängige Arbeit zweier Forscher: S. FREUD und F. GALTON. Sie gaben den Anstoß für bahnbrechende wissenschaftliche Entwicklungen, die Psychoanalyse und die Zwillingsforschung. Die Aufgabe der hier vorgelegten Arbeit ist es, diese beiden Forschungsmethoden in der Konzentration auf eine Fragestellung zu vereinigen.

SIGMUND FREUD (1856—1939) erhellte mit Hilfe der psychoanalytischen Beobachtungstechnik die intrapsychische Dynamik der neurotischen Krankheitserscheinungen und entdeckte ihre Pathogenese in der frühkindlichen Triebentwicklung des Menschen. Er lenkte damit die Aufmerksamkeit bevorzugt auf die Auseinandersetzung des Menschen mit seiner *Umwelt,* insbesondere seinen frühkindlichen Beziehungspersonen.

Das Verdienst von FRANCIS GALTON (1822—1911) ist es, durch Zwillingsuntersuchungen die Erforschung der Beziehung von „*Erbe*" und „Umwelt" beim Menschen angeregt zu haben, wobei ihn neben körperlichen Merkmalen vor allem das Intelligenzproblem beschäftigte [81, 82]. Beide Forscher haben vermutlich keinen persönlichen Kontakt miteinander gehabt [237]; FREUD hat seinen älteren Zeitgenossen GALTON nicht in dem hier erörterten Zusammenhang zitiert. Eine fruchtbare Verbindung beider Forschungsbemühungen wurde auch erst möglich, seit man zuverlässig die eineiigen (hier als EZ bezeichnet) und die zweieiigen Zwillinge (ZZ) diagnostisch differenzieren konnte: Der Dermatologe HANS WERNER SIEMENS inaugurierte 1924 die Methode des polysymptomatischen Ähnlichkeitsvergleiches. Er empfahl auch den methodischen Kunstgriff, die Konkordanzrate der ZZ derjenigen der EZ gegenüberzustellen und entdeckte den besonderen Wert der Zwillingsmethode gerade für den Nachweis von erblichen Determinanten bei Krankheiten, deren Manifestationswahrscheinlichkeit (Umweltstabilität) nicht sehr hoch liegt. SIEMENS sprach semantisch mißverständlich von der besonderen Eignung der Zwillingsmethode für die Erforschung der „Frage nach der erblichen Disposition nichterblicher Merkmale". Mit diesen meinte er insbesondere die polygen und multifaktoriell — also auch durch Umweltfaktoren — entstandenen Merkmale. Zwar werden deren einzelne Gene im Prinzip ebenfalls nach den Mendelschen Regeln übertragen, die Phänotypen sind jedoch so komplex determiniert, daß man dominante oder recessive Erbgänge nicht wie bei monogenen Merkmalen mit einer Stammbaumanalyse verfolgen kann.

Der Psychoanalyse und ihrer klinischen Theorie verdanken wir die wesentlichsten Einsichten in die Psychodynamik der Neurosen. Erbfaktoren werden in ihrem theoretischen Konzept meist stillschweigend akzeptiert, aber nur selten ausdrücklich diskutiert. Sie wurden noch nie systematisch-empirisch untersucht. Der therapeutische Impetus lenkte das Interesse der Psychoanalyse bevorzugt auf die pathogenetisch relevanten intrapsychischen Prozesse und die frühkindlichen peristatischen Faktoren. Das für unsere Fragestellung bestgeeignete Untersuchungsinstrument, die Zwillingsmethode, stand der psychoanalytischen Grundlagenforschung bisher nicht zur Verfügung; denn es gab kein neurotisches Patientengrundgesamt von

1. hinreichender Repräsentativität für das Krankheitsbild der Neurose und
2. genügendem Umfang (erforderlich sind nach unserer Erfahrung[1] mindestens 20 000 Patienten); man sucht vergeblich nach einem Kollektiv, das außerdem
3. von psychoanalytisch geschulten Diagnostikern voruntersucht gewesen wäre und
4. aufgrund sorgfältiger und zugriffbereiter Befunddokumentation die Voraussetzungen zur Auffindung der darin enthaltenen Zwillinge geboten hätte.

Das Patientengut des Institutes für psychogene Erkrankungen/Berlin erfüllte alle diese Voraussetzungen.

Fragestellung

Die Anwendung der Zwillingsmethode impliziert unser *Forschungsziel:* Der Einfluß von Erb- und Umweltfaktoren in der Ätio-Pathogenese neurotischer Erkrankungen ist Gegenstand dieser Untersuchung. An einem Sample neurotischer Patienten wollen wir folgende *Fragen* zu beantworten versuchen:

1. Sind bei der Manifestation von Neurosen *Erbeinflüsse* beteiligt? Humangenetisch korrekter formuliert: Ist die phänotypische Varianz der Neurosen beim Menschen auch erblich determiniert? Wenn ja, folgt:
2. Ist hinsichtlich der Erbfrage eine differentielle Aussage für einzelne Symptomenbilder oder umschriebene Symptomengruppen und spezifische Neurosenstrukturen möglich?
3. Wenn die Neurose sich als nicht ausschließlich oder nicht überwiegend erbbedingt erweisen sollte: Läßt sich auch *Umweltbedingtheit* positiv nachweisen? Wenn ja, schließen sich
4. weitere Fragen nach den Manifestationsbedingungen an:
   a) Welche spezifischen peristatischen Faktoren korrelieren statistisch mit der Neurotizität der Individuen?
   b) In welcher Zeit der individuellen Lebensentwicklung trifft der entscheidende pathogene/pathoplastische Einfluß das Individuum?
   c) Lassen sich mit Hilfe der Diskordanzanalyse von eineiigen Zwillingen Hinweise auf bestimmte neurosefördernde Umweltbelastungen finden?
5. Das untersuchte Zwillingspatientengut könnte zusätzlich zur Klärung folgender Probleme beitragen:
   a) Bestehen zwillingsspezifische Besonderheiten hinsichtlich der Neurose?

Unabhängig von der Zwillingseigenschaft der Probanden und soweit das Sample als repräsentativ für die Neurose anzusehen ist, lassen sich Fragen beantworten:

   b) nach Häufigkeitsverteilungen der verschiedenen Neuroseformen;
   c) nach dem Spontanverlauf unbehandelter Neurosen;
   d) nach der Katamnese von behandelten Neurosen, was besonderes Interesse verdient, wenn von einem eineiigen Zwillingspaar ein Partner in einer Therapie war;
   e) nach den Unterschieden zwischen kindlichen und erwachsenen Neurosen.

[1] s. Kap. 4.2.

2. Zur Methode und Problematik psychologischer Zwillingsuntersuchungen

Bei der Erhellung der Neurosenätiologie wie in weiten Bereichen psychiatrischer und psychopathologischer Forschung sind wir auf die vergleichsweise vieldeutige phänotypische Betrachtungsebene angewiesen. Sie wird durch die Zwillingsmethode repräsentiert, die häufig auf prinzipielle kritische Einwände stößt. Das erfordert, ihre gedanklichen Voraussetzungen und die Reichweite ihrer Aussagen vorweg ausführlich zu erörtern, insbesondere ihre spezielle Problematik bei der Anwendung im Bereich psychologischer Fragestellungen. Auch einige biologische und statistische Parameter der Zwillingseigenschaft müssen in diesem Zusammenhang erwähnt werden. Die idealen Bedingungen für eine methodisch einwandfreie Samplegewinnung sind zu diskutieren, damit eine sachgerechte Beurteilung ermöglicht und der erhebliche methodologische Aufwand bei unserer Untersuchung verständlich wird.

2.1. Die Zwillingsmethodik

Die meisten Schlußfolgerungen aus Zwillingsuntersuchungen basieren auf folgenden *Prämissen:*

A. Ein Zwilling unterscheidet sich nicht nennenswert von einem *Einling.*

B. *Eineiige* Zwillinge sind *erbgleich.*

C. *Zweieiige* Zwillinge sind *erbverschieden;* wie gewöhnliche Geschwister sonst auch, stimmen sie in ihrer Genausstattung durchschnittlich *zur Hälfte* überein.

D. Die *Eiigkeit* der EZ und der ZZ kann man mit hinreichender Sicherheit diagnostisch *bestimmen.*

E. Speziell für psychopathologische Fragestellungen gilt eine weitere Voraussetzung: Die relevanten *psychologisch-sozialen Einflüsse* sind in der Kindheit jeweils für ein zusammen aufgewachsenes Zwillingspaar annähernd *gleich.*

Treffen die Sätze A. bis E. zu, so *folgt* aus ihnen:

1. Vergleicht man eine Serie von EZ mit einer genügend großen Gruppe von ZZ und sind die gefundenen Konkordanzraten der EZ signifikant höher als die der ZZ, dann ist das beurteilte Merkmal von Erbfaktoren beeinflußt (= Nachweis von Erblichkeit).
2. Alle Unterschiede zwischen den Partnern eines EZ-Paares müssen umweltbedingt sein (= Nachweis der Umweltbedingtheit).
3. Durch eine Detailanalyse der Umweltbedingungen bei diskordanten EZ kann man die relevanten Umweltfaktoren eruieren (= Nachweis spezieller Umweltfaktoren, sog. Manifestationsbedingungen).

Gegenstand der Erörterung in den folgenden Kapiteln wird es sein, die Existenz der obengenannten Voraussetzungen durch empirische Befunde oder theoretische Überlegungen nachzuweisen.

2.1.1. Die verschiedenen Zwillingsmethoden

Es ist nicht allgemein bekannt, daß es mehrere Zwillingsmethoden gibt mit teilweise unterschiedlicher Zielrichtung. Kritik richtet sich häufig fälschlich pauschal gegen „die" Zwillingsmethode. In dem folgenden Überblick gliedern wir die Zwillingsmethoden in zwei Gruppen, je nachdem ob die Variable Erbfaktor oder ob die Umweltdeterminante konstant gehalten wird. Die Einteilung folgt analog der klassischen experimentellen Versuchsanordnung, bei der es gilt, Störvariablen auszuschalten, zu kontrollieren oder konstant zu halten, um die relevante zu beobachtende Variable als einzige wirksam werden zu lassen:

A. Die beiden zuerst zu nennenden Zwillingsmethoden setzen voraus, daß der *Umweltfaktor konstant ist.* Da EZ erbgleich und ZZ etwa zur Hälfte erbverschieden sind, zeigen Unterschiede zwischen diesen beiden Gruppen — sinngemäß nur denkbar als größere Ähnlichkeit bei den EZ — Erblichkeit an. Bei dieser klassischen Zwillingsmethode, dem Vergleich von EZ- und ZZ-Paaren sind zwei Möglichkeiten zu unterscheiden, je nach der Struktur und der Verteilung des zu untersuchenden Merkmales:

Methode 1: Qualitative Merkmale erlauben regelmäßig eine klare Abgrenzung, beispielsweise die Alternativen männlich/weiblich, tot/lebend, Krankheitsincidenz etc. Hier vergleicht man die *Konkordanz- bzw. Diskordanzraten* beider Gruppen und prüft die gefundenen Unterschiede auf ihre statistische Signifikanz, meist mit Hilfe von Vierfeldertabellen und dem Chi-Quadrattest oder (bei kleineren Zahlen) mit dem Fisher-Yates-Test.

Methode 2: Bei kontinuierlich verteilten und quantitativ abstufbaren Merkmalen, die keine eindeutige Alternativ-Ja/Nein-Entscheidung ermöglichen, mißt oder skaliert man die zu untersuchende Variable und ermittelt die *Intrapaardifferenzen.* Bei der Körpergröße oder der Intelligenz geht man so vor: Der Mittelwert aus den Differenzen aller EZ-Paare wird mit dem Durchschnittswert der Intrapaardifferenzen aller ZZ-Paare eines Samples verglichen und statistisch auf seine Irrtumswahrscheinlichkeit geprüft.

Die Leistungsfähigkeit beider Methoden besteht: a) im Nachweis der Erblichkeit eines bestimmten Merkmales; b) unter Umständen gestattet sie bei erwiesener Erblichkeit auch die Berechnung der Manifestationswahrscheinlichkeit dieses Merkmales.

B. Bei den folgenden Versuchsanordnungen wird vorausgesetzt, daß die *Erbvariable konstant* ist. Die Methoden 3—6 sind deshalb nur bei EZ-Paaren anwendbar, deren synchrone Entwicklung unter variierten Umweltbedingungen verfolgt wird:

Methode 3: In einer experimentell hergestellten Situation wird die Umweltvariable manipuliert bei der *Co-twin-control-method* (nach GESELL u. TOMPSON). Beispielsweise wird bei anfangs identischem Entwicklungsstand eine Lernchance nur einem der beiden Partner eines EZ-Paares geboten. Die Überprüfung des Endzustandes ermöglicht dann eine Differenzierung, inwieweit (a) nur bei dem einen Lernfortschritte beobachtbar sind oder ob (b) bei der abschließenden Kontrolle das Verhalten beider Partner dennoch übereinstimmt und dann einem spontanen, erblich vorgezeichneten Entwicklungsschritt zuzuschreiben wäre. Auch die Wirkung therapeutischer

Interventionen kann hiermit überprüft werden. Die Methode eignet sich jedoch nur für Experimente in human vertretbarem Ausmaß.

Leistung: Für die zu prüfende Umweltvariable werden die Umweltlabilität bzw. die genetisch gesetzten Grenzen ausgelotet.

Methode 4: verfolgt den Entwicklungsablauf von *getrennt aufgewachsenen EZ*. Dabei handelt es sich im Prinzip um dieselbe Situation wie bei Methode 3, nur wird die Umwelt hier nicht planvoll variiert. Vielmehr mißt man die im Endzustand solcher „Spontanexperimente" feststellbaren Diskordanzen oder Intrapaardifferenzen. Im günstigsten Fall kann man sogar eine Gruppe solcher EZ mit einer Gruppe zusammen aufgewachsener EZ vergleichen.

Leistung: Hinweise auf Manifestationsbedingungen unter den gegebenen Umweltvarianzen. Die Umweltlabilität von Merkmalen kann abgeschätzt werden. — Übrigens müssen die Zwillinge zum Zeitpunkt der Untersuchung nicht differieren, noch muß die für das beobachtete Merkmal pathogenetisch relevante Umwelt unterschiedlich gewesen sein. Vielmehr sind gerade getrennt aufgewachsene EZ überdurchschnittlich oft beide in Heimen groß geworden (s. S. 15 f. u. 102 ff.).

Methode 5: Ein weiteres, ungeplantes Experiment untersucht *nachträglich* eineiige Zwillinge, von denen jeweils *nur ein Partner* früher durch ein bestimmtes *definierbares Umweltereignis betroffen* worden ist, z. B. einen längeren Heim/Krankenhausaufenthalt oder etwa eine geschlossene Hirnverletzung. Auch die vergleichende Analyse der Geburtsrangfolge mit der Frage evtl. Hirnschädigung des Zweitgeborenen gehört methodologisch hierher.

Ziel ist hierbei die Feststellung der Einwirkung von *bekannten* umschriebenen Umwelteinflüssen auf bestimmte spätere Merkmale und die Abgrenzung gegen spontane, konstitutionelle, erbliche oder anderweitige, nicht erfaßte peristatische Ursachenfaktoren.

Methode 6: *Bei der Diskordanzanalyse von EZ* werden mit Hilfe genauer Anamnesenerhebung die Umwelteinflüsse von solchen EZ analysiert, die sich bezüglich eines manifestierten Merkmales bzw. einer Krankheit als diskordant erweisen. Der gedankliche Ansatz liegt — im Gegensatz zu den Methoden 4 und 5 — bei diesem Vorgehen nicht in der unterschiedlichen *Ausgangs*situation; vielmehr dient ein erwiesener diskordanter *Endzustand* der beiden Paarlinge als Untersuchungskriterium. Umschriebene und gravierende Umweltunterschiede oder Traumata müssen also nicht vorangegangen sein.

Leistung: Da die festgestellte Diskordanz bei EZ immer umweltbedingt sein muß, kann diese Methode helfen, die einzelnen Manifestationsbedingungen zu eruieren. Ihre hervorragende Bedeutung ist vor allem eine heuristische, beispielsweise im Auffinden bisher gar nicht als relevant erachteter Umweltfaktoren.

Wir wandten bei unserer Untersuchung die Methoden 1, 2, 4, 5 und 6 an: In Abhängigkeit von der Fragestellung (nach Erblichkeit oder den Umweltfaktoren), je nach der Struktur des Datenmaterials (alternativ verteilte oder kontinuierliche Merkmale) und entsprechend den Voraussetzungen seitens des Probandengutes (EZ, bestehende Diskordanz, Getrennt-aufgewachsen-sein).

2.1.2. Möglichkeiten und Grenzen der Methodik

Die differentielle Validität der einzelnen Zwillingsmethoden wurde bereits genannt. An dieser Stelle erscheint es uns wichtig, einige allgemeine Überlegungen anzufügen über den Aussagebereich „der“ Zwillingsmethodik überhaupt. Hier tauchen häufig Mißverständnisse auf und die Grenzen erlaubter Interpretationen werden nicht selten überschritten.

1. Der Begriff *Erblichkeit* gibt häufig Anlaß zu Mißdeutungen: Mit „erblich“ ist nie gemeint, daß der Mensch als Species die erbliche Disposition hätte, beispielsweise für die Manifestation einer Neurose. F. Lenz [174] sagt schlicht: Was den Menschen im Vergleich zum Affen oder zur Drosophila zum Menschen macht, ist zu 99,9% erblich bedingt, also in der für den Menschen spezifischen Genstruktur verankert. — Vielmehr ist mit einer humangenetischen Frage nach der Erblichkeit eines Merkmales immer gemeint, ob bzw. inwieweit die in einer bestimmten Population gefundene *interindividuelle Varianz* eines Merkmales durch Erbfaktoren bedingt ist oder ob nicht. Man will etwa erfahren, ob die Tatsache erblichen Determinanten folgt, daß einige Menschen stark neurotisch werden und andere fast gar nicht oder daß sie verschiedene neurotische Symptome oder Neurosenstrukturen entwickeln. Auch für die spezifisch menschliche Denkbegabung oder die Sprachfähigkeit in Abhebung vom Tier bedarf es keines Nachweises einer Erbbedingtheit; dagegen verdient der interindividuell unterschiedliche Ausprägungsgrad von Intelligenz oder von Sprachverständnis, Dialekt, Eloquenz, Modulation etc. durchaus die wissenschaftliche Frage nach der Erbdeterminiertheit versus Umweltbedingtheit.

2. Beachtenswert ist, daß jede Aussage über Erb- und Umweltdeterminanten sich ausschließlich nur auf *die Population* beziehen kann, aus der die *Zwillingsstichprobe entnommen ist*. Ginge man mit Hilfe von Zwillingsvergleichen der Frage nach, ob Analphabetismus vorwiegend umwelt- oder erbbedingt ist, dann fielen die Ergebnisse sehr unterschiedlich aus: Bei einer Untersuchung in einem hochindustrialisierten Land würden die Befunde für eine überwiegende Erbbedingtheit sprechen. Untersuchte man dagegen Zwillinge in einem Entwicklungsland ohne allgemeine Schulpflicht, dann würde hier die Umwelthypothese bestätigt werden — und selbstverständlich auch zutreffen; getrennt aufgewachsene und sehr verschieden beschulte EZ und ZZ müßten dann hohe Diskordanzraten aufweisen. Die Frage, ob denn nun „wirklich“ „die“ Unfähigkeit, lesen zu können erb- *„oder“* umweltbedingt ist, wäre in dieser Formulierung sinnlos und gehört wohl auch in die Sammlung der von Max Planck (1947) dargestellten Scheinprobleme der Wissenschaft.

3. Entgegen landläufigen Erwartungen kann die sog. Manifestations*wahrscheinlichkeit*, also der relative Anteil von Erb- und Umweltfaktoren am Zustandekommen eines nachweislich erblich determinierten Merkmales, nur unter ganz besonders selten realisierten Bedingungen mit Hilfe der Zwillingsmethode exakt bestimmt werden. Nach Ansicht einiger Autoren ist das Zwillingsverfahren dazu prinzipiell nicht in der Lage, jedenfalls nicht im Bereich psychologischer Fragestellungen. Früher glaubte man [96, 163], den *prozentualen Anteil von Erbe und Umwelt* dadurch errechnen zu können, daß man aus den Konkordanzraten bei EZ und ZZ einen Quotienten bildete. Nach F. Lenz [174—176] ist eine so weitgehende Schlußfolgerung jedoch nur erlaubt, wenn man das zu untersuchende Zwillingssample aus einer Zufallsstichprobe der Gesamtbevölkerung entnommen und dabei auch die konkordant gesunden Zwillingspaare erfaßt hat. Diese Voraussetzung einer absolut auslesefreien Serie ist aber immer dann nicht gegeben, wenn die Indexzwillinge aus einem Grundgesamt von Merkmalsträgern, also z. B. klinisch Kranken, gewonnen worden sind. Das ist je-

doch die Regel im psychopathologischen Forschungsbereich. LENZ meinte sogar in einer sehr scharfsinnigen Abhandlung [174, 175], bei jeder Zwillingsuntersuchung handele es sich um eine Gleichung mit mehreren Unbekannten, und die Frage des relativen Erb- und Umweltanteiles sei prinzipiell nicht mit Hilfe der Zwillingsmethode beantwortbar. Die beiden wesentlichen unbekannten Faktorengruppen sind dabei (a) die genetische Streuung und (b) das Partnerwahlverhalten:

Unser derzeitiges Wissen hinsichtlich der Neurosemorbidität der Durchschnittsbevölkerung und der Verteilungsmuster ihrer manifestierten Phänotypen ist noch sehr lückenhaft [31, 214, 258, 262, 315]. Über die genetischen Substrate der Neurose und deren Streuung (a) wissen wir aber so gut wie gar nichts. Eine Entscheidung zwischen den beiden hier möglichen Extremen *Homogenie* einerseits oder *Heterogenie* andererseits ist also faktisch nicht zu fällen. Das Problem wird dadurch noch komplizierter, daß die — soweit überhaupt — erbliche Grundlage der meisten Neuroseformen polygen, also durch eine Vielzahl von Genen bedingt sein dürfte. Die Kombinatorik der einzelnen genetischen Faktoren ist uns heute noch völlig unbekannt. — Unsere Unkenntnis ist jedoch mindestens ebenso groß bezüglich des Paarungs- und Partnerwahlverhaltens (b) der Merkmalsträger. Die empirische Verteilung dürfte sich bei dieser Variable von der strikten *Homogamie* bis zur extremen *Heterogamie* erstrecken. Partnerwahlen bewegen sich zwischen den beiden extremen Polen, die mit den Aussprüchen „Gleich und Gleich gesellt sich gern" und „Gegensätze ziehen sich an" etwas salopp etikettiert sind. Lediglich über das psychologisch am besten untersuchte Merkmal, die Intelligenz, wissen wir seit OUTHIT (1933) bereits, daß sie bei der Partnerwahl von Ehepaaren einen beachtlichen Einfluß ausübt in Richtung auf eine relativ hohe *Homogamie:* ihre Intelligenzquotienten korrelieren signifikant. Wir sind jedoch nicht zu der Annahme berechtigt, daß die Paarungssiebung (assortative mating) bezüglich aller relevanten Persönlichkeitsmerkmale nach denselben Regeln verläuft wie bei der Intelligenz. Dabei ist etwa an Persönlichkeitsdimensionen zu denken wie Aktivität — Passivität, Dominanzstreben — Unterordnung, Introversion — Extraversion, Neurotizität — psychische Gesundheit, Leistungsmotivation — Regression sowie angeborene oder erworbene Konstanten der sexuellen, oralen und aggressiven Bedürfnisse. Man wird sogar bei ein und demselben Menschen erwarten müssen, daß er seine Partnerwahlen bezüglich der einen Persönlichkeitsdimension mehr nach dem Homogamie-Prinzip ausrichtet, in einem anderen Aspekt jedoch mehr zur Heterogamie tendiert; vielleicht spielt er sogar mehrmals im Leben verschiedene Möglichkeiten durch.

Wenn die von LENZ angeratene Vorsicht berechtigt ist, wird man die Konkordanzratenvergleiche hinsichtlich eines zugrunde liegenden Anteiles von Erb- und Umweltfaktoren nur mit großer Zurückhaltung interpretieren dürfen. — Die entsprechenden Überlegungen sind hier so ausführlich mitgeteilt, um auf die Komplexheit der Fragestellung hinzuweisen und weil gerade an dieser Stelle die Zwillingsforschung häufig durch den wissenschaftlich Fragenden überfordert wird.

4. Über den *Erbgang* einer Erkrankung oder eines Merkmales läßt sich mit Hilfe der Zwillingsmethode nichts aussagen. Für den Nachweis eines recessiven oder dominanten Erbganges bei einer einfach mendelnden monogenen Erkrankung sind andere Methoden in der Regel besser geeignet. Da die Neurose in den meisten Fällen polygen und multifaktoriell bedingt sein dürfte, wird die Frage nach dem Erbgang mindestens kompliziert, wenn nicht hinfällig.

5. Den Begriff *„Konstitution"* verwenden wir absichtlich nicht. FREUD gebrauchte ihn bevorzugt im Sinne von anlagemäßiger Disposition. Andere Autoren wie JASPERS, KRETSCHMER u.a. meinen den Körperbau, den Phänotyp oder die sichtbare Anlage. Wegen der divergierenden Definition verzichten wir auf diesen Terminus.

2.2. Statistik und Biologie der Mehrlingsgeburt

Im folgenden setzen wir uns mit den häufigsten kritischen Einwänden auseinander, die gegen die Zwillingsmethoden vorgebracht werden. Diese Diskussion soll nach der Reihenfolge der oben aufgezählten Prämissen gegliedert werden.

Um die *Prämisse A, ein Zwilling unterscheide sich nicht nennenswert von einem Einling,* zu belegen, ist es erforderlich, einige statistische und biologisch-physiologische Fakten aufzuzählen.

2.2.1. Häufigkeit

Die Häufigkeit von Zwillingsgeburten beträgt in Deutschland etwa eine auf 81 Geburten. Die Rate wird neuerdings durch Antikonzeption etwas erhöht.

Diese Zahlenrelation unterliegt regionaler und rassischer Schwankung. In Ostasien sind Zwillinge erheblich seltener: nur eine auf 294 bzw. 276 Geburten. Die Unterschiede gehen zu Lasten der ZZ, während der Anteil der EZ an allen Geburten international etwa gleich ist. — In Berlin betrug die Zahl der Zwillinge eine auf 92 Geburten (= 1,08%); Totgeburten sind in diesem Wert nicht enthalten. — Auf etwa 80 Zwillingsgeburten fällt übrigens eine Drillingsgeburt — nach der Hellinschen Regel. — Eine gewisse erbliche Disposition zur Zwillingsschwangerschaft auch innerhalb einer begrenzten Population ist erwiesen [86, 299, 300].

Die Wahrscheinlichkeit, daß aus einer Gravidität eine Zwillingsgeburt hervorgeht, ist übrigens bei älteren Frauen markant höher: Für Frauen im Alter von 35—39 J. beträgt die Chance einer Mehrlingsgeburt das Fünffache verglichen mit einer Frau unter 20 J. [300]. Das bedeutet mit allen psychologischen Konsequenzen für das heranwachsende Kind: Das Durchschnittsalter der Mütter von Menschen, die als Zwillinge geboren worden sind, liegt deutlich über dem von Einlingen.

Wegen der gegenüber Einlingen deutlich erhöhten perinatalen Mortalität trifft man bei einer unausgelesenen Population nicht einen Zwilling unter 40 beliebigen Menschen, sondern man muß damit rechnen, daß höchstens jeder 55. Befragte angibt, als Zwilling geboren worden zu sein. — Der Anteil der EZ an den Zwillingen beträgt in unserer Region etwa 30%. Der Rest teilt sich je zur Hälfte in gleichgeschlechtige zweieiige Zwillinge (gg ZZ) und männlich-weibliche Pärchenzwillinge (PZ) auf, die immer ZZ sein müssen. — Nicht einmal die Hälfte der Zwillingsschwangerschaften wird vor der Geburt des ersten Paarlings als solche diagnostiziert: Nach Mikulicz-Radecki nur 43%. Die Erfahrungen aus unserem Sample stimmen damit überein. Die Geburt von Zwillingen bedeutet also in der Mehrzahl der Fälle für die Eltern eine — meist unerfreuliche — Überraschung.

2.2.2. Risiken

Bezüglich der *Schwangerschaftsdauer* und *Reife* gilt, daß nur 36% der Zwillinge die zweite Hälfte des letzten Schwangerschaftsmonats erreichen [283]. Die Frühgeburtenrate ist hoch: Brander, Keuth u. a. Autoren geben etwa 50% an (bei Einlingen etwa 7%). Jedoch können die hierfür sonst üblichen Kriterien nicht verwendet werden, weil auch reife Zwillingsneugeborene weniger wiegen als Einlinge. Ihr Geburtsgewicht beträgt nach Stöckel 2660 g; Mikulicz definiert den Mittelwert der Geburtsgewichte zweier reifer Zwillinge mit 2400 g. Nach demselben Autor wird spontaner *Geburtsverlauf* beider Zwillinge nur bei 51% der Schwangerschaften beobachtet; der erste Zwilling benötigt in 26% der Fälle ärztliche Geburtshilfe; in diesen Fällen jeweils der zweite ebenfalls; in weiteren 23% wird der erste spontan entbunden, während der zweite operativ entwickelt werden muß. Für den Zweitgeborenen ist offensichtlich das Geburtstrauma noch schwerer. Das perinatale Letalitätsrisiko ist nicht nur für die Mütter mit 3,2% deutlich erhöht, viel mehr noch für die Zwillinge selbst: Mikulicz nennt 16,4%; Schmidt u. a. (1965) geben 20% als eine seit 30 Jahren konstante Zahl an. Finmara (1963) addiert die vitalen Risiken für das gesamte erste Lebensjahr bei einer sizilianischen Population: Nachdem 13,9% der Zwillinge tot geboren oder in der ersten Woche gestorben waren, lebten am Ende des ersten Lebensjahres nur von 63,1% aller Zwillingspaare noch beide Partner. Drillinge bleiben sogar nur zu 20% als Trio am Leben [46].

Auf die anatomischen und physiologischen Besonderheiten während der Schwangerschaft sei hier nicht einmal eingegangen, wie z. B. Anastomosen, die gelegentlich zu Mißbildungen führen oder zum Leerpumpen des Blutkreislaufes eines Zwillings durch den kardial stärkeren Partner bei nicht völlig getrennten EZ; ein Fetus papyraceus kann dann als an die Uteruswand gepreßtes Relikt von der intrauterinen Wachstumskonkurrenz zeugen.

Die genannten Risikofaktoren haben drei wesentliche *Konsequenzen* für die humangenetische Zwillingsforschung:

1. Eine mehr praktische, daß nämlich die *Zahl vollständiger* Zwillingspaare durch das perinatale Mortalitätsrisiko erheblich reduziert wird. Für die meisten Fragestellungen werden aber *beide* Partner benötigt, allein schon wegen der Eiigkeitsdiagnostik.

2. Eine weitere Folge der Besonderheit von Schwangerschaft, Geburt und Säuglingszeit berührt die Methodologie, indem die Berechtigung der *Übertragbarkeit* von *Zwillingsbefunden* auf *Einlinge* in Zweifel gezogen wurde. Es ist z. B. erwiesen, daß der durchschnittliche IQ von Zwillingen signifikant unter dem von Einlingen liegt [24, 130] [2]. Nach unseren eigenen Längsschnittbeobachtungen geht dieser Befund allerdings in einem auffällig hohen Prozentsatz zu Lasten einer echten zwillingsspezifischen Entwicklungsverzögerung; diese ist vergleichsweise oft aufholbar. — Die Intelligenz korreliert mit dem Geburtsgewicht [29]. Zwillinge haben auch eine größere Varianz in ihren Intelligenztestwerten. Männliche Zwillinge sollen signifikant schlechtere Testergebnisse liefern als weibliche. Die Sprachentwicklung von Zwillingen ist deutlich verzögert [186].

3. Schließlich wurde auch die biologische Chancenungleichheit durch die *Geburtsrangfolge* als problematisch für die Zwillingsmethode erörtert: Keuth u. a. [148] versuchten an 35 kindlichen Zwillingspaaren zwischen 3 und 7 Jahren den Nachweis häufigerer perinatal entstandener Dauerschäden beim zweitgeborenen Zwilling im Vergleich zum erstgeborenen zu erbringen: Er erlerne die statomotorischen Funktionen später und sei weniger intelligent. Das Ausgangsmaterial der Autoren kann allerdings nicht für Zwillinge repräsentativ sein: Es enthält eine offensichtlich einseitige Auslese frühgeborener Zwillinge; allein 12 Probanden, also 1/6 aller, zeigten eine cerebrale Kinderlähmung; nur bei 6 der 70 Probanden fand sich ein normales EEG. Auch weist die angewandte Befragung der Mütter erhebliche Mängel auf. — Von kompetenter, gynäkologischer Seite werden demgegenüber auch andere Erfahrungen mitgeteilt; so urteilte Stöckel 1951: „... haben die Mehrlinge erst ein Jahr über-

[2] Bei diesen Befunden handelt es sich überwiegend um Untersuchungen an Kindern: 11jährige (1953) und 13- bis 16jährige (1944).

standen, dann stehen sie an Lebenskraft und Widerstandsfähigkeit im Kampf ums Dasein den Einlingen nicht mehr nach." Auch Pädiater (G. SCHMIDT u. a., 1965), die 50 Zwillingspaare im Alter zwischen 2 und 5 Jahren nachuntersuchten, sahen keine nennenswerte Vermehrung pathologischer EEG- und Röntgenbefunde beim zweitgeborenen Zwilling; sie schlußfolgern, daß die größere Belastung des zweiten Zwillings in den ersten Tagen ausgeglichen wird.

Inwieweit überhaupt die cerebral geschädigten Zwillinge sich durch Absterben im ersten Lebensjahr selektiert haben, oder ob sie noch die spätere Zwillingspopulation mit einer überdurchschnittlichen Morbidität belasten, wird man mit hinreichender Gewißheit allerdings nicht generell entscheiden können. Wegen der Tragweite entsprechender Fehlschlüsse empfiehlt es sich vielmehr, die Faktoren Schwangerschaft, Geburtskomplikation, Geburtsrangfolge und Geburtsgewicht bei jeder Zwillingsuntersuchung anamnestisch genau zu erfassen und als kontrollierbare Variable in der Auswertung zu berücksichtigen. Für die meisten empirischen Zwillingsuntersuchungen sollte deshalb die Beantwortung der beiden folgenden Fragen gefordert werden:

1. *Wieviele Zwillinge fand man nach gewissenhafter Durchsuchung des Grundgesamtes?*
   Die Zahl der als Zwillinge Geborenen innerhalb eines Ausgangskollektivs von Merkmalsträgern darf den Erwartungswert von 1 auf 55 nicht signifikant übersteigen. Sind Zwillinge bei einem Krankheitsbild überrepräsentiert, dann ist besondere Vorsicht beim interpretierenden Transfer der Zwillingsergebnisse auf Einlinge geboten [245]. Für die Neurose liegt bisher nur eine maßgebliche Untersuchung an einer größeren Population vor: P. E. BECKER (1970) analysierte unser Grundgesamt und das einer Parallelgruppe. Aus der Zahl von 47 651 neurotischen Patienten und den darin enthaltenen Zwillingen fand er *keine Hinweise auf die Hypothese, daß Zwillinge häufiger neurotisch erkranken als Einlinge.*
2. Die Frage nach der Geburtsrangfolge ist zu beantworten und zu errechnen, ob etwa *die zweitgeborenen Zwillinge unter den Indexprobanden statistisch signifikant gehäuft sind.* Im positiven Falle wird man ebenfalls mit weiteren Schlußfolgerungen zurückhaltend sein müssen.

2.3. Genetische Übereinstimmung

Prämisse B lautete, EZ hätten eine *identische Chromosomen- und Genausstattung.* In der Literatur wurde gelegentlich eine protoplasmatische Vererbung bei ungleicher Abschnürung der Eizelle diskutiert. Man fragte kritisch, ob denn eineiige Zwillinge auch wirklich erbgleich sind. Humangenetiker bejahen diese Frage heute vorbehaltlos. Lediglich vereinzelte Mutationen nach der Eiabspaltung werden für möglich gehalten. Ihre Zahl ist aber praktisch unbedeutend, und in diesen seltenen Fällen auch noch ungerichtet, so daß sie sich in größeren Statistiken nicht als systematische Fehler auswirken können.

Dagegen gibt es nachweislich Ausnahmen von der Regel — *Prämisse C* —, daß *die Hälfte des Erbgutes der ZZ übereinstimmt.* Wenn nämlich eine Superfecundatio vorliegt, also die beiden ZZ-Kinder von der gleichen Mutter aus 2 Eiern desselben Cyclus stammen, aber verschiedene Väter haben [300]. Solche ZZ verfügen nur noch zu einem Viertel über gemeinsame Gene; sie sind genetisch nur so ähnlich wie Halbgeschwister. Als Verdacht wurde diese Konstellation bei einem Paar unseres Samples geäußert. Trotz einer gewissen Dunkelziffer wird man hier aber wohl kaum eine beachtenswerte methodische Fehlerquelle finden.

2.4. Eiigkeitsdiagnostik

Ein häufiger Einwand betrifft *Prämisse D, die Verläßlichkeit der Eiigkeitsdiagnostik.* Das Postulat einer korrekten Eiigkeitsdiagnose durch einen Experten bedürfte keiner Diskussion, würde nicht in zahlreichen Publikationen darauf verzichtet werden.

Allerdings liegt bereits bei einer Schätzung der Eiigkeit eines ausgewachsenen Zwillingspaares durch einen Nichthumangenetiker die Trefferquote relativ hoch [130]. Hierbei werden 97—98% der ZZ richtig erkannt, während unähnliche EZ in fast 10% der Fälle für ZZ gehalten werden. — Ein Kuriosum erwähnt KALMUS: Dressierte Polizeihunde irren sich fast nie bei der Differenzierung von ZZ, wenn man deren Geruchsstoffe vertauscht; die Unterscheidung von Partnern eines EZ-Paares ist ihnen dagegen nicht möglich: ihre Duftstoffe sind vertauschbar, ohne daß der Spürhund das merkt. — Die früher übliche Eihautdiagnose ist keineswegs als verläßlich anzusehen, was übrigens auch viele Ärzte nicht wissen. Wir begegneten bei unseren Zwillingsuntersuchungen häufiger Zwillingen bzw. Müttern, die fest behaupteten, der Gynäkologe hätte bei der Geburt die Eiigkeitsdiagnose gestellt; und mehrmals erwies sich diese bei der Untersuchung durch unseren Humangenetiker als falsch. Man weiß heute: weder sind Monochoriaten immer EZ, noch müssen Zwillinge mit geteilten Placenten ZZ sein.

An der Möglichkeit einer absolut zuverlässigen Eiigkeitsdiagnostik äußern Sachkenner heute keinen Zweifel mehr, sofern man die verfügbaren Methoden der Blutgruppen- und Serumuntersuchung kombiniert mit der Papillarleistendiagnostik und der anthropologischen Untersuchung im polysymptomatischen Ähnlichkeitsvergleich. Diese sollte möglichst bei gleichzeitiger Inspektion beider Zwillinge durchgeführt werden. Eine serologische Diagnostik allein bietet ungefähr 98% Treffsicherheit [300]. Die Fehlerwahrscheinlichkeit von 2% nimmt man vielerorts, z. B. meist in den USA, in Kauf und begnügt sich mit der Laborprobe auch unter dem berechtigten Hinweis auf das für die meisten psychologischen Untersuchungsergebnisse ohnehin mit 5% als ausreichend erachtete Signifikanzniveau [120, 304]. Kontinentaleuropäischen Sicherheitsbedürfnissen genügt sie jedoch nicht (VOGEL, 1961).

2.5. Psychosozialer Sonderstatus und intrageminelle Umweltvarianz als methodische Störfaktoren

Kritiker der klassischen Zwillingsmethode (Methode 1 u. 2) betonen gelegentlich das Fehlen der *Prämisse E.* Sie meinen, daß auch für ein *zusammen aufgewachsenes Zwillingspaar die psychologisch-sozialen Umwelteinflüsse in der Kindheit* nicht gleich oder nicht vergleichbar mit der von Einlingen seien. Da die Zwillingssituation nicht nur in biologischer Hinsicht, sondern auch psychologisch Besonderheiten aufweist, haben wir uns mit den hieraus abgeleiteten Störvariablen eingehend auseinanderzusetzen. Die methodenkritischen Einwände lassen sich in 4 Aspekte aufgliedern:

1. Der psychosoziale *Sonderstatus aller Zwillinge* wird im Vergleich zu allen Einlingen betont.
2. Man weist kritisch auf *unterschiedliche psychologische Umwelteinflüsse* (besonders in der frühen Kindheit) *für jeden der beiden Partner eines Paares* hin, auch bei zusammen aufgewachsenen Zwillingen.
3. Eine unterschiedlich starke intrageminelle Umweltvarianz wird für die verschiedenen *Gruppen von Zwillingen,* also die EZ, gg ZZ und PZ unterstellt und als wesentliches Argument gegen psychologische Zwillingsuntersuchungen ins Feld geführt.
4. Schließlich ist noch ein beachtenswerter methodischer Störfaktor zu diskutieren, der in der *soziodynamischen Rollendifferenzierung* liegen könnte, die man bei den Zwillingspartnern eines Paares beobachtet.

Zum Einwand 1: Für *alle Zwillinge,* die zusammen in einer Familie aufgewachsen sind, gilt im Vergleich zu Einlingen eine spezifische Umweltkonstellation: Sie müssen die mütterliche Zuwendung, Zeit, Pflege, Milch und so weiter mit dem Zwillingsgeschwister teilen. Außerdem haben sie ständig einen gleichaltrigen Spiel- und Kontaktpartner, der gleichzeitig Konkurrent in vitalen Bedürfnissen sein kann. Beide Faktoren schaffen besondere soziale Umgangsformen (a) der Betreuer mit den Zwillingen und (b) der Zwillinge miteinander.

a) Die Enttäuschungsreaktion der meisten Mütter nach Zwillingsgeburten sowie vor allem die physische und psychische Mehrbelastung der Pflegepersonen durch die Versorgung gleich zweier Säuglinge ist ein Spezificum, das zu überdurchschnittlichen Frustrations- und Mangelerlebnissen bei den Zwillingen führen könnte; selbst dann, wenn sonst keine besonders erschwerten Aufzuchtbedingungen, z. B. bei Frühgeburten, hinzukommen.

b) Die Existenz eines Zwillingspartners kann den Interaktionsstil in der Dyade prägen und führt gelegentlich zur sog. twinning-reaction, einem besonderen Zusammenhalt als Ausdruck spezifischer Triebabwehrformen; auch exzeptionelle sprachliche Kommunikationsvarianten hat man beobachtet (Burlingham u. a.).

Man wird folglich darauf zu achten haben, ob diese zwillingsspezifischen Umweltverhältnisse das Auftreten des untersuchten Merkmales bei Zwillingen in irgendeiner Weise beeinflussen. Es stellt sich erneut die wichtige Frage, *ob Neurosen bei Zwillingen häufiger oder seltener vorkommen als bei Einlingen. — Wie gesagt, ist das nicht der Fall.*

Allein die Tatsache des Vorkommens zwillingsspezifischer, psychologischer Umweltfaktoren würde noch keineswegs die Ablehnung der Zwillingsmethode für psychologische Erbe-Umweltuntersuchungen rechtfertigen, vor allem auch deshalb nicht, weil bei der klassischen Zwillingsmethode niemals Zwillinge mit Einlingen verglichen werden, sondern jeweils Zwillinge oder die verschiedenen Arten von Zwillingspaaren miteinander.

Zum Einwand 2: Ein häufiges, kritisches Argument lautet, die *Umwelten* in der entscheidenden neurosepathogenen frühkindlichen Entwicklungsphase seien für beide Zwillinge gar *nicht identisch;* folglich handele es sich bei den Zwillingsmethoden 1 und 2 nicht um ein klassisches Experiment mit nur einer Veränderlichen, der Erbvariablen, bei im übrigen konstanten und gleichen Umweltbedingungen.

Antwort: Es trifft wohl zu, daß Eltern — entgegen ihrer subjektiven Selbsteinschätzung bezüglich einer völlig gerechten Erziehungshaltung — ihre Zwillingskinder nicht immer ganz genau gleich behandeln, die psychologische Umwelt von Zwillingen also nie vollkommen identisch sein dürfte. Diskordanzen hinsichtlich einer Neurose bei EZ wären sonst auch gar nicht zu erklären, wollte man sie nicht ausschließlich auf außerpsychologische, exogene Noxen zurückführen. — Kritiker der Methode hätten nun allerdings nachzuweisen, inwieweit solche unterschiedlichen Erziehungs-Umwelteinflüsse systematisch auf ein Paar derart treffen, daß jeweils der eine Zwilling anders als sein Partner behandelt wird, oder ob nicht vielmehr die unterschiedlichen Einflüsse sich abwechseln und dadurch einander aufheben.

Zwei Gedankengänge sollte man hier verfolgen: (a) die Frage der neurosepathogenetischen Relevanz von psychischen *Mikrotraumen* [3] im Vergleich zu *Makrotraumen* [3]; sowie (b) das Verhältnis von *intra*familiärer zu *inter*familiärer Umweltvarianz.

a) Selbstverständlich wird kein psychoanalytisch arbeitender Diagnostiker den Effekt von stetig einwirkenden Mikrotraumen [3] quoad Neurotisierung während einer sensiblen frühkindlichen Entwicklungsphase bestreiten. Daß aber solche kleineren Belastungen — wir denken z. B. an gelegentliche geringfügige Zurücksetzungen, leichtere Benachteiligungen oder Verwöhnungen eines Zwillings etc. — stärker wirksam sein sollten als massive peristatische Belastungen, ist weder wahrscheinlich noch bisher belegt. Im Gegenteil zeigen alle Untersuchungen über Extremvarianten entwicklungshemmender Umwelten am Beispiel des Hospitalismus gerade die sehr gravierenden Effekte von Makrotraumen. Hier ist etwa an den ungünstigen Einfluß eines gewalttätigen Trinkervaters zu denken, eine Psychose, Sucht, Verwahrlosung oder schwere Neurose der Mutter, längere frühkindliche Heimaufenthalte oder die Mangelsituation durch arbeitende/kranke Mutter in kinderreicher, unbemittelter Großfamilie. Alle diese Konstellationen sind sicher generell stärker pathogen.

b) Die Relation der Mikro- versus Makrotraumen führt unmittelbar zu der Frage nach dem Verhältnis der *inter*familiären Varianz, also der gesamten Streuungsbreite vorhandener Umwelteinflüsse in der Population, zur *intra*familiären Umweltvarianz, die ein Zwillingspaar durch gegebenenfalls unterschiedliche Behandlung seitens eines Elternteiles treffen kann. Die Gesamtvarianz ist mit Sicherheit erheblich größer. Die Persönlichkeitsstruktur eines Elternteiles läßt aufgrund ihrer eigenen Konstanten überhaupt nur einen eng begrenzten Wechsel in ihrem — z. B. pädagogischen — Verhalten zu. Neurosenpathogenetisch relevante Pflegefaktoren variieren intrafamiliär nicht annähernd so erheblich wie von einem Paar zu anderen interfamiliär. Gravierendere Veränderungen in der Familie, die im zeitlichen Längsschnitt auftreten, wirken wiederum in der Regel auf beide Zwillinge gemeinsam ein. Man denke an die einfache Existenz oder das Nichtvorhandensein wesentlicher Beziehungspersonen oder deren Persönlichkeitsabweichungen, die das Kind erwartungsgemäß stark prägen: ein trinkender Vater, der seine Familie vernachlässigt, oder ein körperbehinderter, berenteter oder ein durch Krieg, Tod oder Unehelichkeit völlig abwesender Vater betrifft beide Zwillinge gemeinsam; auch eine durch Krankheit oder Berufstätigkeit nicht präsente Mutter, oder eine, die sich durch Intelligenzmangel töricht verhält, wird mehr konkordant Schaden stiften als daß man etwa annehmen könnte, sie verhielte sich dem einen Zwilling gegenüber stark neurotisierend und böte gleichzeitig dem anderen jeweils optimale Entwicklungsanreize. Auch die Existenz von Ersatzpersonen bei Unehelichkeit oder nach Scheidung oder Tod eines Elters tangiert regelmäßig beide Zwillingskinder. — Wir haben bei unseren eigenen Untersuchungen (s. Kap. 6.2.) das Material ebenfalls überwiegend so angeordnet, daß die Wirkung der interfamiliären Varianz deutlich wurde, weil die intrafamiliären Umweltvarianzen zu geringfügig waren. Sie konnte nur bei einer Detailanalyse differenter Entwicklungen, der Diskordanzanalyse von EZ (Kap. 6.2.6.), berücksichtigt werden.

Stimmt es also, daß der neurosepathogene Effekt schwererer Umweltbelastungen vergleichsweise stärker ist als der von Mikrobelastungen und daß unterschiedliche Umwelteinflüsse, die ein Paar innerhalb der gleichen Familie treffen können, sehr viel geringer sind, dann kann man die letzteren für die Methodik weitgehend vernachlässigen; vor allem dann, wenn sie nicht einmal regelmäßig in eine spezifische Richtung weisen, etwa so, daß jeweils der Zweitgeborene regelmäßig benachteiligt werden würde etc.

---

[3] „Trauma" hier selbstverständlich nicht im engeren Sinne der ersten psychoanalytischen Traumatheorie verstanden; vielmehr handelt es sich bei den traumatischen pathogenen neurotisierenden Umwelteinflüssen um Schädigungen, die häufig und langzeitig einwirken.

Zum Einwand 3: Unabhängig von den letzten Überlegungen sei auch noch einmal betont: Bei der Zwillingsmethode werden jeweils immer Zwillingspaare miteinander verglichen, und die kritischen Argumente bekämen erst dann Gewicht, wenn sich nachweisen ließe, daß jeweils die Gruppen der EZ-Paare ganz systematisch in anderer Weise betroffen wären als die der ZZ-Paare. Die den EZ gebotenen Umwelten müßten intrageminell durchschnittlich ähnlicher sein als die der ZZ, die Mikro- und vor allem Makrobelastungen bei den EZ weniger unterschiedlich sein als bei den ZZ. Für massive pathogene Einflüsse ist das wohl kaum der Fall; für minutiöse psychologische Umwelteinflüsse könnte es allerdings tatsächlich zutreffen, insoweit nämlich, als die Umweltvarianz einen bestimmten Freiheitsspielraum der elterlichen Verhaltensweisen betrifft: ihr *reagierendes* Verhalten. Eltern reagieren wahrscheinlich unterschiedlicher, wenn sich die Zwillinge (ZZ) in ihrer originären Lebhaftigkeit, ihrer Schönheit, intellektuellen Begabung, ihrer Triebstärke, Anpassungsfähigkeit oder Frustrationstoleranz stärker unterscheiden, als wenn sie (EZ) in dieser Hinsicht originär ähnlicher sind. Eltern werden entsprechend mit Bevorzugung, Förderung, Reinforcement oder mit Benachteiligung, Zurücksetzung, Liebesentzug und Strafreizen antworten. Und da EZ unbestritten von Geburt an ähnlicher sind als ZZ — man denke nur an die Geschlechtsunterschiede bei den Pärchen-Zwillingen —, werden sie wahrscheinlich insgesamt auch von etwas ähnlicheren Mikro-Umweltreaktionen betroffen werden.

Dennoch ist auch dieser Einwand nicht geeignet, die Zwillingsmethodik in ihren Fundamenten zu erschüttern: Bei den soeben genannten Umwelteinflüssen handelt es sich nämlich *nicht* um einen spontanen und unabhängigen *äußeren* Faktor. Vielmehr ist diese möglicherweise etwas unterschiedlichere Behandlung von zweieiigen Zwillingen eines Paares durch die Eltern nur eine *Reaktion* auf die *originär größeren Erbunterschiede* dieser ZZ im Vergleich zu EZ. Sie ist damit eben eine unmittelbare *Folge dieser Erbfaktoren.* Die Reaktion der Eltern stellt gewissermaßen nur eine Verstärkerfunktion dar. Sie hat auch ihre eng gezogene Grenze eindeutig dort, wo die Persönlichkeitsvariablen der Eltern selbst determiniert sind. Man muß sich einmal klar machen, daß man bei dem obengenannten kritischen Einwand jeweils mit großer Naivität und Selbstverständlichkeit originäre, erbgebundene, größere Ähnlichkeit der EZ oder Unähnlichkeit der ZZ in die Denk*voraussetzung* mit einschließt. Es ist nicht erlaubt, diese gleiche Voraussetzung in der weiteren Argumentation wieder fallen zu lassen und so zu tun, als sei die Reaktion der Eltern ein unabhängiger exogener Faktor. Mit anderen Worten: EZ produzieren wohl mit größerer Wahrscheinlichkeit etwas ähnlichere Umweltreaktionen, aber eben *wegen* ihrer ererbten Gleichheit. Die so gefundenen Unterschiede zwischen der Umweltvarianz bei EZ im Vergleich zu der bei den ZZ lassen sich also weitgehend auf Erbunterschiede reduzieren [311, 312].

Demgegenüber verschweigen viele Kritiker der Zwillingsmethode die allbekannten und offensichtlichen ganz ungewöhnlich konformistischen Verhaltensweisen von Zwillingseltern, die entgegen jedem guten Ratschlag auch ihre ZZ meist identisch kleiden und ihnen ähnlichere Umwelten bieten als sonstigen Geschwistern. Beispielsweise werden beide Zwillinge ungewöhnlich oft auch dann zusammen eingeschult, wenn ihre intellektuelle und soziale Reife erheblich voneinander abweicht. — Bezeichnend für dieses Verhalten der Eltern — und zwar über die Eiigkeitsgrenzen hinaus! — ist auch folgende durch nüchterne Zahlen belegbare Beobachtung aus unserem Sample: Von allen unseren erwachsenen Paaren sind insgesamt fünfmal auch die Zwillingspartner als Patienten in der Poliklinik spontan in Erscheinung getreten. In allen fünf Fällen handelte es sich um EZ. Bei gg ZZ und PZ kam der Partner niemals! Ganz anders bei den Kindern: Hier sind dreimal die gg ZZ-Partner und weitere viermal die

PZ-Partner ebenfalls durch die Eltern vorgestellt worden, sowie weitere fünf EZ-Geschwister. Das zeigt deutlich, wie der gleichschaltende Umgang der Eltern über die Eiigkeitsgruppe hinweggeht, ganz entgegen der üblichen Argumentation, daß Eineiige gerade von ihren Eltern sehr viel ähnlicher behandelt würden als Zweieiige. Dagegen ist bei Erwachsenen, wo das Spontanverhalten eine größere Variabilität und einen größeren Freiheitsgrad aufweist, eine sehr viel höhere Konkordanz des Therapiesuchverhaltens bei den EZ festzustellen, während alle ZZ in dieser Hinsicht diskordant waren!

Ein anderer Einwand wiegt schwerer, die Beobachtung nämlich [24], daß EZ mehr Zeit miteinander verbringen als ZZ. EZ- und ZZ-Paare sind also füreinander gegenseitig in unterschiedlichem Maße Umwelt und lassen dadurch auch die außergeminelle psychosoziale Umwelt in quantitativ verschiedenem Ausmaß auf sich wirken. Allerdings ist damit noch nicht gesagt, ob die für ZZ zeitlich ausgedehnteren Umwelteinflüsse unbedingt auch eine polarisierende, also diskordanzfördernde Wirkung haben müssen. Diese bisher nur als Behauptung formulierte Kritik wäre zu überprüfen.

Mit einer weiteren Argumentation, EZ böten sich einander gegenseitig durch ihre Existenz relativ ähnlichere Umwelten als ZZ, verhält es sich ähnlich wie bei der Elternreaktion, indem auch hier originäre, also erblich prädisponierte, größere Ähnlichkeit der EZ sich unauffällig in die Denkprämissen einschleicht. Würde diese Umweltkonstellation von neuroseprägender Wirkung sein, dann hätte man theoretisch als Folge vielleicht EZ-spezifische, narzißtische Charakterstörungen und Symptome sowie Ichfindungsstörungen bei ihnen gehäuft zu erwarten. Unsere eigenen Befunde bestätigen diese Vermutung nicht. Serienuntersuchungen anderer Autoren fehlen. — Der beschriebene Aspekt klammert außerdem die übrige Umwelt völlig aus.

Die Entflechtung der komplizierten Interaktionen von Anlagefaktoren und sozialen Regelkreismechanismen wäre idealiter nur möglich an folgendem Experimentum crucis, das jedoch aus naheliegenden Gründen nicht realisierbar ist: Man müßte eine genügende Anzahl eineiiger Paare in extrem verschiedenen (!) maximal hemmenden und optimal fördernden Umwelten aufwachsen lassen, nachdem sie jeweils von Geburt an — oder sogar schon nach der ersten Furchung intrauterin — getrennt wurden. Hiermit wären die Grenzwerte möglicher Umweltfolgen erfaßbar bis zur Psychotisierung, artefiziellen Debilität oder letalen Ausgang durch Suicid, Psychosomatose etc. Nur so wäre die *potentielle Umweltlabilität* eines Merkmales voll auszuloten. — Dieses Experiment läßt jedoch noch keine hinreichenden Rückschlüsse zu auf den Anteil der Umwelteinflüsse an der Varianz, bezogen auf die *hiesige Realität*. Eine zweite Kontrollgruppe von EZ wäre deshalb ebenfalls getrennt aufzuziehen, jedoch in Umwelten mit insgesamt derselben *intra*paarigen (!) Varianz hinsichtlich relevanter neurosepathogener Bedingungsfaktoren [4], wie sie unsere jetzige hiesige Umwelt als *inter*familiäre (!) Varianz bietet.

Nur durch solch eine Versuchsanordnung ließe sich der *hier und jetzt* realisierte Anteil der Umweltwirkung mit letztmöglicher Präzision bestimmen.

Im Gegensatz zu diesen beiden Gedankenexperimenten bieten leider die durch zufällige Schicksalseinwirkungen von früher Kindheit *getrennt aufgewachsenen EZ* keineswegs die optimalen Versuchsbedingungen: Bei ihnen handelt es sich nämlich meist um Sonder- und Ausnahmesituationen der frühkindlichen Versorgung in Pflege-

[4] Voraussetzung dafür wäre allerdings, man würde die neurotisierenden Umweltfaktoren auch wirklich kennen.

oder Adoptivverhältnissen, oder sogar um extreme Aufzuchtbedingungen durch Heimerziehung. Auch sind wiederum meist beide Zwillingspartner in ähnlicher neurosepathogener Richtung betroffen, so daß die Interpretation solcher Befunde große Vorsicht verlangt. Im übrigen stellen die seit frühester Kindheit getrennt aufgewachsenen EZ eine ausgesprochene Rarität dar. In der gesamten Weltliteratur der letzten 50 Jahre sind nur etwa 150 Paare beschrieben worden. Von diesen haben viele nicht einmal konsequent oder lange genug getrennt gelebt. Nur ein Bruchteil von ihnen ist neurosenpsychologisch auch untersucht worden oder war mit einer neurotischen Symptomatik behaftet. Wir hatten das seltene Glück, ein solches Paar in unserem Sample zu finden (s. S. 102 ff.).

Der wissenschaftliche und methodische Aussagewert von *Pärchenzwillingen* wird vielfach unterschätzt. Auch wir ließen sie anfangs fort. Dabei könnte gerade die Wirksamkeit unterschiedlicher Erziehungseinflüsse durch den Vergleich von gleichgeschlechtigen ZZ mit den gegengeschlechtigen PZ beurteilt werden [5]. Man sollte doch annehmen, daß die Geschlechtsrolle eines Menschen und damit verbundene Rollenerwartungen der Sozietät und vor allem die Einstellungen der Eltern, ihre Enttäuschungen und unreflektierten pädagogischen Fehlhaltungen, eine deutlich höhere Diskordanz bezüglich der Neurotizität bei den PZ im Vergleich mit den gg ZZ hervorrufen müßten, wenn diese Faktoren von großer allgemeiner neurosepathogener Relevanz wären. Ein nachgewiesener *Unterschied* der Diskordanzen von gg ZZ und PZ könnte selbstverständlich auf einen Umweltfaktor wie auf einen geschlechtsgebunden erblichen zurückführbar sein. Fände sich hier kein Unterschied hinsichtlich der späteren Neurozität, dann spräche das für eine relative Homogenität der peristatischen Einflüsse.

Zum Einwand 4: Die *soziodynamische Rollendifferenzierung* innerhalb eines Zwillingspaares wird als typisch und insofern auch als methodische Störvariable diskutiert. v. Bracken (1936 etc.) beschrieb als erster einen Verhaltensstil mit Rollenteilung in Außenvertreter und Innenvertreter, Sprecher etc. Er fand ferner die intrageminelle Entwicklung eines Paargewissens, das durch einen der beiden Paarlinge repräsentiert wird. Mit großer Regelmäßigkeit wird auch in der Kindheit von Zwillingen eine polare Differenzierung in einen dominanten und einen mehr untergeordneten Paarling beobachtet. Solche Funktionsteilungen kommen bei EZ wie auch bei den ZZ vor. Über das Zustandekommen und die Regelhaftigkeit der Richtung solcher Rollenteilung bei Zwillingen wissen wir noch sehr wenig, auch ihre Konstanz ist nicht gesichert. Fest steht nur, daß die meisten Beschreibungen der zwillingsspezifischen Rollenmuster auf Beobachtungen an Kindern basieren [22—24], z. T. sogar an Vorschulkindern [154], nur gelegentlich an noch zusammenlebenden Erwachsenen; viel seltener an getrennt lebenden Erwachsenen. Auch der erforderliche Nachweis steht noch aus, daß für EZ prinzipiell ein einheitliches Rollenmuster vorkäme und dieses auch noch die Eigentümlichkeit hätte, sie einander anzunähern, die Konkordanz zu fördern. Für ZZ hingegen wäre ein ebenfalls einheitliches, ZZ-spezifisches, aber konträr geartetes Rollenmuster zu fordern, um als Argument gegen die Zwillingsmethode zu dienen. Bezogen auf unsere Fragestellung müßte diesen Rollen außerdem Bedeutung für die Neurosenentwicklung zukommen. Der Nachweis ihrer gene-

[5] Gleichgeschlechtige ZZ stimmen bekanntlich ebenso wie PZ chromosomal durchschnittlich zur Hälfte überein, mit Ausnahme des Geschlechtschromosoms und der mit ihm gekoppelten Gene.

rellen Wirkung im Sinne einer Neurosenverstärkung oder -inhibition wäre von den Kritikern zu erbringen. Zu erwähnen ist in diesem Zusammenhang, daß A. HEIGL-EVERS (1971) allein für die EZ mehr als 8 verschiedene Rollenmuster beschrieben hat, mit je unterschiedlicher Neurotizität verknüpft. Von einer einheitlich, konformistischen Ausrichtung aller EZ kann also gar nicht die Rede sein. Die erforderlichen Vergleichsuntersuchungen der Autorin für die ZZ stehen noch aus.

Beachtenswert ist auch die folgende Überlegung P. E. BECKERS (1970) im Zusammenhang mit der Beobachtung bei getrennt aufgewachsenen EZ: Wenn bestimmte Verhaltenspolarisierungen bei EZ vorkommen und diese mit einer Differenzierung ihrer Neurosemorbidität einhergehen würden, also die Diskordanz bei EZ fördern, dann müßte man annehmen, daß bei Fortfall der Rollenwirkung die „wahren" erbbedingten Ähnlichkeiten der EZ sogar noch größer wären. — Es könnte sich also um eine Fehlinterpretation handeln, wenn voreingenommen behauptet wird, die EZ identifizierten sich miteinander und ähnelten sich deshalb künstlich an, wodurch eine höhere Konkordanz (= Erblichkeitsquote) vorgetäuscht würde als in Wirklichkeit besteht. Ein empirischer Befund sollte demgegenüber zu denken geben: Bei getrennt aufgewachsenen EZ wurden mit psychologischen Testverfahren in einigen Persönlichkeitsvariablen höhere Korrelationen gemessen als bei zusammen aufgewachsenen EZ, beispielsweise in der Dimension Extraversion (SHIELDS, 1962). — Nach unserer Beobachtung polarisieren sich Zwillinge sehr oft bei der Bewältigung bestimmter Funktionen, z. B. ihrer Schulaufgaben. Sie entwickeln etwa für bestimmte Schulfächer sehr konstant eine Arbeitsteilung. Übereinstimmenden Intelligenztestergebnissen käme auch nach dieser Überlegung ein noch stärkeres Gewicht bezüglich der Erbdeterminiertheit intellektueller Begabungen zu.

Übrigens wird oft übersehen, daß die hier aufgezählten *Einwände nur die Zwillingsmethoden 1 und 2 tangieren, also den Konkordanz/Diskordanzraten-Vergleich bzw. den Vergleich der Intrapaardifferenzen. Alle anderen Zwillingsmethoden werden hiervon praktisch nicht berührt.*

2.6. Methodische Bedingungen für das Sampling

Eine der häufigsten Fehlerquellen bei Zwillingsuntersuchungen liegt in der Materialgewinnung. Verstöße gegen unabdingbare methodische Grundsätze werden dann nicht selten ungerechtfertigt der Zwillingsmethode als solcher zur Last gelegt. Bedeutsam ist zunächst die Unterscheidung der Befunde, je nachdem, ob sie aufgrund von Einzelkasuistik, von Sammelkasuistik oder aus Serien gewonnen sind.

Einzelkasuistik wird heute vielfach generell abgelehnt, sowohl aus mathematisch-statistischen Gründen als auch wegen des möglichen Fehlers einer unkontrollierbaren Auslese nach „Interessantheit". Eine Interpretation aufgrund eines einzelnen Paares hat sich ganz besonderer Zurückhaltung zu bedienen, und die Reichweite ihrer Aussage ist sehr begrenzt: Die wissenschaftliche Bedeutung von Einzelkasuistik beschränkt sich auf den Fall von Diskordanz eines Merkmales bei einem EZ-Paar; hingegen besagen konkordante EZ als Einzelkasuistik (außer vielleicht bei sehr seltenen körperlichen Merkmalen) ebensowenig wie konkordante oder diskordante ZZ.

Bei der sog. *Sammelkasuistik* werden einzelne publizierte Zwillingspaare aus der Literatur zusammengestellt. Die methodischen Mängel sind bei diesem Vorgehen nicht geringer. Auch hier können sich unkontrollierbare und gegebenenfalls systematische Fehler einschleichen, die vielleicht sogar durch den Beleg mit einer größeren Zahl und durch statistische Exaktheit bei der formalen Berechnung eine scheinbare Erkenntnissicherheit vortäuschen.

Nach Ansicht der meisten Autoren haben nur *Serien von Zwillingen* wissenschaftliche Bedeutung. Auch sie müssen noch bestimmte Voraussetzungen erfüllen. Zunächst bedarf die statistische Überprüfung mit Signifikanztests eines ausreichenden numerischen *Umfanges einer Serie.*

Die methodische Präzisierung der Zwillingsforschung und Richtlinien für eine korrekte *Materialsammlung* erarbeiteten F. LENZ, LUXENBURGER, v. VERSCHUER, WEITZ u. K. WILDE (Literaturübersicht: VOGEL, 1961). LUXENBURGER forderte nachdrücklich zwei Kriterien bei der Gewinnung von Serien: ihre Repräsentativität und ihre Unausgelesenheit.

Repräsentativ muß die zu untersuchende Zwillingsserie in doppelter Hinsicht sein: 1. Sie soll das Krankheitsbild, über das man urteilt, getreu abbilden. Bevorzugt man nämlich einseitig bestimmte Erscheinungsformen einer Krankheit oder urteilt man nur aufgrund von seltenen, schweren extremen Manifestationen, so erhält man oft andere Ergebnisse: Höhere Konkordanzraten zeigen dann einen scheinbar höheren Grad von Erblichkeit an. Die Interpretation der Resultate verpflichtet in diesem Fall zu entsprechender Vorsicht. — 2. Die untersuchte Zwillingspopulation sollte weiterhin auch repräsentativ sein für die Gesamtbevölkerung, über deren Morbidität Aussagen gemacht werden. Das gilt [314] im Hinblick auf soziale Schichtung, Beruf, Einkommen, Intelligenz ebenso wie bezüglich Geschlecht, Alter, Geburtsort, Konfession und anderer relevanter Variablen.

Die zweite Forderung nach *auslesefreien Serien* bezieht sich vor allem auf die Gefahr einer (oft unbeabsichtigten) Interessantheitsauslese: Erbinteressierte Forscher könnten bevorzugt von konkordanten EZ und diskordanten ZZ erfahren, die Umwelttheoretiker hingegen einseitig tendenziös die diskordanten EZ in ihrer Serie sammeln. Beide werden dann die Hypothese belegen, für deren Beweis sie durch fehlerhafte Methodik die Probandenauslese manipuliert haben. Dementsprechend gilt es, primär bei der Zusammenstellung eines Samples strikt darauf zu achten, möglichst alle Zwillinge aus dem Grundgesamt zu erfassen, d. h. *alle* Probanden, die als Zwillinge *geboren* sind — nicht nur die wenigen, deren Zwillingspartner man auch „zufällig" kennt.

Bekanntlich ist allein schon die Frage nach der Zahl von Zwillingen in einem Patientengrundgesamt außerordentlich wichtig (s. o.), weil sie den Schluß zuläßt, ob Zwillinge häufiger oder seltener neurotisch erkranken als Einlinge. — Auch aus einem zweiten Grund ist es wichtig, die Zahl der Primärzwillinge in einem Ausgangsgrundgesamt von Kranken zu kennen, selbst dann, wenn sie ohne ihren Zwillingspartner wie Einlinge aufwuchsen und deshalb später für keine weitere Zwillingsuntersuchung mehr in Frage kommen: aus der Gesamtzahl der Zwillinge kann man nach einer Formel von WEINBERG den relativen Anteil von EZ berechnen, wenn man nur das Geschlecht des (ggf. auch verstorbenen) anderen Partners weiß. Der prozentuale Anteil der EZ : gg ZZ : PZ sollte mit der Relation dieser Gruppen in der Gesamtpopulation übereinstimmen. Anderenfalls hätte man es mit einer signifikanten Belastung einer bestimmten Kategorie von Zwillingen mit der Neurose zu tun, was eine Zusatzhypothese und Einschränkung bei der Interpretation der Ergebnisse erfordern würde.

Neben der möglichst vollständigen Erfassung der in dem betreffenden Krankengut enthaltenen Zwillinge ist es dann die wesentlich wichtigere methodische Forderung, die Zuweisung in das Teilkollektiv der zu Untersuchenden ausdrücklich ohne Rücksicht auf evtl. bekannte oder vermutete Konkordanz bzw. Diskordanz des zu untersuchenden Merkmals beim Zwillingspartner vorzunehmen. Eine gewissenhafte Dokumentation bereits bei dem Grundgesamt aller Patienten ist deshalb die fundamentale Voraussetzung, da sonst unabsichtlich bereits bei der Dokumentation Interessenrichtung und wissenschaftliche Vorurteile die Probandenauslese systematisch lenken und damit die Ergebnisse verfälschen könnten!

Eine ideale Forderung lautet, aus der Gesamtbevölkerung alle Zwillinge, z. B. über ein Geburtsregister, zu erfassen, sie zu untersuchen und die Merkmalsträger unter ihnen, also in unserem Falle alle Neurotiker, zu beforschen. Der Aufwand für solch ein Projekt ist beträchtlich, da man alle lebenden Zwillinge voruntersuchen müßte. Mangels entsprechender Motivation seitens der Probanden wäre vor allem ein sehr hohes Drop out durch Weigerung vieler Probanden zu erwarten, was besonders bei psychopathologischen und tiefenpsychologischen Fragestellungen ins Gewicht fällt. Durch solche Vorauslese seitens der Untersuchungsunwilligen schliche sich aber erneut ein erheblicher und unkontrollierbarer Fehler ein. Aussichtsreicher ist es deshalb, von einem Grundgesamt von Merkmalsträgern auszugehen, also neurotisch Erkrankten.

Eine weitere Fehlerquelle gilt es zu beachten: das *Manifestationsalter* der zu untersuchenden Störung. Ist das Risikoalter bei den Probanden nicht erreicht oder die Gefährdungsperiode noch nicht abgeschlossen, so wird man die ermittelte Konkordanzrate entsprechend vorsichtiger deuten müssen. Im Laufe der Jahre könnte ein Teil der jetzt noch gesunden Partner ebenfalls erkranken, also konkordant werden; umgekehrt ist aber auch eine Erhöhung der Diskordanzrate durch Hinzukommen neuer diskordanter Merkmalsträger denkbar. Wegen der epidemiologisch erwiesenen frühkindlichen Genese und Manifestation der Neurose dürfte diesem methodischen Störfaktor für unsere Frage jedoch nur geringe Bedeutung zukommen.

Daß im übrigen *immer beide Partner* eines Paares von einem Sachkenner untersucht werden, ist für uns schon in Anbetracht der Subjektivität jeder psychologischen Diagnostik eine Selbstverständlichkeit; auch dieses Postulat wird keineswegs überall befolgt.

Bei der Anwendung psychologischer Tests gewinnt auch die Wahl des Skalenmaßstabes an Bedeutung, indem er die Konkordanzziffern beeinflussen kann [25, 174, 314].

Gegen die in diesem Kapitel geschilderten methodischen Grundsätze ist bei den bisher bekannt gewordenen Zwillingsuntersuchungen aus dem Bereich der Neurosenforschung oft und unbekümmert verstoßen worden.

2.7. Fazit

Die Zahl kritischer Einwände gegen die Zwillingsmethodik ist umfangreich. In zahlreichen Fachdiskussionen fiel uns jedoch auf, wie häufig unqualifiziert und ohne empirisches Wissen, sogar ohne fundierte Kenntnis der methodentheoretischen Grundlagen Zwillingsbefunde angezweifelt werden. Hier sind offensichtlich tiefliegende affektiv begründete Vorurteile im Spiel, und eine Beunruhigung über mögliche Erschütterung eigener theoretischer Konzepte scheint das Urteil zu trüben.

Mißverständlich wird befürchtet, daß Erblichkeit prinzipiell therapeutischen Nihilismus zur Folge hätte. — Für manche Menschen mag der Nachweis eines in der Chromosomenstruktur begründeten Determinismus des Psychischen in Widerspruch stehen zu dem subjektiven Gefühl der Willensfreiheit. — Schließlich setzen manche humangenetischen Resultate auch gewisse Grenzen gegenüber ideologischen Eiferern, und sind deren Konzept von einer beliebigen soziokulturellen Manipulierbarkeit des Menschen unbequem.

Argumente gegen einige — zweifellos nicht immer ganz lupenreine — Zwillingsmethoden werden polemisch mißbraucht, um die gesamte Zwillingsmethodik zu kompromittieren. Die Kritiker verlieren dabei oft die vernünftigen Maßstäbe für die Bezugsgrößen, wie schon am Beispiel der Makro- und Mikroumweltbelastungen erörtert wurde. So muß auch betont werden, daß es trotz der beschriebenen anatomisch-physiologischen Besonderheiten niemals möglich ist, einen als Zwilling geborenen Menschen aufgrund irgendwelcher hinweisender körperlicher Merkmale aus einem beliebigen Grundgesamt der Bevölkerung herauszufinden [6]. Für alle psychischen Merkmale und Kriterien gilt dasselbe: Keiner von mehreren hundert Zwillingen unseres Primärsamples ist bei eingehender tiefenpsychologischer Untersuchung etwa durch diese Diagnostik an bestimmten Kriterien als Zwilling identifiziert worden. Auch könnte man einen Zwilling nie durch ein Testverfahren der Intelligenz oder an seinem besonderen soziodynamischen Verhaltensstil erkennen. Die zwillingsspezifischen Abweichungen von der Norm der Einlinge sind also im ganzen vergleichsweise sehr gering und — soweit überhaupt — nur bei besonderer Beobachtung nachweisbar und vor allem im nachhinein, wenn man um die Zwillingseigenschaft weiß und nunmehr deshalb besonders darauf achtet.

Wenn einige Autoren (Hug, 1952, 1966; Holzkamp, mdl. Mittlg.) die Zwillingsmethode für psychologische Fragestellungen in toto verwerfen, dann verzichten sie leichtfertig auf eine bisher nicht ersetzbare Erkenntnismethode. Die gesamte Anlage-Umweltfragestellung pauschal als obsolet zu diskriminieren, erscheint uns noch bedenklicher und verrät ungerechtfertigte Ignoranz gegenüber differenzierten, humangenetischen Forschungsmethoden und berechtigten erkenntnistheoretischen Interessen. Unkenntnis der Verschiedenartigkeit einzelner Zwillingsmethoden sowie verschwommene Vorstellungen über den Begriff „erblich“ erschweren oft das Verständnis der Befunde.

Auch der Hinweis auf die enge Verflechtung von Anlage- und Umweltfaktoren sollte uns nicht an der Bemühung hindern, diese beiden Faktorenbündel und ihr Zusammenspiel mit Hilfe einer exakten Methode zu analysieren. Sich in sophistischen Vorüberlegungen zu erschöpfen, erscheint uns weniger fruchtbar, als das Feld klinischer Empirie zu untersuchen.

Führende Humangenetiker, Psychiater und Psychologen äußern sich demgegenüber eindeutig positiv [7] über die Brauchbarkeit der Zwillingsforschungsmethode — vorausgesetzt man arbeitet sorgfältig bei der Samplegewinnung und Untersuchung und wahrt eine genügend methodenkritische Reflexion bei allen Schlußfolgerungen.

In beiderlei Hinsicht — das muß hinzugefügt werden — ist die Geschichte der Zwillingsforschung reich an wissenschaftlichen Verfehlungen.

---

[6] Lediglich die anamnestische Angabe eines niedrigen Geburtsgewichtes garantiert eine hohe Trefferwahrscheinlichkeit.

[7] Anastasi, 1958; P. E. Becker, 1958; v. Bracken, 1969, 1972; Dencker, 1959; Diebold, 1969 u. 1972; Essen-Möller, 1963; Fuhrmann, 1968; Gedda, 1963; Gilford, 1967; G. Koch, 1972; Rainer, 1962; Strömgren, 1967; v. Verschuer, 1959; F. Vogel, 1961; Wendt, 1964, 1966; Zerbin-Rüdin, 1967—1973.

3. Literaturübersicht

Es gibt bisher keine empirischen Untersuchungen, die mit unserem Design sowohl in der Fragestellung als auch hinsichtlich der Methode *und* bezüglich des Untersuchungsgutes übereinstimmen. — Die über das Thema vorliegende und zu referierende Literatur wird bevorzugt auf Resultate von Zwillingsstudien eingehen (Kap. 3.2.). Mit anderen Methoden gewonnene Ergebnisse (Kap. 3.1.) werden nur beiläufig skizziert; ebenso die Zwillingsbefunde zu angrenzenden Krankheitsbildern und Fragestellungen (Kap. 3.3. und 3.4.).

3.1. Ergebnisse zur Erbe-Umwelt-Frage bei Neurosen ohne Anwendung der Zwillingsmethode

3.1.1. Zur Umweltforschung [8]

Die Psychoanalyse als Theorie wie als Heilverfahren entwickelte sich an zeitintensiven Beobachtungen von Einzelkasuistik neurotischer Patienten. Sie stieß dabei auf eine Fülle von vermutlich neurosepathogenen Umständen, die eine gesunde Triebentfaltung behindern können. Die psychoanalytische Neurosentheorie beschreibt detailliert den Wirkungsmechanismus möglicher neurotisierender Umwelteinflüsse, die besonders durch die Objektbeziehungen der frühen Kindheit repräsentiert sind. Die entwicklungshemmenden Umweltfaktoren finden bevorzugte Beachtung bei denjenigen Autoren, die mit *kindlichen Patienten* therapeutischen Kontakt hatten und dadurch auch die pathogenen Verhaltensweisen der Beziehungspersonen des später neurotischen Menschen direkt beobachten konnten (A. Dührssen, A. Freud, M. Klein, H. E. Richter, W. Schwidder, R. Spitz, H. Zulliger u. v. a.).

Im Rahmen einer systematischen Erforschung umschriebener neurotischer Krankheitsbilder untersuchte man die frühkindliche Peristase von *symptomatisch homogenen Patientengruppen*, teilweise im Vergleich mit einer Kontrollgruppe. Beispielhaft sind etwa die Studien an Fett- und Magersüchtigen (H. Bruch, H. Feldmann u. J. E. Meyer, K. Ishikava, H. Thomä etc.), Enuretikern (B. Hallgren, W. Kemper u. a.) oder Verwahrlosten (A. Aichhorn, E. u. S. Glück, K. Hartmann etc.). — In einem umgekehrten Forschungsansatz beobachtete man systematisch die Auswirkungen *frühkindlicher Institutspflege* auf die körperliche, intellektuelle und emotionale Entwicklung (J. Bowlby, A. Dührssen, W. Goldfarb, R. Spitz, J. Weidemann u. a.), den Einfluß der Geburtsrangfolge (N. Nishiura u. K. Takenchi, R. Lempp

---

[8] Die in diesem Unterkapitel (3.1.1.) zitierten Autoren stehen stellvertretend und exemplarisch für bestimmte Arbeitsrichtungen. Sie wurden deshalb z. T. nicht im Literaturverzeichnis aufgenommen.

u. a.), des Ehescheidungsverhaltens der Eltern (C. Haffter) und anderer Variablen.

Mit der *epidemiologischen Methode* (Übersichten bei H. Häfner, M. Pflanz, W. Schwidder u. a.) läßt sich die neurotische Morbidität repräsentativer Bevölkerungsstichproben erfassen (M. Shepherd-Cooper-Brown, Th. S. Langner, R. Fraser, H. Strotzka u. a.), besonders auch in Korrelation zu frühkindlichen Pflegefaktoren (G. A. v. Harnack) oder zu verschiedenen sozialen Schichten (A. B. Hollingshead u. F. Redlich) oder zur chronologischen Wandlung äußerer sozialkultureller Umstände (M. L. Fried, T. F. Hau u. a.). *Transkulturelle Psychiatrie* und *Ethnologie* vergleichen verschiedene Erziehungsstile und Kulturformen und untersuchen ihre Wirkung auf die Persönlichkeitsentwicklung (M. Mead, B. Malinowski, A. Kardiner, P. u. M. Parin, W. Pfeiffer u. a.).

Von den zahlreichen Beiträgen der *experimentellen Psychologie* — insbesondere der Lernpsychologie, der Motivationsforschung und des Behaviourismus — seien nur einige herausgegriffen: die bekannten Frustrationsexperimente mit Mutterattrappen an Rhesusaffen (H. F. Harlow); der experimentell erzeugte Alkoholismus bei Katzen (J. Massermann); Neurosen bei entsprechend konditionierten Hunden nach der Pawlowschen Methode; die interessanten Verhaltensstereotypien der Ratte auf dem Lashleyschen Sprungstand (N. R. F. Miller); Magenulcera bei Affen (J. V. Brady) und Ratten (R. Ader); Hypertonie unter Streß bei Katzen (J. Schunk). — Die wertvollen Beobachtungen der *Ethologie* bei der Erforschung der Prägungsvorgänge verdienen ebenfalls Beachtung (I. Eibl-Eibesfeldt, K. Lorenz, F. Schutz etc.).

3.1.2. Zur Erbforschung

Die Möglichkeit einer erblichen Disposition zur neurotischen Erkrankung hat S. Freud nie negiert. Er spricht von „Heredität“, „Anlage“ oder „hereditärer Sexualkonstitution“. Offenbar Lamarckist, sieht er sie allerdings als „Nachwirkungen der Erlebnisse [9] früherer Vorfahren“ an und meint zu den „konstitutionellen Anlagen“: „Auch sie sind einmal erworben worden.“

Nur an wenigen Stellen präzisiert Freud seine Vorstellungen von der Beschaffenheit der ererbten Neurosedisposition; er vermutet:

1. eine erhöhte Triebstärke — verstanden als Sexualtrieb in der bekannten psychoanalytischen Begriffserweiterung;
2. denkt Freud offenbar auch an eine besonders ausgeprägte Stärke einzelner Partialtriebe, also etwa der Oralität, Aggressivität und der genitalen Sexualität im engeren Sinne [76, Bd. XI, S. 376];
3. äußert er sich an anderer Stelle [77] dezidiert: „Es bedeutet noch keine mystische Überschätzung der Erblichkeit, wenn wir für glaubwürdig halten, daß in dem noch nicht existierenden Ich bereits festgelegt ist, welche Entwicklungsrichtungen, Tendenzen und Reaktionen es späterhin zum Vorschein bringen wird.“ — H. Hartmann (1960) interpretiert diese Bemerkungen zu Recht so: Freud sah auch die persönliche Auswahl unter den an sich möglichen Abwehrmechanismen als konstitutionell bedingt an. Ließe sich diese Vermutung empirisch bestätigen, dann tangierte sie allerdings die neurosentheoretische Auffassung über die Entstehung der einzelnen neurotischen Strukturformen.

Schultz-Hencke (1927) mißt im übrigen der Frage der diagnostischen Gewichtung des konstitutionellen Anteils bei der Neurosengenese besondere Bedeutung zu.

[9] Unter „Erlebnis“ versteht Freud in diesem Zusammenhang ein neurosenpathogenetisch relevantes, psychisch traumatisierendes Umweltereignis.

In Erweiterung Freudscher *Hypothesen* benennt er [258] explizit die nach seiner Ansicht relevanten erblichen Faktoren, die eine Neurose begünstigen: Hypersensibilität, Hypersexualität und Hypermotorik; sowie ferner: Organminderwertigkeiten und Intelligenzdefekte. — In der Neurosenkonzeption von DÜHRSSEN [55, 56, 57] sind die gefährdenden Anlagen ausführlich diskutiert. Sie differenziert das Konstruktum Hypersensibilität weiter auf und unterscheidet erhöhte Ansprechbarkeit auf Reize, verstärkte Fähigkeit, Reflexe zu bilden oder sie zu bewahren. DÜHRSSEN spricht von Valenzbewahrern als Menschen mit dem angeborenerweise stärkeren „Gedächtnis" für affektive Eindrücke. Dem Gedächtnisoptimismus LERSCHS stellt sie als Denkmöglichkeit einen „Gedächtnispessimismus" entgegen, die ererbte Disposition eines Menschen, unangenehme Inhalte schwerer zu extingieren als positive.

Auch Kinderpsychiater postulieren für *kindliche Neurosen* genetische Determinanten: LEMPP (1962) spricht sehr allgmein von „ererbter Neurosepotenz", SPITZ (1967) von „kongenitaler Ausrüstung" oder OKI (1967) von „biologisch und konstitutionell abnormer Grundlage".

Die Ergebnisse der *Genealogie* als humangenetischer Forschungsmethode werden heute im Bereich psychopathologischer Fragestellungen nur noch mit größter Zurückhaltung interpretiert: KRAULIS (1931) fand bei 9% der Eltern und 13% der Geschwister von Hysterikern ebenfalls hysterische Reaktionen. — v. BAEYER (1935) sah in seinem Sample Krimineller viele Probanden mit neurotischer Symptomatik und schloß auf einen vererbbaren Faktor von Bindungsschwäche, den „ungebundenen Charakter". — BROWN (1942) konnte deutliche und jeweils strukturspezifische Korrelationen zwischen den neurotischen Probanden und ihren Eltern bzw. Geschwistern bezüglich Angstneurose, Hysterie und Zwangsneurose feststellen. — RÜDIN (1953) vermutete Erbfaktoren aufgrund ihrer umfangreichen Untersuchungen bei Zwangskranken und ihren Angehörigen. — SAKAI (1967) bestätigte diese Korrelation und fand zudem auch das Vorkommen von Schizophrenen in der Verwandtschaft seiner Zwangsneurotiker gehäuft. — STENSTEDT (1966) fand bei den Verwandten von 176 stärker neurotisch Depressiven aus einem stationären Sample nur eine unwesentliche Häufung von psychopathologischen Störungen gegenüber dem Erwartungswert und betont ausdrücklich die Bedeutung von Umweltfaktoren. — HALLGREN konnte in einer umfassenden genealogischen Studie über die Enuresis erbliche und teilweise geschlechtsspezifische Determinanten für einige Formen dieser Blasenstörung aufdecken. — Weitere Autoren referieren STRÖMGREN (1967) und SLATER u. COWIE (1971).

Als wissenschaftlich wertlos muß in diesem Zusammenhang das optimistische Glaubenspostulat der Individualpsychologie ADLERS eingestuft werden, der schlicht behauptet: „Jeder Mensch kann alles" [7] und damit „die Annahme einer Vererbung seelischer Eigenschaft grundsätzlich ablehnt" [228].

3.2. Ergebnisse mit Hilfe der Zwillingsmethode

Das bibliographische Registerwerk von GEDDA [84] hat in einmaliger Perfektion die verfügbare Zwillingsweltliteratur, besonders auch die publizierten einzelkasuistischen Mitteilungen, bis zum Erscheinungsjahr (1951) dokumentiert. Speziell über Neurosengenetik orientieren die Übersichtsreferate von P. E. BECKER (1958 u. 1970), ESSEN-MÖLLER (1963), FULLER u. TOMPSON (1960), KALLMANN (1958), SCHEPANK

(1972 u. 1973 b), SHIELDS (1962), SLATER (1961 u. 1963), SLATER u. COWIE (1971), STRÖMGREN (1967), STUMPFL (1959), TIENARI (1963), v. VERSCHUER (1959), VOGEL (1960).

Bereits am Beginn wissenschaftlicher Zwillingsforschung bedienten sich auch Psychoanalytiker vereinzelt dieser Methode: zuerst 1928 H. HARTMANN [109]. Abgesehen von den Arbeiten aus unserem Team gibt es bisher jedoch noch keine statistisch verwertbaren *Serien* über neurotische Zwillinge, die von psychoanalytisch geschulten Diagnostikern untersucht worden sind. — Wir werden uns deshalb in der Hauptsache auf die Serienuntersuchungen (3.2.1. und 3.2.2.) nicht-psychoanalytischer Provenienz beschränken und von den wenigen aussagekräftigen publizierten Einzel- und Sammelkasuistiken nur die aus psychoanalytischer Feder (3.2.3.) kurz streifen.

Die *Gewinnung der Serien* und damit die Ausleseprinzipien bei den zu referierenden Autoren divergieren erheblich: Neben Samples von Vorbestraften (Delinquenten, Homosexuelle oder Alkoholiker) [143, 155, 162, 233] gibt es viele Serien von psychiatrisch Kranken aus klinischen und poliklinischen Institutionen [28, 133, 135, 144, 268, 287]; weitere Forscher sammelten leicht erreichbare Probanden wie männliche Rekruten bestimmter Jahrgänge [130], Schulkinder [95, 264, 294], Heimkinder [38] oder gewannen ihre Klientel durch Fernsehwerbung [265]. Einige rekrutierten ihre Samples aus dem Geburtsregister der Gesamtpopulation [140, 142, 292]; die beiden letztgenannten beschränkten sich auf männliche Probanden.

3.2.1. Neurose

Die folgende Zusammenstellung enthält die Ergebnisse von Zwillingsserien, bei denen die Neurose ohne weitere Differenzierung als Krankheitseinheit aufgefaßt wird. Die Autoren gehen jeweils davon aus, daß es sich um ein alternatives „Merkmal“ handelt, also Konkordanz oder Diskordanz festzustellen ist. Bei der in der Tabelle gewählten Anordnung spricht es jeweils für Erblichkeit, wenn die Felder a und d [10] statistisch signifikant überbesetzt sind, die Konkordanzraten der EZ also höher liegen als die der ZZ.

Die historisch erste Mitteilung von LEGRAS (1933) ist eine relativ kleine „Serie“. Bei den 3 untersuchten Fällen handelte es sich um sog. Hysterien. In der gleichen Arbeit werden noch zwei konkordante EZ-Paare mit „Psychopathie“ erwähnt und ein konkordantes EZ-P. mit „Psychasthenie“. — Die älteste vom Umfang her statistisch relevante Serie stellte STUMPFL (1937) in München zusammen. Allerdings ist das Sampling methodisch nicht transparent: Die Auslese erfolgte aus einem größeren Material, 200 Zwillingen, sog. Psychopathen, aus verschiedenen psychiatrischen Kliniken. Detaillierte Angaben über das Geschlecht der Probanden oder die Anzahl der PZ sowie biographische Hinweise fehlen. — ESSEN-MÖLLER (1941), Lund, fand drei diskordante ZZ. — Klinisch gesunde (!) Schulkinder wählte SHIELDS (1954), London, für seine Serie. Die „Diagnose“ Neurose wurde mit Hilfe von Fragebogentests gestellt, die den Neurotizismusfaktor extrahierten. Neurosepathognomonische Symptomatik wird nicht beschrieben. Zu den als neurotisch Eingestuften treten weitere 13 konkordante gesunde EZ-Paare und 8 nicht neurotische ZZ-Paare. — SLATER, ebenfalls London, publizierte die umfangreichsten Serien. Seine Ergebnisse divergieren beträchtlich. Die Gründe hierfür sind vielfältig: In einer 1935 begonnenen Untersuchung an einem stationär psychiatrischen Patientengut unterscheidet er Psychopathien und Neurosen noch nicht; auch enthält das Material überzufällig viele Debile; Frauen sind überrepräsentiert; EZ und Erwachsene weit weniger als zu erwarten. Eine Reihe von Indexprobanden (1953) wurde wegen inzwischen eingetretenen

[10]

	konk.	disk.
EZ	a	b
ZZ	c	d

Zur besseren Lesbarkeit behalten wir diese Anordnung fortlaufend bei.

Tabelle 1. Zwillingsuntersuchungen bei Neurosen

Autor	n (Paare)		konk.	disk.	Konk.-Rate	Signif. [a]
LEGRAS (1933)	3	EZ	2	0	(100%)	—
		ZZ	0	1	(0%)	
STUMPFL (1937)	16	EZ	3	4	43%	nicht s.
		ZZ	0	9	0%	(.10>p>.05)
ESSEN-MÖLLER (1941)	3	EZ	0	0	—	—
		ZZ	0	3	(0%)	
SHIELDS (1954)	41	EZ	17	6	74%	n. s.
		ZZ	9	9	50%	(.20>p>.10)
SLATER (1953)	43	EZ	2	6	25%	n. s.
		ZZ	7	28	20%	
SLATER und SHIELDS (1955)	70	EZ	20	18	53%	sehr s.
		ZZ	8	24	25%	(p<.01)
SLATER (1961) („Hysterien")	24	EZ	0	12	0%	—
		ZZ	0	12	0%	
SLATER (1964)	19	EZ	14	0	100%	—
		ZZ	5	0	100%	
IHDA und INOUYE (1961/65)	25	EZ	10	10	50%	n. s.
		ZZ	2	3	40%	
BRACONI (1961)	50	EZ	18	2	90%	sehr s.
		ZZ	13	17	43%	(p<.001)
TIENARI (1963)	21	EZ	12	9	57%	—
		ZZ	—	—	—	
JUEL-NIELSEN (1965)	4	EZ	3	1	75%	—
		ZZ	—	—	—	
SHAPIRO (1970) („Charakterneurosen, neurot., depr.")	28	EZ	8	7	53%	sign.
		ZZ	2	11	15%	p<.05

[a] Signifikanztests: Chi²- oder Fisher-Yates-Test, one tail.

Todes nicht nachuntersucht; bei einem Drittel aller Paare wurden die dazugehörigen Zwillingspartner überhaupt nie psychiatrisch untersucht (!), bei vielen stützt sich die psychiatrische Diagnose auf eine Beurteilung durch nicht-ärztliche Hilfskräfte. — Die Serie von SLATER aus 1961 interpretiert P. E. BECKER (1970) aufgrund der mitgeteilten Kasuistik anders: Er würde den Konkordanzbegriff erweitern und 5 EZ-Paare sowie 4 ZZ-Paare als konkordant bezeichnen. Auch SLATER selbst sieht das Dilemma der willkürlichen Grenzziehung bei jeder Konkordanz/Diskordanzaussage und kommentiert seine zuletzt (1964) veröffentlichte Serie, die er als 100%ig konkordant einstufte: „Wenn man die Qualität der neurotischen Störung betrachtet anstatt ihrer Ausprägung, würde man nur 6 EZ als konkordant ansehen können (anstatt 14) und von den ZZ-Paaren keines (statt 5)." — IHDA und INOUYE (1961 u. 1965), Tokyo, erhielten ihr Zwillingsgut aus dem Grundgesamt von Patienten psychiatrischer Kliniken. Dabei fällt die geringe Anzahl von Neurosen im Vergleich zu Psychosen und Epilepsien auf. Das Überwiegen der EZ ist regional-rassisch bedingt. Bei pauschaler Analyse der mitgeteilten Zahlen sind die Unterschiede zwischen den Konkordanzraten der EZ und ZZ minimal; um so interessanter ist die weitere diagnostische Aufschlüsselung nach Neuroseformen, die die Autoren vornehmen (s. u.). — Aus der tabellarischen Darstellung von BRACONI (1961), Italien, sind die diagnostischen Kriterien und die Methode der Samplegewinnung nicht erkennbar. In einer weiteren Zusammenstellung mit GEDDA (1966) gibt BRACONI für 60 EZ Konkordanzraten von 91% an, für 40 ZZ-Paare eine solche von 43% [167]. — TIENARI (1963), Helsinki, bietet eine besonders anspruchsvolle Methode der Materialgewinnung: Die Zwillinge ermittelte er aus dem Geburtsregister aller Einwohner eines Jahrzehnts. Durch umfangreiche Voruntersuchungen mit Hilfspersonal im Rahmen einer Alkoholstudie wurden aus den Primärzwillingen die psychiatrisch Kranken ausgelesen. Dabei sind nur Männer erfaßt. TIENARI differenziert die Konkordanzraten weiter: 4 der 12 sind völlig konkordant, auch bezüglich der Schwere; 8 EZ sind nur qualitativ konkordant, aber in verschiedenem Ausprägungsgrad. Von den 9 diskordanten EZ fällt die große Streuungsbreite der Morbidität ihrer Zwillingspartner auf: 3 haben schizophrene Partner (!), einmal ist der Partner Psychopath und fünfmal wird er als normal klassifiziert. Die Neurosekriterien sind offenbar nicht streng angewandt: Deutliche Psychoneurosen, Angstanfälle mit vielen Arztkonsultationen, oder offensichtliche Charakterneurosen werden beschrieben, aber als „normal" eingeordnet. Die überraschend hohe Zahl von Schizophrenen unter den Co-Twins ist demgegenüber besonders befremdlich. Sie läßt vermuten, daß unter den als diskordant neurotisch bezeichneten Paaren viele Indexfälle mit sehr schwerer Neurose, sog. Borderline-Patienten sind. Deutliche Hinweise auf die diagnostische Optik des Autors erlaubt auch die Zahlenrelation von insgesamt nur 21 ermittelten Neurotikern aus einem Ausgangsmaterial von 1053 (bzw. 903 untersuchten) Zwillingen. Diese Zahl von nur 2% gehört epidemiologisch zu den niedrigsten. Sie steht in krassem Widerspruch zu ärztlich-internistischen wie neurosenpsychologischen Erfahrungen, nach denen auch schwerere neurotische Krankheitsbilder sehr viel häufiger vorkommen dürften. — JUEL-NIELSEN (1965), Dänemark, fand unter 12 getrennt aufgewachsenen EZ-Paaren 4 mit einer Neurose. 3 Paare waren konkordant. Abgesehen von der Rarität des Getrennt-aufgewachsen-seins hebt sich diese Arbeit durch besonders gründliche psychologische und medizinische Untersuchungen wie auch die sehr detaillierte biographische Schilderung deutlich von den vorgenannten Publikationen ab. Auch hier sind jedoch die weiblichen Paare mit 9 gegenüber nur 3 männlichen auffällig überrepräsentiert. — SHAPIRO (1970) untersuchte dänische Zwillinge, ohne deren Sprache mächtig zu sein. Er ließ seine dänische Frau dolmetschen und die Diagnose aus Tonbandaufzeichnungen rekonstruieren, was bei einer psychopathologischen Studie an überwiegend neurotisch depressiven Patienten etwas merkwürdig anmutet.

Zwei Studien sind noch zu erwähnen, die ihr Material nicht nach dem Konkordanz/Diskordanz-Muster ordnen: EYSENCK und PRELL (1951), London, errechnen, daß 80% der individuellen Differenzen im Neurotizismus-Faktor hereditär bedingt seien, nur 20% umweltbedingt. Ihnen standen allerdings keine neurotischen Zwillinge zur Verfügung. Vielmehr unterwarfen die Autoren neurotische Kinder aus einer Child-guidance-clinic einer Testbatterie, die sie dann auch bei einem Sample gleichaltriger Zwillinge anwandten. Durch Vergleich der Korrelationskoeffizienten von EZ und ZZ extrahierten sie die Werte für die Heredität der Neurotizität. Die Aussage wird dadurch beeinträchtigt, daß die untersuchte Altersgruppe, 11- bis 13jährige, für „die Neurose" keinesfalls repräsentativ sein kann, nicht einmal für die kindliche, da diese Altersstufe epidemiologisch eindeutig eine Talsohle der Häufigkeit aufweist. — Auch GOTTESMANN (1962 u. 1963) zieht die riskante Schlußfolgerung von einem Normalsample auf das Phänomen Neurose bei seinem faktorenanalytischen Vergleich von 34 EZ- und 34 ZZ-Paaren. Hier wurden 14- bis 18jährige Schüler herangezogen, die vermutlich leichter zu gewinnen waren. Daß die Neurosen gerade dieser Altersstufe eine Sonderform darstellen, ist jedem Kliniker geläufig. Der Autor extrahierte sogar einen Psychotizismusfaktor aus seinem Sample, dessen Altersdurchschnitt gerade am Beginn des üblichen Manifestationsalter für Psychosen liegt. Das ist mindestens sehr gewagt. Trotz seiner Behauptung einer sauberen Methodik fällt auf, daß die Mädchen mit 45 gegenüber 23 Jungen signifikant überrepräsentiert sind im krassen Gegensatz zu der klinischen Morbiditätskurve: Das epidemiologisch international übereinstimmende deutliche Überwiegen des männlichen Geschlechtes (2 : 1 oder mehr) bei kindlichen/jugendlichen Neurotikern gehört zu den konstantesten Befunden der Neurosenempirie.

Wenn man einmal die Unterschiede der Samplegewinnung und der diagnostischen Kriterien vernachlässigt und die genannten Serien addiert, soweit sie nach dem Konkordanz/Diskordanzmodell ausgewertet sind, dann ergibt sich *bei den 347 Zwillingspaaren* aus *13 internationalen publizierten Serien eine eindeutige sehr hohe statistische Signifikanz für die Hypothese der Erblichkeit.* Von den insgesamt 184 EZ-Paaren sind 59% konkordant, von den 163 ZZ-Paaren nur 28%. Dieses Ergebnis ist insgesamt eindrucksvoll, auch wenn ein echter Vergleich der einzelnen Serien nicht möglich ist.

Tabelle 2. Neurosen
13 internat. Zwillingsserien

	konk.	disk.	Konk.-Rate
EZ	109	75	59,2%
ZZ	46	117	28,2%

n = 347
Chi² sehr signif.: $p < .00025$

Die in der Tabelle 1 zusammengestellten Befunde aus Zwillingsuntersuchungen bei Neurosen zeigen eine auffällig breite Streuung. Die Gründe hierfür lassen sich *kritisch zusammenfassend* um 2 methodische Gesichtspunkte zentrieren: die Samplegewinnung und die Diagnostik.

Zur *Samplingtechnik* ist hervorzuheben, daß keines der neurotischen Zwillingskollektive aus einer für die Neurose repräsentativen überwiegend neurosendiagnostisch oder psychotherapeutisch arbeitenden Klinik oder Poliklinik oder aus einer psychoanalytisch orientierten Institution hervorgegangen ist — abgesehen von einer Child-guidance-clinic [70], die jedoch überhaupt keine Zwillinge, sondern nur eine klinische Vergleichsgruppe für die Faktorenanalyse stellte.

Debile, Rentenneurotiker, Psychopathen und gerichtlich zu Begutachtende sind eindeutig überrepräsentiert. Angaben über die Größe des Grundgesamtes der als neurotisch diagnostizierten Patienten, aus denen die Zwillinge entnommen worden sind, fehlen meist. Die Relation der Neurotiker zu den anderen Krankheitsgruppen im Grundgesamt — und damit die wichtigen diagnostischen Validitätskriterien — sind meist ebensowenig zu beurteilen wie die Anzahl der neurotischen Zwillinge im Vergleich zu den neurotischen Einlingen. Die Frage nach der Neuroseincidenz bei Zwillingen ist dadurch nicht beantwortbar und die methodische Sorgfalt bei der primären Krankenblattdokumentation wird ungenügend transparent. Einige Autoren gewannen ihre Serien, indem sie bei ungenannt vielen Kliniken rundfragten. Man muß annehmen, daß in diesen Serien nur die jeweils bekannt gewordenen Zwillinge gemeldet und aufgenommen wurden, was eine einseitige, unkontrollierbare (!) Auslese nach Interessantheit zur Folge hat. In den dreißiger Jahren dürfte vermutlich diese Selektion in einer Bevorzugung der konkordanten Eineiigen und diskordanten zweieiigen Zwillinge bestanden haben! Noch weniger kontrollierbar ist der Auslesemechanismus bei den durch Fernsehwerbung erreichten freiwillig sich meldenden Zwillingspaaren. Ob Gefügigkeit, narzißtische Geltungsmotive oder hoher neurotischer Leidensdruck im Spiel war, bleibt ohne eine Analyse der zur Dunkelziffer Gehörigen ein Rätsel. Eine häufige und von den Autoren oft nicht einmal kritisch reflektierte Überrepräsentiertheit des weiblichen Geschlechtes (sogar bei Schulkindern!) läßt an eine Gefügigkeitsauslese denken und beeinträchtigt die Aussagekraft der so gewonnenen Ergebnisse. Auch die Häufung der Jüngeren bzw. der Kinder hat wohl ähnliche Sampling-Fehlerquellen und schränkt die Repräsentativität ein, zumal wir über den Zusammenhang von Neurosemanifestation im Kindesalter und bei Erwachsenen noch ungelöste Fragen haben.

Die *diagnostischen* Etikettierungen der meisten Publikationen und die Fallbeschreibungen weisen auf ein relativ statisches Konzept der Neurose hin. Psychopathie und Neurose werden oft undiskutiert gleichgesetzt.

Viele Autoren stellen auch der Hysterie noch die Simulation an die Seite. In der Kasuistik einiger Autoren werden Partner als gesund klassifiziert, obwohl bei ihnen eindeutige neurotische Symptome oder charakterneurotische Manifestationen beschrieben sind. Hier ist zu beachten, daß die Diagnostik gerade der Neurosen in den letzten Jahrzehnten verfeinert wurde. Anders formuliert: In den dreißiger und vierziger Jahren dürfte das Grundgesamt der neurotisch kranken Patienten sicher schwerer erkrankt gewesen sein, als man es heute in einer Neuroseklinik oder -poliklinik sieht. Bekanntlich erhöht die Schwere einer Störung beim Indexfall die Konkordanzrate der Gesamtuntersuchung. — Im Gegensatz dazu zog man auch psychopathologische Schlußfolgerungen aus psychologischen Testuntersuchungen von Zwillingssamples, die sich aus Gesunden ohne deutlichere neurotische Symptomatik rekrutierten (oder wo man mangels diagnostischer Sensibilität eine Symptomatik nicht registrierte?). — Ein prinzipieller Mangel ist in der diagnostischen Festlegung der Neurose als eines alternativ auftretenden Merkmales zu sehen. Die Entscheidung für Konkordanz oder Diskordanz ohne Diskussion einer differenzierten, quantifizierenden Erfassung der Neurosenschwere verändert selbstverständlich die entsprechenden Konkordanzraten. Nur wenige Autoren teilen ausdrücklich unsere Bedenken an einer so groben Ja-Nein-Klassifikation [268, 269, 284].

Angesichts dieser Situation konnten wir trotz Vorliegens zahlreicher empirischer Ergebnisse bei dem Beginn unserer Planung davon ausgehen, daß keine mit unserem Ansatz vergleichbare Zwillingsuntersuchung über Neurosen bisher vorliegt.

Die drei folgenden Arbeiten aus unserem Team sind mit den vorgenannten Serien nur bedingt vergleichbar. Wir unterscheiden uns von allen Autoren 1. durch die Struktur des Grundgesamtes von Patienten und damit die Gewinnung der neurotischen Zwillingsprobanden des Samples; 2. bezüglich der von uns angewandten psychoanalytisch-tiefenpsychologischen Diagnostik und 3. hinsichtlich der Auswertungstechnik, insofern wir die Neurose als Kontinuum ansehen und mit dem Neuroseschwerescore skalieren. Konkordanz/Diskordanz-Tabellen stellen wir nur für die neurotische Symptomatik auf.

Unsere erste Serie [244] umfaßt 13 kindliche/jugendliche Zwillingspaare aus der Berliner psychoanalytischen Poliklinik. Die Verteilung der EZ und ZZ nach Konkordanz des neurotischen Leitsymptoms ergab nur eine — statistisch noch nicht signifikante — Tendenz in Richtung auf die Erbhypothese, die wir deshalb damals noch zurückweisen zu können glaubten. — Ein umfänglicheres kasuistisches Material von 100 neurotischen Zwillingspaaren, Kindern und Erwachsenen aus der Berliner Poliklinik und dem Niedersächsischen Neurosekrankenhaus Tiefenbrunn, erbrachte dann jedoch den gesicherten Nachweis, daß erbliche Determinanten bei dem neurotischen Krankheitsgeschehen mitwirken [16, 247]. Die Ergebnisse stimmen voll überein, sowohl bei Zusammenstellung der kumulativ erfaßten Symptomatik als auch bei Verwendung der Intrapaardifferenzenmethode. Gleichzeitig ließ sich an demselben Material auch die Wirksamkeit zahlreicher neuroserelevanter Umweltfaktoren mit statistischer Signifikanz belegen. — 1971 publizierte der Verf. erste manuelle Auszählungen der hier beschriebenen Zwillingsserie von 50 neurotischen Paaren [248]. Das Ergebnis weist in dieselbe Richtung wie bei der größeren Serie von 100 Paaren. Die drei Tabellen enthalten z. T. identische Paare.

Tabelle 3. Ergebnisse aus unserem Team

Autor	n = Zahl d. Zwill.-Paare		konk.	disk.	Konk.-Rate	Signif.
		Leitsymptome Kinder/Jgdl.				
Heinz Schepank (1967)	13	4 EZ	2	2	50%	n. s.
		9 ZZ	1	8	11 %	
		1463 Symptome Erw. u. Kinder, ambulante u. stationäre Neurosen aus Berlin u. Tiefenbrunn				
P. E. Becker, Heinz u. Helga Schepank, A. Heigl-Evers (1970)	100	34 EZ	106	306	31,4%	s. s.
		66 ZZ	117	711	14,1%	$(p < .00001)$
		651 Symptome Berliner Serie ambulanter Neurotiker, Erwachsener u. Kinder/Jgdl.				
Heinz Schepank (1971)	50	21 EZ	74	162	31,4%	s. s.
		29 ZZ	48	245	16,4%	$(p < .00001)$

3.2.2. Spezielle Neuroseformen

Eine differenzierte Betrachtung einzelner Neuroseformen hinsichtlich ihrer psychopathogenetischen und wahrscheinlich unterschiedlich erblichen Determinanten erscheint nicht nur von theoretischem Interesse. Vielmehr ließen sich auch aus einem präziseren Wissen über Manifestationsbedingungen und Manifestationswahrscheinlichkeit verschiedener neurotischer Symptome praktische Konsequenzen ableiten für die Prognosebeurteilung, die Auswahl spezifischer Therapieformen und nicht zuletzt für die Prophylaxe.

An der Materialgewinnung für die folgenden Literaturangaben über spezielle Neuroseformen sind nicht nur Psychiater, Psychotherapeuten und Psychologen, sondern weitere heterogene Fachrichtungen beteiligt: Internisten, Laryngologen, Pädiater, Kriminologen, Pädagogen und andere Sozialwissenschaftler. Die diagnostischen Abgrenzungen wie auch die Gewinnung der einzelnen Serien divergieren deshalb hier noch mehr. Die Streuungsbreite der zu berücksichtigenden Syndrome und Symptome erstreckt sich von den klassischen psychoneurotischen Krankheitsbildern bis zu den Verhaltensdeviationen Alkoholismus, Homosexualität, Suicid und Kriminalität und umfaßt auch die psychosomatischen Manifestationen sowie einige internistische Krankheitsbilder mit umstrittener Psychogenese.

Nur wenige der bisher genannten Autoren untergliedern ihr neurotisches Zwillingssample in einzelne Neurosetypen. Ihda und Inouye [134, 135] kamen dabei zu überraschenden Ergebnissen:

Tabelle 4. Nach Syndromen aufdifferenziertes Material (IHDA u. INOUYE 1965)

		IHDA		INOUYE	
		konk.	disk.	konk.	disk.
Konversionsneurotische Reaktionen	EZ	0	4	0	4
	ZZ	0	0	0	0
Angstreaktionen	EZ	0	2	0	3
	ZZ	0	0	0	0
Dissoziative Reaktion	EZ	2	0	2	0
	ZZ	1	1	0	1
Phobische Reaktion	EZ	0	1	0	1
	ZZ	0	0	0	0
Zwangsneurose, einschließl. Hypochondrie	EZ	8	2	8	2
	ZZ	1	3	2	2
Depressive Reaktion	EZ	0	1	0	1
	ZZ	0	1	0	0

Das Verteilungsmuster ihrer neurotischen Zwillinge ergab bei pauschaler Klassifikation als Neurose keinen deutlichen Hinweis in Richtung auf die Erbhypothese (s. Tabelle 1). Bei der Aufdifferenzierung zeigt sich jedoch eine deutliche Tendenz [11] für Erblichkeit bei den Zwangsneurosen/Hypochondrien im Gegensatz zu den hysterischen, depressiven, den Angst- und Konversionsneurosen. Trotz der relativ kleinen Zahlen in dieser japanischen Untersuchung halten wir gerade diese Bemühungen für richtungweisend.

Hysterien und hysterische Primitivreaktionen sind bei einigen der obengenannten Zwillingsserien erwähnt [15, 269, 287]; der Begriff ist aber im Wandel der Jahrzehnte so schillernd, daß uns eine diagnostische Zusammenfassung aus den verschiedenen Publikationen zu gewagt erscheint. — Konkordanz einer hysterischen Sprachlähmung beschreibt BURKS [37] bei einem ihrer vier Paare. — Ein diskordant hysterisch gelähmtes EZ-Paar erwähnt PETERSON [312]. — GOTTESMANN [94] konstatiert bei hysterischen Neurosen geringe erbliche Komponenten, bei schizoiden dagegen hohe.

Erbliche Determinanten für die *Zwangsneurose* werden ziemlich einheitlich von den meisten Autoren vermutet. Einige allerdings subsumieren den klassischen Zwängen auch Stottern, Tics, Tremor, Jaktationen usw., also bestimmte motorische Vollzüge, die sonst nur in psychoanalytisch erweitertem Sinne den Zwangsstrukturen zugerechnet werden. Eine Zusammenstellung aller publizierten Zwangsneurosen bei Zwillingen aus der Weltliteratur zeigt folgende Verteilung:

[11] Bei einseitiger Hypothese ist $0{,}10 > p > 0{,}05$. Eine statist. Signifikanz auf dem geforderten 5%-Niveau liegt noch nicht vor. — Die Zahl der Zwillingspaare wird von den beiden Autoren — auch in derselben Publikation — unterschiedlich angegeben.

Tabelle 5. Sammelkasuistik Zwangsneurosen

	konk.	disk.
EZ	15	3
ZZ	0	3

n = 21 [12]

Es handelt sich dabei um eine Erweiterung der Sammelkasuistik von INOUYE [135] (mit 5 eigenen Fällen sowie 3 von LEVIS (1936), 2 von LANGE (1929) und je einem von LEGRAS (1933), KRANZ (1936), RÜDIN (1953), EY (1959), LACOMBE (1959) und TAJIMA). Wir haben ein weiteres klassisch zwangsneurotisches konkordantes EZ-Paar aus eigener Beobachtung hinzugefügt [247, 248] sowie 2 ebenfalls konkordante EZ-Paare von WOODRUFF u. PITTS [317] und PETÖ [213]. 2 diskordante zwangsneurotische EZ-Paare werden von PARKER [208] publiziert, jedoch leider nicht zu einer vielversprechenden Diskordanzanalyse benutzt. Bei dem dritten diskordanten EZ-Paar der obengenannten Tabelle [162] hatte übrigens der Indexpatient einen exogenen Hirnschaden. — Das von E. RÜDIN [238] in ihrer Serie von Zwangskranken beschriebene diskordante ZZ-Paar ist überdies nur diskordant hinsichtlich der speziellen Zwangssymptomatik, nicht aber bezüglich der Neurose überhaupt: der Zwillingsbruder, ein Arzt, wurde 25jährig Morphinist, so daß man eine neurotische Persönlichkeit wohl auch bei ihm vermuten darf. Dieses Beispiel zeigt erneut das Dilemma der Klassifikation, das uns zwingt, jeweils genauer kasuistisch auch Symptome zu beschreiben und uns nicht mit einer einfachen Einstufung als konkordant oder diskordant zu begnügen.

Hinsichtlich neurotischer *Depression* kommt SHAPIRO (1970 [263]) an 30 Zwillingspaaren, 16 EZ und 14 gg ZZ, aus dem dänischen Zwillingsregister zu sehr ähnlichen Konkordanzraten wie wir (s. u. Kap. 6.1.).

Tabelle 6. Depressionen (nach SHAPIRO, 1970)

	konk.	disk.
EZ	8	8
ZZ	2	12

n = 30 [13]

Es handelt sich überwiegend um dieselbe Kasuistik wie in Tabelle 1; der Autor hat sein Material unter verschiedenen Aspekten geordnet (stationäre Therapiebedürftigkeit, Charakterneurose, Depression) und kommt dabei zu jeweils etwas veränderten Konkordanzraten. — HELGA SCHEPANK (1972 [254]) ermittelte aus den 6 publizierten Serien von SLATER, STENBÄCK, V. LANGE, SHIELDS, SHIELDS u. SLATER sowie JUEL-NIELSEN insgesamt 21 neurotisch depressive EZ, von denen 10 (= 48%) konkordant waren. — A. MUNRO [196] sah unter 153 stationär Depressiven (102 Endogenen, 51 Neurotischen), die als Zwillinge Geborenen mit 11 erheblich überrepräsentiert. — STENSTEDT [280] hingegen fand die Zwillingsrate unter seinen 176 neurotisch Depressiven und deren 1242 Angehörigen nicht erhöht: 14 Zwillingspaare unter insgesamt 1418 Personen.

[12] Fisher-Yates, 1 Alpha, $p < 0{,}025$.
[13] Signif., 1 Alpha, $p < 0{,}05$.

MUNRO erhob aus einer gleichgroßen Kontrollgruppe chirurgisch behandelter Patienten die erwartete Zahl von nur 3 Zwillingen. Auf Eiigkeitsdiagnosen und auf Konkordanzangaben verzichtete er, zumal 4 Indexpatienten ihren Zwillingspartner ohnehin bereits in der Kindheit verloren hatten. Eine solche bisher einmalige und unerklärbare Zwillingshäufung muß an eine Zufallsschwankung denken lassen, — zumal bei dem relativ kleinen Zwillingskollektiv. — STENSTEDT hält erbliche Faktoren aufgrund seiner genealogisch-statistischen Vergleichsuntersuchung im Falle neurotischer Depression für weniger bedeutsam als bei der endogenen Depression und der Involutionsmelancholie [280, 281].

Im Zusammenhang mit der Depression sind die Zwillingsbefunde über die autoaggressive Verhaltensform *Suicid* von besonderem wissenschaftlichen Interesse. Die erste Serienuntersuchung von KALLMANN [143] widersprach den Erwartungen der Humangenetiker und der von ihnen gefundenen hohen Erblichkeit für endogene Depressionen ebenso wie der Annahme der Psychogenetiker, die aufgrund der starken gegenseitigen Identifikation von Zwillingen ebenfalls mit höheren Konkordanzraten — mindestens bei den EZ — gerechnet hatten. KALLMANN fand nur 1 von 18 EZ-Paaren konkordant für Suicid, alle 21 ZZ-Paare waren diskordant. Bei dem konkordanten Paar handelt es sich übrigens um eine akute schizophrene Psychose mit manifester Homosexualität. Ebenfalls konkordant bezüglich endogener Psychose ist ein weiteres EZ-Paar, das SWANSON [289] beschreibt: Hier beging ein Zwilling Suicid, der Bruder beließ es bei einem Suicidversuch.

Überblickt man weitere vorliegende Zwillingskasuistik, dann klären sich die widersprüchlichen Befunde.

Tabelle 7. Suicid

	konk.	disk.
EZ	9	44
ZZ	0	102

n = 155

Die Tabelle basiert auf Zusammenstellungen von HABERLANDT [102, 103, 104] und Ergänzungen des Autors. Sie enthält 96 Paare aus der Serie von HARVALD-HAUGE, 36 P. von KALLMANN, 6 P. von HABERLANDT, 4 P. von G. KOCH, 1 P. von SCHEPANK (aus der hier besprochenen Serie), 3 P. von SLATER, 2 P. von DA FONSECA, 1 P. von J. LANGE, 2 P. von RÖSSLE sowie je ein Paar von LEGRAS, VOGT, BERGER und eines des Verf. (bei der Ermittlung der Zwillinge weiterhin bekannt geworden, aber außerhalb der Serie geblieben, da nicht mehr persönlich untersuchbar). — Gelegentlich berichteter vollendeter Suicid bei dem einen, gekoppelt mit Suicidversuch bei dem anderen EZ-Partner (fünfmal), müßte man streng genommen als Diskordanzen zählen; wir haben diese 5 Fälle aus der Zusammenstellung eliminiert. — Betrachtet man die Kasuistik im einzelnen, dann fällt die vergleichsweise hohe Zahl von konkordanten Psychosen unter den 9 für Suicid konkordanten EZ auf. Berücksichtigt man in diesem Zusammenhang, daß nach der Selbstmordstatistik von RINGEL [231] etwa ein Viertel bis ein Drittel der Suicide Menschen mit endogener Depression betreffen, deren Konkordanzrate und genetische Determination bekanntlich relativ hoch liegt, dann lassen sich unter diesem Gesichtspunkt die Konkordanzraten befriedigend so interpretieren:

Für das Verhalten Suicid sind erbliche Faktoren eindeutig nicht maßgeblich; — ausgenommen im Falle des Vorliegens einer endogenen Psychose (meist Melancholie). Hier determiniert die hereditäre Komponente das Entstehen der Psychose und in deren Konsequenz auch ihr Letalitätsrisiko. Darüber hinaus könnte man fast vermuten, daß in der psychosozialen Konstellation der Zwillingspaargemeinschaft sogar

Suicid-inhibierende Faktoren liegen; in Anbetracht der hohen Erblichkeit der endogenen Depression und der entsprechenden Konkordanzraten auch bei ZZ hätte man nämlich erwarten müssen, auch einige konkordante Suicide bei ihnen anzutreffen. Nach ZERBIN-RÜDIN [321—325] betragen die Konkordanzraten für die endogene Depression im Durchschnitt 69,3% bei den EZ und 19,1 bzw. 23% bei den ZZ.

Überraschenderweise gibt es über die sehr viel häufigeren Suicid*versuche* nur vereinzelte Mitteilungen, keine Serienuntersuchungen. Die hohe Dunkelziffer dieses Verhaltens erschwert wohl auch hier eine systematische Untersuchung.

Eindrucksvoll sind die Zwillingsbefunde bei der *Homosexualität des Mannes*. KALLMANN [143] untersuchte ein Sample von 95 männlichen Probanden. Die Ausgangsindexfälle waren jeweils manifest und ausschließlich homosexuell. Die Zahlen von KALLMANN sprechen für eine starke erbgenetische Determinierung in der Entstehung dieser sexuellen Verhaltensform mit 100%iger Konkordanz bei den EZ und einer Konkordanzratenrelation EZ : ZZ wie 4 : 1. In bezug auf den Erbgang wäre das nach PENROSE im Sinne einer multifaktoriellen Vererbung mit Schwellenwerteffekt zu deuten.

Tabelle 8. Homosexualität
(nach KALLMANN)

	konk.		disk.	Konk.-Rate
	sehr konk.	graduell unterschiedl.		
EZ	31	13	0	100%
ZZ	2	11	38	25%

n = 95

KALLMANN unterteilt die konkordanten Paare noch in solche, wo der Zwillingspartner im Erleben und Verhalten ebenfalls ausschließlich homosexuell ist („sehr konkordant", grad. 5—6 der KINSEY-Skala) und hebt davon diejenigen ab, wo der Zwillingspartner weniger ausgeprägt homosexuell ist, bei ihm also deutliche heterosexuelle Aktivitäten beobachtet werden (= „graduell unterschiedlich konkordant", 1—4 nach KINSEY). — Für die Interpretation der Befunde ist es wichtig zu wissen, wie KALLMANN sein Zwillingssample gewann: Per Bekanntschaft der Homosexuellen untereinander, aus einschlägigen Lokalen, aus der Unterwelt, aus Vorbestraften. Die Wahrscheinlichkeit ist hoch, auf diese Weise eine bestimmte Auslese der „schwerer" und ausschließlich Homosexuellen bekommen zu haben. — HESTON und SHIELDS [121] meinen, daß die wahren Konkordanzraten niedriger liegen und der Grad erblicher Determiniertheit homosexuellen Verhaltens nicht so hoch zu veranschlagen ist, wie es durch die Untersuchungen von KALLMANN nahegelegt wird.

Die vereinzelten Mitteilungen über Diskordanzen bei EZ [187, 207, 227] vermögen ebenso wenig von einer überwiegenden Psychogenese der meisten Homosexualitätsformen zu überzeugen wie die bisher sehr spärlichen Mitteilungen über wirkliche psychoanalytische Behandlungserfolge. Bei den als diskordant veröffentlichten Fällen handelt es sich z. B. auch um ein ZZ-Paar; bei einem weiteren als diskordant homosexuell angekündigten EZ-Paar bestand lediglich eine sog. latente Homosexualität bei einer Frau, die Männerkleider trug, also kein manifest homosexuelles Verhalten. Ferner sind einige offensichtliche Psychosen mit homosexueller Betätigung in diesen Kasuistiken enthalten sowie einzelne andere psychoneurotische Fehlverhaltensweisen, bei denen ein gelegentlich sexuell-deviantes Verhalten nur Nebenbefund ist. Eine Anhäufung der diskordanten Fälle wird zudem durch mehrfache Publikationen derselben Kasuistik vorgetäuscht. Auch das diskordante weibliche EZ-Paar von G. KOCH [153] scheint uns nicht hinreichend geklärt.

Humangenetiker (P. E. BECKER [14]) und Psychoanalytiker (W. BRÄUTIGAM [30]) kommen übereinstimmend zu dem Schluß, daß es bei männlichen Homosexuellen eine überwiegend erblich determinierte Form, die sog. Neigungshomosexualität gibt, deren Vertreter regelmäßig sonst unauffällige, unneurotische Menschen sind. Die Häufigkeit in der Bevölkerung wird mit etwa 4% angegeben. Davon zu unterscheiden sind die ebenfalls existierenden nicht-erblichen Formen homosexuellen Verhaltens.

Zu ihnen gehören nach der Einteilung von BRÄUTIGAM: 1. die oft mit anderen Perversionen kombinierte neurotische Homosexualität (sog. Hemmungshomosexualität); 2. die entwicklungs-, alters-, situationsbedingte Nothomosexualität z.B. der Pubertierenden, Gefangenen usw.; und 3. die Pseudohomosexualität der sich homosexuell prostituierenden Strichjungen. — Die auch therapeutisch wichtige Differentialdiagnose der Phänokopie muß außer dem manifest homosexuellen Verhalten weitere Kriterien der Neurosediagnostik und des Verhaltensstiles mit berücksichtigen. Neben einem zufälligen Zusammentreffen von Neurose und Neigungshomosexualität ist vor allem an eine sekundäre Neurotisierung auch des Neigungshomosexuellen durch menschliche Isolierung, legislative Diskriminierung usw. zu denken.

Die humangenetischen Theorien der männlichen Homosexualität diskutiert RAINER [225]. — Die klassisch psychoanalytischen Theoreme wird man nunmehr rückwirkend wohl vorsichtiger interpretieren müssen: als eine Beschreibung der frühkindlichen Objektbeziehungen von später homosexuellen Menschen — nicht in jedem Fall als kausalgenetische Modellvorstellung. Übrigens sind homosexuelle Beziehungen eineiiger homosexueller Zwillinge miteinander extrem selten, was auch gegen eine simplifizierte Nachahmungs- oder Identifizierungshypothese spricht.

Die Homosexualität der Frau ist mit der Zwillingsmethode bisher noch nicht erforscht und auch tiefenpsychologisch weniger geklärt. Man hat sie wahrscheinlich unter anderen Aspekten zu sehen: Es scheint, als gäbe es (genetisch determinierte?) Geschlechtsunterschiede zwischen Männern und Frauen sowohl hinsichtlich ihrer (angeborenen) Auslöseschemata wie auch bezüglich der Flexibilität/Rigidität des sexuellen Verhaltens. Ein Wechsel zwischen homo- und heterosexueller Aktivität scheint bei der Frau leichter möglich.

Über *Alkoholismus* bei 174 Zwillingspaaren berichtet KAIJ [142]. Seine Paare wurden durch ein zentrales Alkoholregister in einem Land mit Alkoholrestriktion ermittelt: 54% der EZ und 31,5% der ZZ waren konkordant. Trinkgewohnheiten sind genetisch mitbeeinflußt schließt der Autor, übereinstimmend mit den genealogischen Ergebnissen von ÅMARK [4], ebenfalls aus Schweden. — Die oben (2.1.2.) erörterten Gründe gebieten jedoch wegen der exzeptionellen legislativen Umweltkonstellation ganz besondere Vorsicht bei der Interpretation und Generalisierung dieser Zwillingsbefunde auf Populationen, denen der Alkoholkonsum freigestellt ist. — PARTANEN u. Mitarb. [210] untersuchen in einer Studie an finnischen Zwillingen das Trinkverhalten. Eine faktorenanalytische Aufschlüsselung führt zu drei erblichen Faktoren: Trinkhäufigkeit, Trinkmenge und Kontrollverlust.

Trotz aller ätiologischen Heterogenität des sozial devianten Verhaltens teilen wir die Auffassung vieler Autoren, die es am ehesten den Neuroseformen subsumieren [14, 112, 298]. Das Phänomen *Kriminalität* wurde relativ früh mit der Zwillingsmethode erforscht. J. LANGE erregte 1929 mit seinem „Verbrechen als Schicksal" Aufsehen. Weitere Publikationen folgten [20, 155, 233, 286]. Zu Beginn des Zweiten Weltkrieges versiegten jedoch die Originalveröffentlichungen. Sie wurden später nur noch in Japan fortgesetzt [116, 320]. TRUNNEL (1967) beschreibt unter Einbeziehung psychodynamischer Gesichtspunkte ein zweieiiges männliches Drillingspaar, dessen beide EZ konkordant delinquent wurden. — Übersichten: [68, 144, 167, 183].

Aufgrund der umfangreichen Kasuistik in den älteren Publikationen ist eine Urteilsbildung auch nach vier Dezennien oft noch möglich, wenn man über zeitbedingt wertende Vorurteile und das Fehlen psychodynamischer Aspekte bei der biographischen Analyse hinwegsehen kann. Die einzelnen Autoren nennen folgende Zahlen:

Tabelle 9. Kriminalität

	Lange (1929)			Legras (1933)		Rosanoff (1934)	
	konk.	disk.		konk.	disk.	konk.	disk.
EZ	10	3		4	0	39	3
ZZ	2	15		0	5	20	5

	Stumpfl (1936)			Kranz (1936)		Borgström (1939)	
	konk.	disk.		konk.	disk.	konk.	disk.
EZ	11	7	EZ	21	11	3	1
ZZ	7	12	ggZZ	23	20	2	3
			PZ	7	43		

	Rosanoff (1941)		Yoshimasu (1962)		Hayashi (1967)	
	konk.	disk.	konk.	disk.	konk.	disk.
EZ	25	12	17	11	11	4
ZZ	5	23	2	16	—	—

Faßt man die neun internationalen Serien mit insgesamt 213 kriminellen EZ- und 163 ZZ-Paaren in einer Vierfeldertabelle zusammen, so ergibt sich bei Konkordanzraten von 66% für die EZ und 37% für die ZZ ein statistisch hoch signifikanter Unterschied [14] [249].

Heute wird man bei einem so komplex bedingten und sozial interaktionalen Geschehen wie der Kriminalität mit Schlußfolgerungen wesentlich zurückhaltender sein. Die einschlägigen Zwillingsuntersuchungen haben das Konkordanzkriterium übrigens nicht immer vorurteilsfrei vergeben. Die Konkordanzraten der genannten Serien sind sicher auch deshalb besonders hoch, weil die Indexfälle jeweils überwiegend aus Vorbestraften bestehen. Eine positive Korrelation des Ausprägungsgrades eines Merkmales beim Indexfall und der Erbdetermination ist auch sonst bekannt. Für die Kriminalität formuliert Vogel [300] diesen Zusammenhang pointiert so: „Gelegenheit macht Diebe — aber keine Schwer- und Rückfallverbrecher; sie werden geboren." — Der problematische Zusammenhang des Kriteriums „Vorstrafe" mit spezifischen Konventionen und Gesetzen wird besonders bei der Sexualdelinquenz deutlich.

Auch über einige *psychosomatische Krankheitsbilder* sind Zwillingsstudien bekannt. Bei ihnen fehlt jedoch meist eine kompetente Differentialdiagnose bezüglich des Vorliegens einer Neurose:

---

[14] $p<0{,}00025$.

Für die *Enuresis* halten Humangenetiker [14, 106] die Existenz einer erblichen Kerngruppe für erwiesen, neben der zweifellos auch vorkommende neurotische Formen beobachtet werden. Wie bei der Homosexualität gibt es hier Phänokopien. HALLGRENS Familienuntersuchung (1957) spricht für eine Beteiligung erblicher Faktoren. Die Auswertung seiner vielversprechenden Zwillingsserie [107] konnte er nicht mehr beenden.

SPAICH und OSTERTAG [273] fanden für verschiedene Formen von *Allergien* die erblichen Einflüsse beim Heuschnupfen am deutlichsten ausgeprägt, weniger bei Urticaria und Migräne und am geringsten beim Bronchialasthma (23 Paare).

Die Zusammenfassung der vorliegenden auslesefreien Zwillingsserien über das *Bronchialasthma* nach v. VERSCHUER [298] läßt erbliche Determinanten deutlich werden. Eine immerhin noch recht hohe Diskordanzrate der EZ gibt auch dem Einfluß von Umweltfaktoren einen weiten Spielraum.

Tabelle 10. Bronchialasthma (nach v. VERSCHUER, 1959)

	konk.	disk.	Konk.-Rate
EZ	13	26	33,3%
gg ZZ	3	51	5,6%

n = 93 Paare

Ähnlich liegen die Verhältnisse beim *Ulcus ventriculi*. Hier ist die Konkordanzrate der EZ noch etwas niedriger; die Diskrepanz der EZ und ZZ geringer.

Tabelle 11. Ulcus ventriculi (nach v. VERSCHUER, 1959)

	konk.	disk.	Konk.-Rate
EZ	18	54	25%
gg ZZ	9	75	10,7%

n = 156 Paare

In einer neueren skandinavischen Untersuchung an über 100 Paaren ergeben sich höhere Konkordanzraten für das peptische Ulcus: 54% bei den EZ und 17% bei den ZZ [62]. Psychologisch interessant ist, daß man hier keine Korrelation der Dimension Dominance-Submissiveness mit der Ulcusincidenz fand.

BOURQUIN und v. KEREKJARTO [21] beschreiben ein Ulcus-diskordantes EZ-Paar und erstellen eine Diskordanzanalyse aus den biographischen Anamnesen und Testbefunden. Ein anderes als diskordant publiziertes eineiiges Zwillingspaar (PILOT [216]) ist allerdings im Verlaufe der Beobachtung konkordant für Ulcus duodeni geworden [217].

Für den *Pylorospasmus* der Säuglinge fand man [287] eine statistisch hoch signifikante Zahlenverteilung im Sinne der Erbhypothese (METRAKOS, Tabelle 12). Das Krankheitsbild befällt bekanntlich ganz überwiegend Jungen.

Entgegen dieser Sammelkasuistik weisen die Ergebnisse anderer Autoren [185 a] in eine entgegengesetzte Richtung.

Tabelle 12. Pylorospasmus
(nach METRAKOS, 1958)

	konk.	disk.	Konk.-Rate
EZ	12	6	67,0%
ZZ	1	28	4,0%

n = 47 Paare

In Anbetracht der Häufigkeit des Vorkommens der *Fettsucht* und ihrer Bedeutung als gesundheitlicher Risikofaktor ist es erstaunlich, wie wenige Zwillingsuntersuchungen über dieses Krankheitsbild und die ebenfalls nicht ganz seltene *Magersucht* vorliegen [243]. v. VERSCHUER [298] plädiert für erbliche Determinanten, kann aber keine Zwillingsserien als Belege bringen. Der Beitrag von CAMMERER und SCHLEICHER [41] versucht an wenigen nicht einmal überzeugend ausgeprägten Fällen die Erbhypothese zu stützen. S. LAUTER [168] äußert sich in seinem Übersichtsreferat „Fettsucht und Vererbung" vorsichtiger.

Einige ätiologisch exzeptionelle und insgesamt sehr seltene endokrinologische Syndrome lenkten die Forschung auf Irrwege. Die körperlich so eindrucksvoll meßbaren Phänomene der Adipositas und der Kachexie führten immer erneut zu organologischen Hypothesen, anstatt wie bei anderen Suchtformen das Hauptaugenmerk auf die spezifischen Fixierungen an bestimmte orale Verhaltensweisen zu lenken, deren psychogenetische Komponenten eruierbar sind und für die vielleicht auch angeborene Verhaltensmuster zu finden wären.

Kritik gilt weiter den Untersuchungen über *Herz-Kreislauf-Erkrankungen*. Hier widmet man den seltenen Krankheitsbildern, z. B. angeborenen Herzvitien, in der Literatur mehr Aufmerksamkeit als den alltäglichen und häufigen funktionellen herzneurotischen Zustandsbildern. In der Kasuistik publizierter Serien verbirgt sich mit Sicherheit ein Teil von Störungen, die man heute als vorwiegend psychogen diagnostizieren würde. Die Veröffentlichungen der zwanziger bis vierziger Jahre sind deshalb kaum noch verwertbar [267, 310].

v. VERSCHUER (1959) stellte sie in seinem Sammelwerk zusammen und reihte auch die Konkordanzraten weiterer Zwillingsuntersuchungen für einige internistische Krankheitsgruppen aneinander [298, 300]:

	EZ	ZZ	n
Endemischer Kropf	69,5%	71,4%	85 Paare
Thyreotoxikose	47,0%	3,1%	113 Paare
Essentielle Hypertension	53,0%	21,8%	79 Paare
Diabetes mellitus	56,8%	13,0%	144 Paare

Die humangenetische Interpretation von Zwillingsbefunden beim *Stottern* hat besondere Fehlerquellen zu beachten. Schwierigkeiten bereitet insbesondere oft die differentialdiagnostische Abgrenzung gegenüber altersspezifischen Reduplikationen bei Kleinkindern, verzögerter Sprachentwicklung, Stammeln und auch der gelegentlich beobachteten Privatsprache der Zwillinge. In dem folgenden Sample liegt die Verteilung mit sehr hoher Signifikanz ($p < 0{,}001$) weit außerhalb jeder Zufallswahrscheinlichkeit.

Tabelle 13. Stottern
(nach NELSON u. a. [197])

	konk.	disk.	Konk.-Rate
EZ	9	1	90%
ZZ	0	12	0%

n = 22

Wegen der besonders gründlichen Erfassung neurotischer Symptome und der biographischen Rarität des *Getrenntaufgewachsenseins* sei noch einmal auf die vier neurotischen Zwillingspaare unter den 12 EZ von JUEL-NIELSEN [140] hingewiesen:

Die Hauptdiagnose der drei Konkordanten lautete: Ein psychosomatisch-hysterisch-depressives Krankheitsbild; ein psychosomatisch-hypochondrisch-depressives Bild; und eine übereinstimmend charakterologische Abweichung. Diskordant war ein Paar bezüglich psychosomatisch-hypochondrischer Symptome. — Ferner waren in dem Material 4 Paare diskordant für Enuresis in der Kindheit, 2 weitere Paare für kindliche Ängste und Depressionen. — 4 Paare stimmten trotz sehr verschiedenartiger Umwelt bezüglich Dunkelangst und Pavor nocturnus, Angstsymptomatik und Nägelknabbern in der Kindheit überein. Bei 2 Paaren bestanden gemeinsam verschiedene Verhaltensauffälligkeiten. Primelallergie sowie chronische Obstipation und Urticaria fanden sich bei je einem Paar konkordant.

3.2.3. Einzelkasuistik psychoanalytischer Autoren

Serienuntersuchungen an neurotischen Zwillingen gibt es aus psychoanalytischer Feder bisher noch nicht, wenn wir von den Publikationen aus unserem Team absehen. Als Einzelkasuistik erwähnt FREUD in einer Fußnote (Bd. XII, S. 286) männliche Zwillinge mit Bisexualität des einen Zwillingspartners. Eine Eiigkeitsdiagnostik wurde damals, 1920, noch nicht durchgeführt. — H. HARTMANN hat 1928 als erster Psychoanalytiker die Zwillingsmethode aufgegriffen und ihre Bedeutung für die Neurosentheorie erkannt. Seine 3 EZ-Paare — darunter 2 Kinder — waren jeweils diskordant für Magenneurose, Schreckhaftigkeit und hinsichtlich Angstzuständen. Die psychologischen Interpretationen seiner Befunde [109] waren dynamisch. In seinen Schlußfolgerungen blieb er dennoch sehr vorsichtig abwägend.

Einige psychoanalytische Autoren referieren Beobachtungen an *Kindern:* DOROTHY BURLINGHAM [38] beschreibt detailliert ihre entwicklungspsychologischen Studien an 3 EZ-Paaren, die sie als Vorschulkinder in einem Heim sah und von denen sie eines im Alter von 14 Jahren behandelte. Den Verlauf bei den konkordant aggressiv-verwahrlosten Bert und Bill verfolgte sie auch katamnestisch bis in die zwanziger Jahre [39]. — DÜHRSSEN [54] sah ein Paar konkordant magersüchtiger junger Mädchen und stellt die — für die Zwillingssituation wie für das Krankheitsbild — spezifische Psychodynamik der symptomauslösenden Konfliktsituation dar. — Unter analytischem Aspekt erörtern MORA u. a. [193] 2 konkordant selektiv-mutistische EZ-Mädchen. — Ein 3jähriges, diskordant autistisches weibliches EZ-Paar behandelte KAMP [146].

Erwachsene: PETÖ [213] berichtet über die Psychoanalyse des einen Partners aus einem konkordant zwangsneurotischen EZ-Paar. Es litt übrigens unter derselben Symptomatik wie unser zwangsneurotisches EZ-Paar [247, 248]: der hypochondrischen Befürchtung, ein zu kleines Genitale zu haben. Die Interpretation seines Falles hinsichtlich der Erbfragestellung erscheint uns etwas willkürlich; sie steht in überraschendem Kontrast zu der mitgeteilten Empirie. — LACOMBE [161] schildert die Problematik der Existenz eines eineiigen Zwillingsbruders für die analytische Behandlung eines 41jährigen Mannes mit einer sexuellen Störung, Depressionen und Zwangsgedanken. — Den interessanten synchronen Therapieverlauf von 2 männlichen 35-jährigen EZ bei zwei verschiedenen Analytikern tragen JOSEPH und TABOR [138] vor; ein dritter Analytiker überwachte die Behandlung; in diesem Ausnahmefall wurden auch intensivere manifeste homosexuelle Aktivitäten der Zwillinge miteinander vom 8.—19. Lebensjahr bekannt; sie sind wahrscheinlich als Entwicklungshomosexualität zu interpretieren. Später waren beide heterosexuell. — Ein männliches konkordant manifest homosexuelles EZ-Paar referiert HOLDEN [125]. — Erwähnenswert sind auch die psychoanalytischen Arbeiten von CRONIN [44], ORR [202], KARPMANN [147], GIFFORD [92] sowie von STENBÄCK [278] und LIDZ u. a. [179]; die beiden letztgenannten Autoren beschreiben allerdings (fragliche) Psychosen.

3.3. Zwillingsuntersuchungen zu angrenzenden Fragestellungen

Der nosologische Standort der Neurosen zwischen den Psychosen einerseits und Normvarianten der Persönlichkeit andererseits soll nicht in extenso erörtert werden. Die vorliegende Literatur verdient jedoch Erwähnung, zumal eine ätiologische Verwandtschaft der Neurose mit der Schizophrenie diskutiert wird [292, 325 u. a.] und fließende Übergänge zwischen endogener, neurotischer und reaktiver Depression nicht ausgeschlossen sind. Die Häufigkeit und therapeutische Problematik der sog. Borderline-Fälle und ein neuerlich besonderes Interesse an narzißtischen Störungen sowie auch an schizoiden Neurosenstrukturen hält diese Frage auch bei den Psychoanalytikern wach.

3.3.1. Psychosen

Wir nahmen Psychosen absichtlich nicht als Indexfälle in unser Zwillingssample auf (s. 4.1.2. und 4.2.3.). Zur Frage der möglichen genetischen Verwandtschaft mit den Neurosen sei ein Ergebnis unserer Untersuchungen vorweggenommen: *Keiner der Zwillingspartner unserer erwachsenen neurotischen Indexzwillingspatienten hatte eine Psychose* oder erweckte auch nur einen Verdacht in dieser Richtung.

An der Existenz von psycho-soziodynamischen Umwelteinflüssen mit pathoplastischem und/oder auslösendem Effekt wird kaum gezweifelt [105]; jedoch herrscht offenbar weitgehend Einigkeit darüber, daß die beiden klassischen endogenen Psychoseformen überwiegend erbdeterminiert sind. Übersichtsreferate siehe: [51, 52, 134, 164, 167, 270, 298, 321, 322, 323, 324, 325].

Auch die weniger hohen Konkordanzraten der skandinavischen Zwillingsserien zeigen diese Tendenz [67, 157, 158]; ausgenommen die überraschenden Zahlen von TIENARI (1963), an dessen Diagnostik jedoch Zweifel laut wurden [51, 266, 270, 323] und der seine Zahlen neuerdings selbst revidierte in Richtung auf höhere Konkordanzraten. — In der Weltliteratur sind 15 getrennt aufgewachsene EZ-Paare publiziert, bei denen eine Psychose vorkam; 10mal waren die beiden Zwillingspartner konkordant psychotisch [325]. Eine Tabelle aller psychotischen Drillinge gibt TRUNNEL (1967 [295]). ROSENTHAL u. Mitarb. beschrieben 1963 die berühmt gewordenen Genain Quadruplets, konkordant schizophrene eineiige Vierlinge [235].

Einzelkasuistik ist nützlich bei der Suche nach Manifestationsbedingungen mit Hilfe der Diskordanzanalyse von EZ [123, 134, 158, 179, 187, 221, 223, 289]. — Die in der jüngeren Schizophrenie-Zwillingsliteratur gegenüber früheren Veröffentlichungen deutlich geringeren Konkordanzraten erklären sich teilweise so, daß viele neuere Serien aus der Normalpopulation oder poliklinischen Institutionen gewonnen wurden, während man sie früher aus einem Grundgesamt asylierter (schwerer und chronisch erkrankter) Psychotiker zusammenstellte.

3.3.2. Persönlichkeitspsychologie

Unser Neurosekonzept impliziert fließende Übergänge zum normalen Erleben und Verhalten. Konkurrierende Forschungsansätze mit Themen aus der Persönlichkeitspsychologie sollen deshalb gestreift werden. Die Frage nach der Erb/Umwelt-Determinierung leichter neurotisch-depressiver Verstimmungen berührt z. B. die Frage nach der erblich bedingten Varianz von „Gefühl“ und „Temperament“ überhaupt. Umgekehrt hat die moderne Psychologie einige Typologien und Persönlichkeitsmodelle entwickelt, die sich primär am Krankhaften orientieren, z. B. das Neurotizismus- und Psychotizismuskonzept [69, 94, 264].

Auch wenn gelegentlich betont wird, es handele sich bei diesen Persönlichkeitsdimensionen nicht um Pathologisches, so werden doch die daraus abgeleiteten Testverfahren in Praxis und Forschung bevorzugt als Instrumentarien klinischer Differentialdiagnostik verwendet [70, 95, 265 etc.].

3.3.2.1. Persönlichkeitsradikale

1937 untersuchte Gottschaldt [96, 97, 98] in den sog. Zwillingslagern 90 Paare (47 EZ, 43 ZZ) und überprüfte seine Voraussagen katamnestisch nach 15 Jahren. Das methodisch Besondere bestand in der Gewinnung des Datenmaterials mit Hilfe einer länger dauernden Beobachtung der Zwillingspaare in einem Ferienlager auf einer Nordseeinsel.

Ergebnisse: Die „individuelle Grundstimmungslage eines Menschen“ ist „im wesentlichen erblich-konstitutionell angelegt“. Die „vitale Antriebslage (Vitaltemperament)“ erweist sich auch im zeitlichen Längsschnitt als hochgradig konsistent. „Ein ähnlich autochton-peristostabiler Entwicklungscharakter“ gilt auch für die „affektive Erregbarkeit“. Zu analogen Schlußfolgerungen gelangen Geyer [90, 91] und V. Lange [163], der allerdings in befremdlichem Gegensatz zu der mathematischen Akribie seiner Methodik kausale Wirkfaktoren außerhalb von Erb- und Umwelteinflüssen konzipiert, die er als „Akte innerer Freiheit“ umschreibt.

Verschiedenartige Untersuchungen ermittelten erbliche Einflüsse für das persönliche Tempo, motorische Fähigkeiten und Hyperaktivität bei Zwillingen [74, 136, 152, 163, 181]. Sogar ein sehr spezifisches Verhalten wie die Abneigung gegen Milchhaut [12] oder die Rauchgewohnheiten [293 a] erweisen sich als erblich bedingt. Man könnte hier Beziehungen knüpfen zu den von Dührssen [56] vermuteten unterschiedlichen angeborenen Valenzen, in diesem Falle also im oralen Erlebnis- und Antriebsbereich.

3.3.2.2. Typologien und Dimensionen der Persönlichkeit

Mit Hilfe psychologischer Testverfahren und auf der Basis korrelationsstatistisch-faktorenanalytischer Methodik erwies sich auch die Persönlichkeitsdimension Introversion hochgradig durch genetische Faktoren beeinflußt [95]. Erstaunlicherweise fand man auch [265, 313], daß die getrennt lebenden ZZ und getrennt aufgewachsenen EZ sich bezüglich Extraversion ähnlicher sind als die zusammen lebenden. Diese Befunde stützen die These einer durch die Zwillingssituation geförderten rollenhaften Polarisierung — und damit Diskordanzverstärkung (!) — zusammen lebender Zwillinge (s. Kap. 2.5.).

Zahlreiche weitere Untersuchungsergebnisse zur „Humangenetischen Psychologie" stellte v. BRACKEN in seinem gleichnamigen umfangreichen und kritischen Übersichtsreferat kürzlich zusammen [24]. Weitere Übersichten siehe: [42, 266, 300].

3.3.2.3. Intelligenz

Unsere wissenschaftlichen Interessen konvergieren auch dort mit der Psychologie, wo es um neurotische Intelligenz- und/oder Leistungsminderung geht und das Problem der erblichen Anteile an der Varianz normaler intellektueller Leistungsfähigkeit tangiert wird. Die Intelligenzentwicklung gehört zu den am besten untersuchten Forschungsgegenständen der wissenschaftlichen Psychologie.

Im Blickpunkt des Interesses von Medizinern und Pädagogen standen anfangs die *extremen Minusvarianten* der Intelligenz. Die diesbezüglichen Zwillingsuntersuchungen an 569 Paaren von 1930 [272] bis 1963 faßte ESSEN-MÖLLER [68] in einer Tabelle zusammen: 94% der EZ waren konkordant, 65% der ZZ, was mit sehr hoher statistischer Signifikanz für Erblichkeit spricht ($p < 0{,}00025$). Für eine Erbe-Umweltdiskussion sollte man hier aber diejenigen Formen streng abtrennen, bei denen umschriebene genetische Defekte vorliegen und der ätio-pathogenetische Mechanismus noch relativ einfach zu verfolgen ist: Chromosomenanomalien wie beim Down-Syndrom oder ein im Molekularbereich erfaßbar recessiv erblicher Enzymdefekt wie beim Phenylketonurieschwachsinn. Nur etwa die Hälfte der Debilitäten sind auf diese Weise zu erhellen. Die andere Hälfte ist jedoch zusammen mit den übrigen 97% Nichtschwachsinnigen aus der Bevölkerung unter dem Aspekt eines polygen und multifaktoriell bedingten sehr komplexen Phänotyps zu betrachten. Hier handelt es sich nämlich um eine Gaußsche Normalverteilung, an dessen einem Rand auch die niedrigen Intelligenzquotienten angesiedelt sind. Ein monokausales Denken stößt hier auf erkenntnistheoretische Grenzen. — In dem entgegengesetzten Extrembereich zeigten die wenigen untersuchten intellektuell hochbegabten Zwillinge aus der Serie von 1000 Höchstbegabten [36] eine hohe Konkordanz.

Das Ausmaß wirksamer Umweltfaktoren bei der Intelligenzentwicklung wird vielfach und zu recht betont. Moderne Methoden der ökologischen Transplantation und der Interventionsstrategien [25] brachten Belege für stärkere Modifizierbarkeit der Intelligenz. Sie betreffen jedoch fast ausschließlich jene Bereiche, wo eine in der frühen Kindheit durch sozialstrukturelle Hemmungsfaktoren unterentwickelte Intelligenz später doch noch gefördert werden konnte, also um eine nachträgliche Kompensation massiver ungünstiger Einflüsse. Auch die Intelligenzuntersuchungen an getrennt aufgewachsenen EZ-Paaren sind beeindruckend: in der Weltliteratur aus 5 Untersuchungen insgesamt 132 Paare [37, 40, 192, 198, 265]. Hier läßt sich der Einfluß der Erbfaktoren von dem der Umwelt relativ deutlich abgrenzen. Auf die eindrucksvolle Zusammenstellung 99 internationaler Untersuchungen an über 40 000 Probanden, die ERLENMEYER-KIMLING u. JARVIK [65] gaben, sei hier hingewiesen. Mit dem Thema befassen sich die Übersichtsreferate von v. BRACKEN [24, 25] und von anderen Autoren [101, 137, 242, 245, 250].

Forschungsergebnisse, die dem bedeutenden und überwiegenden Gewicht der Erbfaktoren bei der Entwicklung der Intelligenz widersprechen, liegen aus industrialisierten Kulturländern unseres Wissens bisher nicht vor.

3.4. Zur differentiellen Psychologie des Zwillings

Von den bisher besprochenen psychologischen Befunden, die *mit Hilfe* der *Zwillingsmethode* gewonnen wurden, hat man die Frage nach der differentiellen Psychologie des Zwillings *selbst* zu trennen, nach der spezifischen persönlichkeitspsychologischen, sozialpsychologischen und vielleicht auch psychopathologischen *Sonderstellung des Zwillings.*

Schon in der antiken Dichtung und Mythologie — reizvoll dargestellt bei POLL [220] — sind die Menschen durch die Existenz von Zwillingen fasziniert. Einige Kulturen reagieren auf Zwillingsgeburten mit abgöttischer Verehrung der Zwillinge oder deren Eltern, z. B. die Yoruba in SW-Nigeria; andere verbannten den zweitgeborenen Zwilling in eine Pflegefamilie wie in Japan [134]; bestimmte nigerianische Stämme lassen ihn verhungern [319]. Die Apachen töteten ihn [177]. Die Ovambo in Südwestafrika ermorden gleich beide Zwillinge und tabuisieren auch deren Eltern [66].

Die Problematik der spezifischen psychologischen Situation der Zwillinge sah schon H. HARTMANN [109] in aller Differenziertheit und forderte, sie bei der Interpretation der Befunde zu berücksichtigen; die Anwendung der Zwillingsmethode als solcher verwarf er jedoch auch für den Bereich der Neurosenforschung nicht.

Auf die Möglichkeit der intrageminellen Rollendifferenzierung wies erstmalig (1936) und nachdrücklich v. BRACKEN hin [22, 23] (s. Kap. 2.5.). Der Dominanzposition versus Unterordnung innerhalb der Paarbeziehung widmete man besondere Aufmerksamkeit [293]. Die dominierende Stellung kann den verantwortlichen Zwilling bezüglich der Steuerungsfähigkeit seiner aggressiven Impulse überfordern [100]. Die besonderen Verhaltensweisen der Zwillinge untereinander wurden hauptsächlich anhand von kindlichen Paaren studiert [154]. Mit dem Partnerschaftsverhalten erwachsener Zwillinge beschäftigen sich weitere Autoren [34] und [294]. Eine Zusammenfassung bringt v. BRACKEN 1969 [24].

Psychoanalytiker betonen den hohen Grad an gegenseitiger Identifikation bei Zwillingen, die sog. „twinning-reaction“ [177]. Daß eine solche Identifikation eine künstlich erhöhte Konkordanz bei EZ bewirkt und dadurch Erbeinflüsse nur vortäuscht, wird u. a. mit Hinweis auf die höhere Konkordanz von getrennt aufgewachsenen EZ in einigen Persönlichkeitsdimensionen bestritten [207]. Eine differenzierte psychoanalytische Beschreibung der Ichentwicklung von Zwillingen anhand von Einzelkasuistik liegt vor [8, 38, 39, 138, 177, 179, 278]. — A. HEIGL-EVERS [118, 119] analysiert die Soziodynamik der Zwillingsdyade bei ihren neurotischen EZ-Paaren, die sie parallel zu dem hier beschriebenen Sample mit derselben Methode untersuchte und die sich aus ehemaligen stationär behandelten neurotischen Patienten rekrutieren. Die Autorin konstruiert eine Typologie verschiedenartiger Paaridentität, die sich im Einzelfall von dem Pol exzessiver Unifikation — als neurotischem Abwehrmechanismus verstanden — bis zu der Ausbildung von Funktionsteilungen durch Rollenspezialisierungen oder Leistungswettbewerb erstreckt.

Prinzipiell dieselben psychologischen Befunde wie bei Zwillingen fand man bei *Drillingen* [46]. Der Wortführer nach außen und innen ist zugleich der lebhaftere, antriebsreichere; nicht aber ist er intelligenter oder körperlich kräftiger; monozygote Drillinge halten außerordentlich eng zusammen; sie verwechseln einander nie.

Die Intelligenz, mindestens der kindlichen Zwillinge, liegt im Vergleich zu einzeln Geborenen im Durchschnitt etwas niedriger, um eine Viertel- bis eine Drittel-Standardabweichung. Das entspricht etwa 4 IQ-Punkten im HAWIK [29, 130, 131]. Als methodische Fehlerquelle wird dieser Befund von Psychologen nicht angesehen, da die Intrapaarvergleiche der Zwillinge und ihre Korrelationswerte sich durch diese geringfügige Niveauverschiebung kaum ändern.

Insgesamt ergibt die differentielle Psychologie der Zwillinge interessante neue Aspekte. Die gefundenen Spezifika sind jedoch in Richtung, Grad und Konstanz keineswegs so gravierend, daß sie uns zu einer wesentlichen Einschränkung bei der Übertragung von psychologischen Zwillingsergebnissen auf Einlinge zwängen. Vielmehr kann man bei einer individuellen psychologischen Diagnostik bisher an keinem psychologischen Kriterium einen Zwilling auch nur vermutungsweise von einem Einling unterscheiden — übrigens nicht einmal in gruppendynamischen Konstellationen oder analytischen Gruppentherapien! Ein generell pathogener Einfluß der Zwillingseigenheiten bei der Neurosenentstehung ist eher unwahrscheinlich [15] und noch nie überzeugend nachgewiesen worden.

4. Angewandte Methode

Von den im Kap. 2.1.1. beschriebenen Zwillingsmethoden wandten wir die Methoden 1, 2, 4, 5 und 6 an. — Im folgenden sind terminologische und klassifikatorische Überlegungen darzustellen sowie unsere Samplingtechnik, Diagnostik, Materialgewinnung, Datenverarbeitung und die methodisch technischen Kontrollen.

4.1. Theoretische Voraussetzungen

Der Begriff Neurose wird auch heute noch uneinheitlich gebraucht. Eine definitorische Explikation sowie die Beschreibung des von uns erstellten Symptomenkataloges sollen deshalb die theoretische Konzeption verdeutlichen.

4.1.1. Neurosenbegriff

Wir verstehen unter *Neurosen* bestimmte psychogene Störungen der somatischen oder psychischen Funktionen oder der Verhaltensweisen eines Individuums. Neurosen sind nicht durch eine primär (hirn-) organische Anomalie oder äußere Noxe verursacht; ihre Pathogenese ist vielmehr überwiegend in einer konflikthaften Verarbeitung von Erlebnissen zu suchen; mit der Konsequenz einer krankhaften Deformierung der Antriebe, Impulse, Bedürfnisse (intentionaler, oraler, analer, motorischer, aggressiver, urethraler, zärtlicher, emotional-liebender, genital-sexueller Art etc.), wobei es besonders während der frühkindlichen Entwicklung zur Ausbildung spezifischer Triebabwehrformen kommt: Verdrängungen mit beobachtbaren Impulshemmungen, Erlebnislücken oder Wahrnehmungsveränderungen, Reaktionsbildungen, Identifikationen, Projektionen und anderen neurotischen Fehlhaltungen. Die Neurose äußert sich in einer spezifischen, pathologischen Persönlichkeitsstruktur sowie in Symptomen und Beeinträchtigungen im körperlichen oder/und psychischen oder/und charakterologischen Bereich.

Für die Neurosenstruktur wählten wir als Klassifikation die Einteilung der neopsychoanalytischen Theorie (SCHULTZ-HENCKE, DÜHRSSEN, SCHWIDDER etc.). Den schizoiden, depressiven, zwangsneurotischen und hysterischen Strukturtypen fügten wir die durch Überichschwäche gekennzeichnete Verwahrlosungsstruktur hinzu, wenn das psychodynamische Geschehen und die Symptomatik bevorzugt Triebdurchbrüche, Antriebssteuerungsschwäche oder bestimmte Fehlhaltungen, Süchte etc. aufwies. — Die neurotische Symptomatik wird unter dem Einfluß von meist strukturspezifischen Versuchungs- und/oder Versagungssituationen manifest. Unter bestimmten Bedingungen kann sie sich wandeln oder chronifizieren oder organisch-morphologisch substanziieren mit entsprechenden Folgeerscheinungen; sie kann auch in sozialen Interaktionen und juristisch verbindlichen Arrangements Konsequenzen für das betroffene Individuum schaffen.

Eine definitorische [15] Abgrenzung gegenüber der Psychopathie/Soziopathie einerseits sowie gegen die Konfliktreaktionen andererseits nehmen wir etwa im Sinne von BRÄUTIGAM (1968) vor. Dabei betrachten wir die Übergänge als fließend: Während einige Psychopathien als Extremvarianten devianten Verhaltens mit einer besonders ausgeprägten erblichen Komponente aufzufassen sind, dürfte es sich bei den meisten um chronifizierte Schwerstneurosen handeln; eine Differenzierung gegenüber der sog. Pseudopsychopathie (hirnorganisches Psychosyndrom) mit nur zusätzlichen neurotischen Mechanismen kann hier vernachlässigt werden. — Einige Konfliktreaktionen interpretieren wir ebenfalls neurosenpsychologisch: Eine Symptomatik entwickelt sich, wenn auf eine nur geringfügig pathologisch deformierte, sog. neurotoide, Persönlichkeitsstruktur, ein besonders schweres auslösendes Umweltereignis trifft. — Die Formen der endogenen Psychosen betrachten wir hier ausdrücklich nicht als Neurosenvariante.

Die Diagnose einer Neurose ist nicht per exclusionem zu stellen. Vielmehr setzt sie den Ausschluß anderer möglicher primär organischer Ursachen voraus. Eine positive tiefenpsychologische Diagnostik anhand der definierten Kriterien erachten wir als nötig.

4.1.2. Symptomatik

Nach hinreichender diagnostischer Abklärung der Psychodynamik in jedem Einzelfall stellt sich das Problem der zweckmäßigen Klassifikation und Dokumentation. Die Neurosenstrukturtypen bieten hier nur einen groben orientierenden Rahmen. Bestimmte globale und sehr konzeptgebundene Benennungen [16] sind zur alltäglichen Verständigung über Kasuistik zwar brauchbar, ermöglichen aber keine hinreichende Differenzierung für unser Forschungsziel. Auch dokumentationstechnisch schien es uns ratsam, nach sog. „harten" Daten zu suchen. Die *neurotischen Symptome* sind hierfür am besten geeignet, wenn man den Begriff „neurotisches Symptom" weit genug faßt, auch subtile charakterologische Störungen, Erlebnislücken oder Fehlverhaltensweisen hier subsumiert und bei jedem Probanden genau genug nach möglichen neurotischen Symptomen forscht. Methodik und Ziel unserer Untersuchung forderten die Erstellung eines geeigneten *Symptomenkataloges.* Dieser wurde in Anlehnung an ein bis dahin im Berliner Institut für psychogene Erkrankungen gebräuchliches Muster entworfen. Er umfaßt 78 neurotische Symptome und ist im Tabellenanhang zusammen mit den empirischen Frequenzangaben und anderen Verteilungsmustern beschrieben (s. Kap. 8.2., S. 193—199).

Für unsere Forschungsaufgabe waren besondere Modifikationen erforderlich: Der Umfang des Kataloges sollte eine ausreichende Differenzierung ermöglichen; andererseits bedurfte er einer Begrenzung des Umfanges nach oben aus Gründen statistischer Berechenbarkeit. Auch hatte sich die Aufdifferenzierung nach den empirisch erwiesenen Häufigkeiten der Verteilung neurotischer Symptomatik in unserem Grundgesamt [17] zu richten. Besonders seltene Symptome

[15] W. SCHWIDDER (1972) bezeichnet als Neurose „eine krankhafte Störung der Erlebnisverarbeitung mit Symptomen abnormen Erlebens, Verhaltens und (oder) gestörter somatischer Funktionsabläufe. Der Störung liegen eine Fehlentwicklung und konflikthafte Fehlhaltungen zugrunde, die dem Leidenden unzureichend einsichtig sind und deren ätio- und pathogenetische Bedingungen bis in die Kindheit zurückreichen. Die Störung ist primär psychogen, überwiegend umweltbedingt. Sie wird also nicht durch hirnorganische Veränderungen oder überwiegend krankhafte Erbanlagen hervorgerufen".

[16] Z. B. „narzißtische Störung", „Selbstwertproblematik", „latente Homosexualität".

[17] Eine Symptomfrequenztabelle, die der Autor an dem Patientengut des obengenannten Institutes ausgezählt hatte (publiziert von BAUMEYER, 1961) bot uns Richtwerte.

faßten wir nach psychodynamischen Gesichtspunkten zusammen; erfahrungsgemäß häufig vorkommende untergliederten wir entsprechend. — Die Erfassung des konkreten/beobachtbaren Phänomens war unsere Absicht. Hatten wir beispielsweise ein Erbrechen als psychogen diagnostiziert, so dokumentierten wir es deskriptiv als Erbrechen; wir ordneten es nicht etwa neurosenstrukturell interpretierend als depressives Äquivalent ein oder auch nicht nach dem in diesem speziellen Fall vielleicht durchaus zutreffenden Symptomentstehungsmechanismus als (hysterisches) Konversionssymptom. Hätten wir in das einzelne Symptom zu viele hermeneutische und von der psychoanalytischen Theorie bestimmte Hypothesen schon bei der diagnostischen Etikettierung hineingelegt, dann wäre der Vergleich der Zwillinge und vor allem jede objektive Überprüfung dadurch nur erschwert worden. Bestenfalls hätte man die vorher in die Datenverarbeitung eingegebenen Konstrukte im Computer-Output bestätigt bekommen.

Für jedes registrierte und maschinenlochkartentechnisch verschlüsselte Symptom wurde weiterhin diagnostisch entschieden, inwieweit sich eine Psychogenese sichern ließ. Die Ausprägung und Bestandsdauer des einzelnen Symptoms wurde ebenfalls dokumentiert.

Mit K. Hartmann (1970) subsumieren wir den größten Teil der Verwahrlosungsreaktionen den Neurosen. Insbesondere bei kindlichen und jugendlichen Patienten aus einer Neurosenpoliklinik halten wir das für sachgerecht, während die Klientel einer kinderpsychiatrischen Klinik oder einer forensisch-jugendpsychiatrischen Gutachterpraxis bezüglich des Anteils psychogener, soziogener und hirnorganisch bedingter Verhaltensstörungen anders zusammengesetzt sein dürfte (Müller-Küppers, 1969; Lempp, 1962). — Dagegen nahmen wir ausdrücklich nicht in unserem Katalog der Neurosen auf: die endogenen Psychosen, organische Anfallsleiden, testdiagnostisch bestätigte Debilität, nachgewiesenen Herzinfarkt, Diabetes mellitus u. a. Krankheitsbilder bzw. ihre Symptome.

4.1.3. Neurose als Kontinuum. Quantifizierung ihres Schweregrades

Alle bisher durchgeführten Zwillingsuntersuchungen an neurotischen Patienten betrachteten die Neurose als ein qualitatives, alternativ zu klassifizierendes Merkmal, dessen Existenz bei einem Patienten eindeutig bejaht oder verneint werden kann, für das also ein Zwillingspaar auch konkordant oder diskordant sein muß. Der Autor hält diesen Ansatz für falsch, da er auf einer willkürlichen Grenzziehung basiert. Die Konsequenz gerade bei Zwillingsvergleichen ist eine verwirrende Vieldeutigkeit der zu interpretierenden Befunde.

Wenn beispielsweise der eine Partner eines Zwillingspaares eine neurotische Magensymptomatik bei zwangsneurotischer Charakterstruktur entwickelt, der andere jedoch bei depressiver Neurosenstruktur zum Potator wird, dann müßte man bei hinreichend weitgefaßter Begriffssetzung beide konkordant als neurotisch bezeichnen und ihre Störung umfassend als orale Fixierungen identifizieren. Mit der gleichen Berechtigung könnten sie aber als diskordant eingeordnet werden wegen der psychosomatischen Manifestation einerseits und der charakterneurotischen bei dem Co-twin oder auch wegen ihrer Neurosenstrukturunterschiede. Trotz Konkordanz mit dem Partner können die neurotischen Symptome in sehr unterschiedlichem Schweregrad ausgeprägt sein, so daß zu dem Dilemma qualitativ verschiedener Symptomatik bei ggf. übereinstimmender Neurose fast immer auch noch das der quantitativen Abstufung hinzukommt. Zudem hatten die meisten Zwillinge im Laufe ihres Lebens mehrere neurotische Symptome.

Unter diesen Umständen entschloß sich der Autor, auf eine Konkordanz/Diskordanzaussage bezüglich der Diagnose Neurose völlig zu verzichten. Statt dessen versuchten wir, das stufenlose *Kontinuum Neurose* durch eine *Gewichtung des Neurosenschweregrades* quantifizierbar zu machen. Der Verfasser entwarf einen Neurosenschwerescore, der die Beeinträchtigung eines Menschen in gradueller Abstufung skaliert und dokumentiert[18]. Alle erfaßbaren neurotischen Symptome eines Probanden werden ohne Rücksicht auf die Symptomqualität nur danach beurteilt, inwieweit das betreffende Individuum durch ihre Auswirkungen effektiv beeinträchtigt ist. Die subjektiv leidvolle und/oder objektiv registrierbare Wirkung der Neurose wird in 4 verschiedenen Kategorien gewichtet. Diese sind:

1. der körperliche Leidens- und Beeinträchtigungsgrad;
2. der psychische Leidens- und Beeinträchtigungsgrad;
3. die Auswirkungen auf die sozialkommunikativen Bezüge; hierbei werden gleichzeitig auch die charakterneurotischen und neurosenstrukturellen Veränderungen erfaßt; und
4. das Risiko möglicher vitaler Gefährdung durch die neurotische Symptomatik und/oder durch Persönlichkeitsveränderungen.

Für die 4 Bereiche werden entsprechend 0—6, 0—6, 0—8 bzw. 0—4 mögliche Gewichtspunkte vergeben. Summiert beschreiben diese den gesamten durch die Neurose bedingten Leidens- und Beeinträchtigungsgrad eines Probanden in einem einzigen zusammenfassenden Punktwert. Der erhaltene Summenscore der Neurosenschwere kann von null Punkten beim idealtypisch völlig gesunden Unneurotischen bis zum anderen Extrem des mit 24 Punkten eingestuften Schwerstneurotikers reichen. Dieser würde in jeder der 4 Subskalen Höchstwerte aufgrund extremer Behinderungen erhalten. — Der Neurosescore eines Individuums dokumentiert die Wirkung neurotischer Beeinträchtigungen im *zeitlichen Längsschnitt,* da die neurotische Symptomatik kumulativ erfaßt wird. Er beurteilt also nicht die aktuelle Befindlichkeit. Das entspräche nicht unserer Fragestellung; es würde sogar den intrapaarigen Vergleich der Zwillinge beträchtlich erschweren.

Durch solche Gewichtung der Neurosenschwere jedes einzelnen Probanden ist nunmehr auch ein realitätsgerechter Vergleich der beiden Zwillinge außerhalb der begrifflichen Zwangsjacke von konkordant und diskordant möglich. Dasselbe Prinzip wählt man auch sonst bei kontinuierlich verteilten quantifizierbaren Merkmalen (Methode 2). Es erlaubt die Berechnung von Intrapaardifferenzen (IPD) für jedes Paar. Der Mittelwert aus den IPD aller EZ-Paare wird mit der durchschnittlichen IPD aller ZZ vergleichbar und statistisch prüfbar.

Eine genaue Beschreibung unserer Neurosenschwereskala mit den Benutzungshinweisen und Einstufungskriterien findet sich im Anhang (8.1.). — Die Inter-Beurteiler-Übereinstimmung und damit die Objektivität erwies sich als sehr groß: Mit den Kollegen des Göttinger Teams skalierten wir durch Austausch der Akten gegenseitig im Blindverfahren Probanden.

4.2. Gewinnung der Probanden

4.2.1. Das Grundgesamt. Repräsentativität der Neurotikerpopulation

Wir erhielten die Zwillingspaare unserer Serie aus einem *Grundgesamt von 26 799 Patienten*[19], die in den zwei Jahrzehnten vom 2. Januar 1950 — 31. Dezem-

---

[18] Unabhängig von uns und ohne Bezug zur Zwillingsfragestellung unternahmen COOPER (1965) sowie WEBER u. a. (1965, 1966 u. 1967) an der Columbia-University ebenfalls den Versuch einer Skalierung der Neurosenschwere: Sie stuften die Ichfunktionseinschränkungen ab und erfaßten so unterschiedliche Krankheits- und Beeinträchtigungsgrade.

[19] Da etwa 2% der Patienten eine doppelte Journalnummer tragen, liegt die Zahl der Patientenindividuen etwas niedriger: Es waren streng genommen 26 799 Patienten*akten.*

ber 1969 das Institut für psychogene Erkrankungen der AOK Berlin konsultiert hatten. Das Kollektiv besteht aus

19 900 Erwachsenen und

6 899 Patienten, die bei ihrer Erstuntersuchung noch Kinder oder Jugendliche (bis 18;0 Jahre) waren.

Die Arbeitsweise und Entwicklung dieser ältesten und größten deutschen psychoanalytischen Therapieinstitution [20] soll hier kurz skizziert werden, um zu verdeutlichen, für welche Bevölkerungs- und Krankheitsgruppen diese Poliklinik *repräsentativ* ist.

Das „Zentralinstitut für psychogene Erkrankungen" wurde am 1. März 1946 von einer Gruppe psychoanalytisch erfahrener Ärzte neu gegründet (in Fortführung einer Tradition der ersten psychoanalytischen Poliklinik, die 1920 in Berlin von den DPG-Mitgliedern ABRAHAM und EITINGON geschaffen worden war). Leiter dieses Ambulatoriums waren: Dr. W. KEMPER, Dr. H. SCHULTZ-HENCKE, Dr. F. BAUMEYER und seit 1965 Fr. Prof. Dr. A. DÜHRSSEN. Träger der Institution ist jetzt die AOK Berlin. Ärzte und Psychologen untersuchen in dieser Ambulanz neurotisch Kranke aller Altersstufen psychoanalytisch-diagnostisch und führen bei gegebener Indikation und ausreichend günstiger Prognose analytische ambulante Einzel-, Gruppen- oder Kinder-Familientherapien durch. Diagnostik und Therapie sind für die Patienten seit jeher kostenlos bis zu 150, maximal 250 Std. Der Kreis AOK-Versicherter ist auch heute noch in Berlin erheblich umfangreicher als in der BRD. In den Jahren nach dem Kriege bis 1958, also im ersten Abschnitt unseres Probandenerfassungszeitraumes, bestand eine einheitliche Versicherungspflicht bei der VAB als der einzigen gesetzlichen Krankenversicherungsinstitution. Im Jahre 1955 [21] waren mehr als 95% der Berliner Bevölkerung, und im Jahre 1965 — nach Zulassung der anderen RVO- und der Ersatzkassen — immerhin noch ungefähr 64% der gesamten Bevölkerung durch die AOK versichert.

Das aktuelle Krankenversicherungsverhältnis hatte selbstverständlich keinen selektierenden Einfluß mehr bei der Aufnahme in unser Zwillingsuntersuchungssample. Eine Reihe früherer Patienten gehört inzwischen einer anderen Kasse an. Auch die Zwillingspartner unserer Zwillingspatienten konnten beliebig versichert sein.

Die *soziale Struktur* der Institutspatienten dürfte nicht kongruent sein mit der sozialen Schichtung aller Berliner AOK-Versicherten. Schon der bekanntermaßen hohe Anteil von Altersrentnern in der Berliner Bevölkerung spiegelt sich hier nicht wider. Die in der Berliner AOK relativ starke Gruppe freiwillig versicherter höherer Beamter, Angestellter und Selbständiger frequentierte das Institut überzufällig stark. — Wir würden insgesamt die Patienten dieser Neurose-Poliklinik eher als Abbild derjenigen Patienten ansehen — repräsentative Zahlen gibt es dafür nicht —, die im heutigen Deutschland an neurotischen Beschwerden leiden, die dank eigener Informationen selbständig eine psychotherapeutische Behandlungsinstitution aufsuchen oder durch Ärzte und andere Instanzen der Poliklinik überwiesen werden. Von den erwachsenen Patienten dieser Poliklinik sind 49% Arbeiter, 34% Beamte und Angestellte, 10% Studenten und Schüler, 7% Selbständige, Rentner und Unterstützungsempfänger (DÜHRSSEN, 1971).

Durch jahrzehntelange Öffentlichkeitsarbeit und ärztliche Fortbildung ist der Strom überwiesener Patienten relativ gut vorausgelesen bezüglich des Vorliegens einer neurotischen Störung: Die Zahl der durch echte Fehldiagnosen *irrtümlich überwiesenen* liegt bei nur 10—12% der Untersuchten. Dabei handelt es sich um eindeutige Psychosen, Debilität, organische Anfallserkrankungen oder primär organisch internistische Leiden ohne Anhalt für eine Psychogenese. Selbstverständlich wird ein Teil der 88—90% umfassenden Neurotiker

[20] Näheres über Geschichte, Patientenstruktur sowie Behandlungstechnik und Katamnesenstatistik beschreiben BAUMEYER (1961 und 1971), DÜHRSSEN (1961, 1971 u. 1972), DÜHRSSEN u. JORSWIECK (1965), KEMPER (1973), SCHWIDDER (1952).

[21] Berechnungen lt. Auskunft der Statistischen Abteilung der AOK Berlin und amtlichen Angaben über den Umfang der Berliner Gesamtbevölkerung: 2 195 000 im Jahre 1955 und 2 201 000 im Jahre 1965.

nicht in eine analytische Psychotherapie vermittelt wegen zu starker Chronifizierung, ungünstiger Prognose, verkehrstechnischer oder Arbeitszeithindernisse, fehlender Therapiemotivation etc. Dementsprechend haben auch nur einige der von uns nachuntersuchten Zwillinge Vorerfahrungen mit Psychotherapie.

Organmedizinische Differentialdiagnostik wird soweit erforderlich durch die im gleichen Ambulatorium befindlichen Facharztpraxen aller Richtungen, in einer fachärztlichen Diagnostikzentrale oder einer ausschließlich diagnostisch arbeitenden Spezialklinik der AOK durchgeführt, wenn nicht ärztliche Befundberichte bei der psychoanalytischen Untersuchung bereits vorliegen.

Der Unschärfe des Neurosebegriffes und seinem historischen Wandel entspricht die Lückenhaftigkeit unserer epidemiologischen Kenntnisse bezüglich der Häufigkeit und Verteilung neurotischer Erkrankungen in der Gesamtbevölkerung: Nach M. Pflanz (1970) schwanken die Angaben zwischen 1 und 90%. — Für die Beurteilung der Repräsentativität eines Samples sind deshalb 2 weitere Faktoren von besonderer Bedeutung: die Qualifikation der Diagnostiker und die Rufgestalt einer Institution. Die einheitliche und neurosenpsychologisch-psychoanalytisch fundierte Vorbildung aller Mitarbeiter dieses Institutes und intensive wissenschaftliche Kommunikation bei relativ geringer personeller Fluktuation gewährleistet — selbst über die 2 Dekaden des Erfassungszeitraumes — eine hohe Konstanz und Einheitlichkeit in der Diagnostik. — Der Auslesefaktor für das Krankengut aufgrund eines spezifischen Klinikimages dürfte besonders gering gewesen sein[22], da die Poliklinik unabhängig von Universitätsinstitutionen arbeitet, von keinem konfessionellen Kostenträger abhängig ist und nicht durch tradierte negative Vorurteile belastet war, wie das bei psychiatrischen Institutionen gelegentlich vorkommt.

Im Vergleich mit der vorliegenden Literatur (s. Kap. 3) ist auch die Geschlechtsverteilung ausreichend repräsentativ: der Anteil der Männer beträgt etwa 50%. Bei Kindern und Jugendlichen findet sich — übereinstimmend mit allen vergleichbaren Institutionen — ein signifikantes Überwiegen der Jungen von etwa 2 zu 1 [200, 246, 262]. — Bezüglich des Manifestations-Risikoalters zeigt das Grundgesamt folgenden Aufbau [59]: Von den Erwachsenen sind über 64% in den Altersgruppen bis 30 Jahren vertreten. Personen über 40 stellen weniger als 20% der Patienten. Berücksichtigt man ferner, daß nur 20—25% der Patienten eine Symptomdauer von 0—2 Jahren angeben, alle anderen mit erheblich chronifizierten Störungen kommen, dann wird man die Schätzung von Schultz-Hencke (1951) als annähernd zutreffend ansehen, der den Beginn einer neurotischen Störung für 70% der Menschen mit dem 15.—25. Lebensjahr ansetzt. Dabei ist die kindliche Primordialsymptomatik nicht einmal berücksichtigt.

Zwei Drittel der vom Verfasser untersuchten erwachsenen Zwillingsprobanden waren bei der Zwillingsuntersuchung älter als 25 Jahre. Wir können deshalb annehmen, *daß die überwiegende Mehrzahl von ihnen das Risikoalter erreicht bzw. überschritten hat.* Die Aussagen über Konkordanz und Diskordanz bei der Manifestation neurotischer Symptomatik betrachten wir mithin als ausreichend verläßlich. — Bezüglich der Repräsentativität unseres Samples für die untersuchte Bevölkerung

[22] Im Gegensatz etwa zu studentischen Beratungsstellen an psychotherapeutischen Universitäts-Polikliniken oder im Vergleich zu einer umfangreichen psychoanalytischen Poliklinik in New York (Weber u. a. 1967), wo 63% der Patienten mosaisch waren, obgleich der Anteil der Juden in der New Yorker Gesamtpopulation nur 19,9% beträgt.

könnte lediglich in der letzten Dekade ein Ausleseprinzip durch das Versicherungsverhältnis in geringem Grade wirksam gewesen sein. Im übrigen dürfte jedoch auch bei sehr vorsichtiger Beurteilung *das Grundgesamt und das Zwillingsteilkollektiv eine für Neurose ziemlich repräsentative Stichprobe darstellen.*

4.2.2. Die Ermittlung des Primärzwillingskollektivs

In einem ersten Arbeitsgang waren aus dem Patientengrundgesamt ab 1950 die als Zwillinge Geborenen herauszufinden. Dieses Primärzwillingskollektiv mußte möglichst vollzählig ermittelt werden — und zwar ausdrücklich unabhängig von den weiteren Fragen, ob solch ein Zwilling für eine Untersuchung überhaupt in Frage käme, ob er erreichbar und willens wäre, ob sein Zwillingspartner noch lebt usw.

Der Zeitaufwand hierfür war wegen der damals (1950) noch nicht üblichen Lochkartendokumentation beträchtlich. Eine — insbesondere für eine Poliklinik bemerkenswert — sorgfältige Aktendokumentation ermöglichte dennoch das Auffinden des größten Teils der Zwillinge. Eine sonst gelegentlich geübte Methode, Zwillinge aufzuspüren, indem man die Geburtsregister *aller Patienten* anschreibt (nicht zu verwechseln mit dem Vorgehen bei der Erhebung von Zwillingen aus der Normalbevölkerung über die Geburtsregister), wäre nicht nur mühsamer und in Anbetracht der Bevölkerungsfluktuation weniger effektiv gewesen, sondern es hätte ein untragbares Risiko für die Diskretion unserer Patienten bedeutet, sie teilweise sogar gefährdet. Die politische und geographische Lage Westberlins erforderte hier besondere Rücksichtnahmen: In den ersten Jahren nach dem Krieg war die Poliklinik auch für alle Ostberliner zugänglich; bis 1961 (Mauerbau) waren noch einzelne Bewohner Ostberlins oder der DDR-Randgebiete Institutspatienten, soweit sie ihren Arbeitsplatz in Westberlin hatten und dadurch bei der West-AOK krankenversichert waren.

In den 20 Jahrgängen fanden wir unter 19 900 Erwachsenen-Akten 178 als Zwillinge Geborene und weitere 7 zu denselben Paaren gehörige Zwillingsgeschwister, die ebenfalls als Patienten registriert waren. Unter den 6899 Kinder-Akten waren 60 als Zwillinge Geborene und weitere 13 als Zwillingsgeschwister ebenfalls Patienten. Neben diesen insgesamt 258 Zwillingen fanden wir — wie nach der Hellinschen Regel zu erwarten — noch 2 Drillingsgeburten.

Das Primärkollektiv von 260 als Mehrlingen Geborenen entspricht einer Zwillingsdichte von 1 auf 103 Patienten. Bei einem Zwillingsindividuum auf 56 Menschen in der Wohnbevölkerung [15, 298 u. a.] muß man schließen, daß die Erfassung aus den Krankenblättern und/oder die Dokumentation in den Krankenakten unvollständig war. Gegen die Hypothese einer geringeren Neuroseprävalenz bei Zwillingen spricht, daß in den letzten Jahrgängen, als alle Aufnahmen einer Abteilung vom Verfasser selbst gesehen wurden, die Zahl der ermittelten Zwillinge in dieser Abteilung *genau dem Erwartungswert entsprach*[23]. Mit P. E. Becker (1970) schließen wir: **Zwillinge sind in unserem Grundgesamt von Neurotikern sicher nicht häufiger, aber vermutlich auch nicht seltener anzutreffen als in der Durchschnittsbevölkerung.**

Das von anderen Publikationen allbekannte (Vogel, 1961) Drop-out liegt bei unserem Material vergleichsweise nicht einmal besonders hoch. Auch fanden wir in der Literatur keine einzige (!) Untersuchung, die — von Krankenakten über längere Zeitabschnitte ausgehend —

[23] Genau dieselbe Beobachtung machte man — wie der Verfasser erst später erfuhr — synchron in Tiefenbrunn [15].

die erwartete Zwillingszahl wirklich ermittelt hätte. In den meisten Veröffentlichungen wird vielmehr das Patientengrundgesamt gar nicht erst aufgezählt, oft ist nicht einmal der Umfang des Primärzwillingskollektivs angegeben.

Neben der epidemiologisch wichtigen Auskunft über die Neuroseprävalenz von Zwillingen im Vergleich zu Einlingen ermöglicht die Erfassung dieses Primärzwillingskollektivs auch die Berechnung einer weiteren bedeutsamen Zahl: Nach der Differenzformel von WEINBERG $\frac{\text{gg Zw} - \text{PZ}}{\text{PZ} + \text{gg Zw}}$ mal 100 läßt sich — lediglich basierend auf der Kenntnis des Geschlechtes der (evtl. sogar verstorbenen) Zwillingspartner — auch ohne humangenetische Eiigkeitsdiagnostik der *prozentuale Anteil der EZ in dem Zwillingskollektiv* bestimmen und mit dem in der Bevölkerung sonst üblichen vergleichen. Diese Zahl ist aus methodischen Gründen wissenswert: wegen des kritischen Einwandes unterschiedlich neurosepathogener psychischer Umwelten für die beiden Gruppen der EZ und der ZZ. Für unser Material errechneten wir einen Anteil von 30,4% EZ. Daraus folgt: **EZ sind weder neuroseanfälliger noch neuroseresistenter als ZZ.**

Nach der Auffassung einiger Autoren [38, 39 u. a.] hätten EZ wegen der erschwerten Ichabgrenzung und der besonderen Identifikationsproblematik mit einer besonderen Neurosengefährdung zu rechnen; dagegen wurde diskutiert, ob die kompensatorische Funktion und Existenz eines Doubles bei den EZ deren Neurosemanifestation hemme, während die Existenz eines rivalisierenden, andersgearteten Partners bei den ZZ deren Neuroserisiko erhöhte. Beide bisher nie an größerem Patientenmaterial belegten Hypothesen sind nunmehr als spekulativ und unhaltbar abzulehnen.

4.2.3. Sampling

Aus dem Primärzwillingskollektiv eliminierten wir nach Sichtung der Akten diejenigen Indexzwillinge, deren Zwillingsgeschwister nachweislich gestorben oder unerreichbar waren. Ferner schieden die sog. diagnostischen Irrläufer von vornherein aus, bei denen statt neurotischer Symptomatik eine primär organische, internistische oder neurologische Erkrankung dominierte. Auch auf die nur ganz vereinzelt auftauchenden Psychosen verzichteten wir. Für das Krankheitsbild Psychose konnten sie ohnehin auf gar keinen Fall repräsentativ sein.

Bei der Zusammenstellung des Samples hielten wir folgende *Prinzipien* strikt ein:

1. Wir nahmen grundsätzlich nur Zwillingspaare in unser zu untersuchendes Teilkollektiv auf, von denen *beide Partner erreichbar* und auch bereit zu einer Untersuchung waren. Das hatte eine Beschränkung auf die noch in (West-) Berlin lebenden Paare zur Konsequenz.

In Ostberlin beheimatete Paarlinge konnten wegen der bekannten DDR-Grenzbestimmungen weder zur Untersuchung kommen, noch bestand damals die Möglichkeit, sie aufzusuchen. Die Einbeziehung der in der BRD verstreut Wohnenden hätte — abgesehen von hohem Zeit- und Kostenaufwand — die Quote der die Untersuchung Verweigernden beträchtlich erhöht und durch eine entsprechende Gefügigkeitsauslese mehr methodische Unsicherheit als zusätzlichen Nutzen erbracht. Eine probatorische Einbestellung der westdeutschen Paarlinge aus unserem Berliner Grundgesamt durch unser in Tiefenbrunn parallel arbeitendes Kollegenteam bestätigte später die Richtigkeit dieser Hypothese: Nur ein verschwindend geringer Prozentsatz ehemaliger Patienten/Probanden antwortete; zur Untersuchung kamen nur 1 von etwa 10 angeschriebenen.

2. Unerläßlich schien es uns auch, beide Partner durch *denselben Diagnostiker* (den Verfasser dieser Schrift) untersucht zu haben. Auf einige Paare verzichteten wir

deshalb, weil sich zwar der eine Proband zur Verfügung stellte, von dem anderen Zwillingspaarling aber nur indirekte Informationen aus Krankenakten oder über den früheren Therapeuten zur Verfügung standen.

3. Wir nahmen *keine Zwillinge aus anderen Quellen* in unser Sample auf, auch wenn die Probanden bereitwillig oder von wohlmeinenden Kollegen als besonders interessant vorangekündigt waren. Das methodische Prinzip der Nichtvorauslese beim Sampling schien uns der wissenschaftlich weit höhere Wert gegenüber einer noch größeren Zahl von Zwillingspaaren auf Kosten einer Validität der Aussagen.

In weiteren Arbeitsgängen mußten die Anschriften der ehemaligen Zwillingspatienten und ihrer Zwillingsgeschwister aufgefunden werden. Die konkreten Schwierigkeiten waren bisweilen erheblich. Beispielsweise standen uns von den verheirateten weiblichen Zwillingspartnern für die Recherchen über das Einwohnermeldeamt meist nur deren Geburtsdatum und Geburtsnachname zur Verfügung. Eine wertvolle Hilfe war uns hier der fürsorgerische Dienst der AOK. Mit einem Stab besonders geschulter Sozialarbeiterinnen konnten zahlreiche ehemalige Patienten in Hausbesuchen auf ihre Untersuchung vorbereitet und für das Forschungsvorhaben geworben werden bei gleichzeitiger Adressenermittlung der Zwillingspartner.

Die Diagnostik aller Zwillingspaare erfolgte zwischen April 1964 und Januar 1970. Die Aufnahme der Zwillinge in unser Sample geschah im übrigen unter folgenden Gesichtspunkten: 1. Zwillinge aus früheren Jahren wurden nach Abschluß der Anschriftenermittlungsaktion entsprechend einer Zufallsreihenfolge untersucht. 2. Von den Patienten, die während der Jahre 1964—1969 erstmals mit therapeutischem Anliegen in die Poliklinik kamen, wurden die uns als Zwillinge gemeldeten meist bald danach in eine Zwillingsdiagnostik übernommen. 3. Die erwachsenen PZ stellten wir anfänglich zurück; erst später untersuchten wir einen (nach Zufall ausgelesenen) Teil von ihnen. 4. Auf die inzwischen erwachsenen früheren kindlichen Zwillingspatienten verzichteten wir vorerst weitgehend.

Von den insgesamt 240[24] *ermittelten Mehrlingspaaren wurden 50 Paare komplett untersucht und in das zu beschreibende Sample aufgenommen. Die Gründe für die Nichteinbeziehung der 190 restlichen Paare sollen durch eine detaillierte Aufschlüsselung transparent werden.*

66 Paare entfielen, weil *nicht mehr beide Zwillinge am Leben waren.* Davon war:
- 6 mal der ehemalige Patient inzwischen verstorben, 1mal nachweislich durch Suicid,
- 60 mal der Zwillingspartner des ehem. Patienten, davon
  - 44 mal früh, meist in den ersten Lebenstagen (mit 33 : 11 ist übrigens der Anteil frühverstorbener Partner für die erwachsenen und die kindlichen Zwillingskollektive prozentual genau gleich),
  - 16 mal ist der Partner in späterem Alter verstorben; unter den 14 Erwachsenen fehlte mindestens 7mal der im Krieg gefallene Bruder.

22 Paare schlossen wir als diagnostische *Irrläufer* aus: Die Indexpatienten hatten beispielsweise eine Psychose, Debilität ohne weitere neurotische Symptomatik, Innenohrschwerhörigkeiten, Lispeln etc.; ein Paar entfiel, weil der untersuchte Partner ein organisches Krankheitsbild mit erheblicher posttraumatischer Hirnleistungsschwäche aufwies, die den Vergleich mit dem Zwillingspatienten und eine Beurteilung etwa zusätzlicher neurotischer Symptomatik nicht gestattet hätte.

53 mal war mindestens einer der Zwillinge aus *geografischen* Gründen *nicht erreichbar:*
- 12 mal in der DDR wohnhaft,
- 9 mal im Ausland, meist außerkontinental,
- 32 mal in der BRD (aus den oben erwähnten Gründen zurückgestellt).

[24] Von 260 mehrlingsgeborenen Patientenindividuen gehörten insgesamt 20 denselben Paaren an, so daß sich die Zahl von 240 Mehrlings*paaren* ergibt.

18 mal konnte trotz Einsatz aller Mittel die neue *Anschrift* des ehemaligen Patienten oder auch die Adresse seines Zwillingspartners *nicht ermittelt* werden. Möglicherweise ist ein Teil dieser Probanden ebenfalls verstorben oder verschollen.

22 Paare wurden nach Aktenlage *vorläufig* noch *zurückgestellt*, selbstverständlich ohne Rücksicht auf vermutete Konkordanz oder Diskordanz:

8 erwachsene PZ, die wir erst gegen Ende und deshalb nur zum Teil in unser Sample aufnahmen,

7 inzwischen erwachsene ehemalige Kinderpatienten, auf die wir wegen der Problematik unterschiedlicher Kinder- und Erwachsenensymptomatik ebenfalls vorläufig verzichteten,

7 weitere waren Nachzügler, die von der Adressenermittlungsaktion nicht mehr erfaßt sind.

2 *Drillingspaare* waren nicht besonders ergiebig: In einem Fall waren 2 Geschwister verstorben; bei dem anderen Paar war ein Geschwister tot und das übriggebliebene Paar als PZ von geringerem Interesse. Lediglich

7 *Paare entfielen* durch echte unüberbrückbare Widerstände seitens eines Probanden und offene *Ablehnung der Zwillingsuntersuchung:*

1 Trinker, der sich uns systematisch entzog. Nach 15 vergeblichen Hausbesuchen und mehreren Kontaktgesprächen mit der Mutter und dem bereitwilligeren Bruder gaben wir die Werbung um ihn auf;

1 manifest homosexueller Mann, der zu keinem längeren persönlichen Gespräch bereit war. Obgleich wir fundierte tiefenpsychologische Untersuchungsbefunde über ihn besitzen und Interviewbefunde seiner Zwillingsschwester vorliegen, ließen wir ihn aus der zu beschreibenden Serie fort, um das Prinzip zu garantieren, immer beide Zwillinge selbst untersucht zu haben. Die Schwester war übrigens heterosexuell, verheiratet;

4 weitere lehnten schon beim ersten Hausbesuch durch die Sozialarbeiterin (zwecks Adressenermittlung und Sondierungsgespräch) strikt ab. Wir insistierten in diesen Fällen nicht;

1 Kinderpaar, dessen indolente Eltern jeglichen Kontakt mit uns strikt abbrachen.

Bei den Ablehnenden handelte es sich durchweg um Patienten, deren diagnostischer/therapeutischer Kontakt mit dem Institut mehrere Jahre zurücklag.

Die Aussagekraft unserer geplanten Untersuchung ist entscheidend davon abhängig, ob eine überwiegende Mehrheit der vorgesehenen Probanden sich auch zur Untersuchung bereitfindet. Eine Weigerung seitens allzu vieler Zwillinge hätte eine motivationspsychologisch nicht analysierbare Vorauslese zur Folge. Das würde eine methodische Schwächung des Prinzips der Unausgelesenheit einer Serie bedeuten. *Wir erreichten, daß der Prozentsatz von Zwillingen, die eine persönliche Untersuchung verweigerten, sehr gering blieb: Von 81*[25] *überhaupt erreichbaren und in Frage kommenden hatten nur 7 abgelehnt. Das sind nur 8,65%.*

4.3. Untersuchungstechnik

4.3.1. Formale Umstände

Eine *Pilot-study* an 5 Paaren (1 Kinderpaar, 1 jugendliches Paar, 3 erwachsene Paare) zeigte ein deprimierendes Ergebnis: Von den 10 Menschen, die wir mit einem informierenden Brief und beigefügter frankierter Rückantwortkarte zu uns gebeten hatten, antworteten überhaupt nur 3: Wir erhielten 1 Zusage und 2 Absagen. Ein Elternpaar, das postalisch nicht reagiert hatte, verweigerte beim ersten Kontaktbesuch strikt die Untersuchung und jegliche weitere Auskunft über seine Kinder.

Eine so hohe Verlustquote konnten wir keinesfalls in Kauf nehmen. Das verfügbare kostbare Probandengut hätte sich sehr schnell reduziert; vor allem wäre aber der methodische

---

[25] Die 3 zuletzt aufgezählten Kategorien sowie die 50 untersuchten Paare.

Fehler durch eine von den Probanden gesteuerte Auslese unvorhersehbar groß gewesen und kaum kontrollierbar, da man über die wahren Motive der Ablehnenden zu wenig erfährt. — Wir versuchten nunmehr, mit allen neu in die Poliklinik hinzukommenden Zwillingspatienten möglichst bald nach der ersten Untersuchung Kontakt aufzunehmen. Das war bei 17 Paaren unseres Samples der Fall, überwiegend kindlichen Patienten, wo das Einverständnis der Eltern bei dieser Gelegenheit mühelos und in allen Fällen zu bekommen war. Bei den anderen 33 Zwillingspaaren begannen wir das Programm mit einem persönlichen Hausbesuch. Der Termin hierfür war auf den vermutlichen Zeitplan des Patienten abgestellt und diesem durch einen standardisierten, aber selbstverständlich persönlichen und nicht hektographierten Brief, mitgeteilt worden. Dieser Besuch diente der Werbung für das erste Interviewgespräch sowie auch der Frage nach der evtl. zu wahrenden Diskretion gegenüber dem Zwillingspartner. Dieser durfte in einigen Fällen nichts von den früheren Konsultationen des Patienten im Institut erfahren. Eine größere Anzahl von Zwillingen arrangierte es jeweils so, daß bei diesem Vorgespräch andere mit dabei waren: der Ehepartner, der Zwillingspartner, ein Elternteil, andere Geschwister etc. Im Extremfall sahen wir uns einmal einer Gruppe von 6 Menschen gleichzeitig gegenüber, die uns mehr oder weniger mißtrauisch taxierten. Solche Konstellation hat allerdings auch den Vorzug, daß wir einen ersten Eindruck von den relevanten Beziehungspersonen bekamen.

Auch für den Hauptuntersuchungstermin mußten gelegentlich Kompromisse geschlossen werden: Einige Male waren die Ehepartner (5mal) oder ein Kind (1mal) anwesend; zwei Paare arrangierten für die Interviewsituation die Gegenwart des anderen Zwillingspartners (1 EZ-Paar, 1 PZ-Paar) und gaben uns Gelegenheit, ihre Interaktion zu beobachten. Immer konnten wir allerdings mindestens für kurze Zeit mit dem Probanden allein sprechen. — Bei den Kindern war die Möglichkeit zur Durchführung psychologischer Tests, Gespräche allein sowie Beobachtungen in den verschiedenen Gruppierungen immer gegeben.

Der *Ort* der Untersuchung war den Probanden freigestellt (s. S. 61). Die meisten von ihnen habe ich ohnehin in verschiedenen Situationen kennengelernt: anläßlich der Kontaktbesuche zu Haus, bei den tiefenpsychologischen Explorationen und später noch einmal anläßlich der Eiigkeitsdiagnostik, bei der ich meist Prof. BECKER begleitete.

Interviews und Explorationen erstreckten sich über mehrere Sitzungen von jeweils 1—3 Std Dauer. 9 Zwillingspaare wurden in einer Erstsicht durch das Teammitglied Fr. HELGA SCHEPANK interviewt. Unabhängig davon wurden aber *alle 100 Probanden im Rahmen des Zwillingsforschungsprogrammes von mir selbst tiefenpsychologisch untersucht.*

4.3.2. Tiefenpsychologische Diagnostik

Die Diagnose einer Neurose ist nicht per exclusionem zu stellen. Vielmehr bildet der Ausschluß einer primär organischen Ursache die selbstverständliche Voraussetzung; ihr folgt die positive Neurosendiagnostik mittels üblicher tiefenpsychologischer Untersuchungsverfahren anhand der definierten Kriterien. — Die Bedingungen für ein klassisch-analytisch geführtes diagnostisches Interview waren bei unseren Probanden nur selten gegeben. Nur etwa die Hälfte von ihnen waren ehemalige Patienten; selbst diese waren zum Zeitpunkt der Untersuchung durch uns meist nicht durch einen aktuellen Leidensdruck oder Therapiebedürfnis motiviert. Sie paßten sich vielmehr den wissenschaftlichen Wünschen des Untersuchers an. Wir versuchten mit jedem in ein zwangloses diagnostisches Gespräch zu kommen — trotz der vielen harten Daten, die entsprechend unserem Design (s. Kap. 4.5.) zu eruieren waren.

Die Interviewtechnik entsprach weitgehend der von SCHULTZ-HENCKE (1951) als „gezielte tiefenpsychologische Anamnesenerhebung“ beschriebenen Gesprächsform; bzw. bei Kindern der erforderlichen modifizierten Explorations- und Beobachtungstechniken unter Einbeziehung der intrafamiliären Interaktionen mit den Eltern (DÜHRSSEN, 1960). Variationen waren bei einigen sehr undifferenzierten und zugleich unzugänglichen Menschen erforderlich, die eine mehr abfragende ärztlich-psychiatrische Anamnesenerhebung benötigten. — Therapeutisch ambitionierte Deutungen gaben wir nicht; auch bestand nicht das Ziel, bei den Probanden Einsichten zu bewirken oder von ihnen direkte, verbale Bestätigungen für bestimmte Hypothesen zu erhalten. — In mehreren günstigen Konstellationen diente außer dem Interview eine vom Autor selbst durchgeführte psychoanalytische Therapie nach klassischer Technik als Informationsgrundlage.

In jedem Falle gehörte es zum Minimalprogramm, die neurotische Symptomatik möglichst genau zu erfassen im körperlichen, psychischen und charakterologischen Bereich, mit Angabe von Dauer, Verlauf sowie Leidens- und Beeinträchtigungsgrad.

Als besonders wichtig erachteten wir, auch passagere frühere Symptome zu erfahren. Es galt nicht so sehr, das aktuelle neurotische Zustandsbild transparent zu machen, sondern vor allem eine *kumulative Morbiditätsdiagnose* zu erstellen. — Zur differentialdiagnostischen Abgrenzung erhoben wir zu Beginn der Hauptuntersuchung die übliche medizinisch-körperliche Krankheitsanamnese, auch um nicht sofort durch konflikthafte Gesprächsthemen Abwehrreaktionen zu provozieren. Im weiteren eruierten wir die neurotische Symptomatik und versuchten dann, einen detaillierten Einblick in die frühkindliche Peristase zu bekommen, die biologische und statomotorische Entwicklung als Zwilling ebenso zu erfassen wie die sozialen und psychologisch relevanten emotionalen Umstände der Kindheit. Dazu gehören auch präzise Auskünfte über die jeweils bedeutsamen ehemaligen Beziehungspersonen einschließlich deren Genese, Motivationsstruktur, Neurotizität. Die weitere Biographie des Zwillings selbst, seine Schul- und Berufsentwicklung bis zur gegenwärtigen Lebenssituation versuchten wir zu durchleuchten. Ferner seine Partnerkonstellationen, Freundschaften, sexuellen Aktivitäten, Freizeitgestaltung, Berufserfolg und Genußmöglichkeiten; Ersatzhandlungen, Sublimierungen sowie Interessehaltungen, Umgang mit Besitz, Kontakte mit anderen Menschen. Kurz: Die Diagnostik umfaßt die gesamte neurosenrelevante Antriebsdynamik, wie sie sich — außer in der neurotischen Symptombildung — an den üblichen Kriterien des alltäglichen Bezuges zur personellen und sachlichen Umwelt manifestiert, sowie die Erhellung der äußeren und psychodynamisch wirkungsvollen Faktoren. Selbstverständlich impliziert die Neurosendiagnose auch die Erhellung einer antriebs- und strukturspezifischen symptomauslösenden Versuchungs- und Versagungssituation. — Einige *psychoanalytische und projektive Standardtestfragen* gehörten mit zu der Routineuntersuchung, vor allem bei Erwachsenen: Die Frage nach einem Traum, nach der frühesten Erinnerung (Deckerinnerung), ferner die Testfrage nach 3 illusionären Wünschen (formuliert als Märchenfee-Wunschring-Frage), die Wunschprovokation nach einem Lotto-Totogewinn und nach dessen Verwendungszweck, die Stimuluskonstellation einer zu phantasierenden Tieridentifikation und schließlich die Frage nach dem, was dem Probanden das Liebste auf der Welt sei. — Soweit genügend Zeit und Bereitwilligkeit vorhanden war, wurde auch bei Erwachsenen ein *Intelligenztestverfahren* angewandt; denjenigen Zwillingen, die nach verbalem Verhalten und Schulerfolg als sehr niedrig intelligent oder fraglich debil einzuschätzen waren, gaben wir *immer* einen Intelligenztest (IST, HAWIE oder mindestens die Raven-Matrizen). — Mit Kindern wurde routinemäßig der Szeno-Test als projektives Testverfahren sowie obligat ein standardisierter Intelligenztest durchgeführt (HAWIK, bei Vorschulkindern Binet-Simon-Kramer-Test; gelegentlich auch zusätzlich noch der Goodenough-Test).

Die auf Lochkarten übertragenen Fragenkategorien sind im Kap. 4.5.2. aufgezählt.

Abgesehen von den üblichen medizinisch-internistischen Akten und Befundberichten aus Konsiliaruntersuchungen, standen von allen Indexpatienten die *Krankenakten* mit den ausführlichen Untersuchungsberichten zur Verfügung, aus der mindestens einmaligen tiefenpsychologischen Vordiagnostik durch wenigstens einen psychoanalytisch ausgebildeten ärztlichen Psychotherapeuten, in der Regel einen Psychiater. Von den Indexzwillingen sind 13 Erwachsene und 2 Kinder auch durch andere Kollegen der Poliklinik oder durch kooperierende psychotherapeutische Klinikabteilungen frequent psychoanalytisch behandelt worden; teils vor, während oder nach der Zwillingsuntersuchung. Die ausführlichen Zwischenberichte und Epikrisen konnten wir einsehen.

Das Teammitglied Fr. Helga Schepank hat ein Kind (PZ) und einen Erwachsenen (EZ) psychoanalytisch behandelt. Der Verfasser selbst hat 2 Erwachsene (einen EZ und einen ZZ) sowie 4 Kinder analytisch therapiert (je 30—250 Std) und weitere 8 kindliche Zwillinge mit Fokaltherapie bzw. Elternberatung über längere Zeit psychotherapeutisch betreut und im zeitlichen Längsschnitt beobachten können. — Eine weitere *Verlaufskontrolle* besteht bei den meisten Zwillingen in: 1. der Distanz zwischen früherer Poliklinikuntersuchung und Zwillingsuntersuchung (maximal 19 Jahre); 2. in der Zeitspanne, die regelmäßig zwischen der psychologischen Zwillingsuntersuchung und der anthropologischen Eiigkeitsdiagnostik lag (bis zu 4 Jahren) und 3. in den vorliegenden katamnestischen Daten (Stand 1970—1972), vor allem über die zu Beginn des Projektes (1964/65) untersuchten Zwillingspaare. Die Paare werden regelmäßig nachuntersucht.

Bei allen *Kinderpaaren* konnten wir auch ausführliche Explorationen der Mütter durchführen (bei einem Paar stellvertretend des Vaters; bei einem anderen der Ersatzmutter und der Heimleitung). Auch lagen über mehrere neurotische Eltern Krankenakten vor sowie über eine fraglich psychotische Mutter; 4mal kannten wir selbst weitere Geschwister der Zwillinge aus therapeutischen Konsultationen. Zusätzlich haben wir mit 6 Vätern längere diagnostische oder therapeutische Gespräche geführt. — Auch von 32 erwachsenen Paaren bekamen wir ergänzende *Angehörigeninformationen:* Interviews und zusätzliche, objektive Auskünfte über die Frühgenese erhielten wir von den Müttern bei 9 Paaren sowie von 5 Vätern. 13mal sprachen wir auch mit dem Ehepartner/Verlobten eingehend; 2mal mit sonstigen Angehörigen. Von 15 weiteren Eltern, Verwandten und Bekannten bekamen wir in kürzeren Gesprächen persönliche Eindrücke.

Wir schildern die Auswahl und Untersuchung der Probanden so minutiös, um die konkreten Schwierigkeiten in der psychologisch-psychiatrischen Feldforschung zu verdeutlichen. Theoretisch und experimentell arbeitende Psychologen, praktizierende Psychoanalytiker und klinisch Forschende, die stationär Kranke untersuchen, stellten nämlich in Diskussionen oft unrealistische Forderungen an den Umfang gewünschter Befunde und Informationen. Auch wir hätten gerne noch von jedem Zwilling zusätzlich die Ergebnisse einer 5stündigen Testbatterie-Untersuchung, das Resultat von 10 psychoanalytischen Probebehandlungsstunden sowie neurophysiologische und gegebenenfalls weitere Laborbefunde gehabt. Unter den gegebenen Umständen (*ambulante* Patienten aus *früheren* Jahrzehnten, breit *gestreute* Bevölkerungsschichten, *Freiwilligkeit* der Untersuchung) und bei dem gestellten Forschungsziel (*psychopathologische* Fragestellung mit hohem *Intimitätsgrad* der geforderten Informationen, nicht-motivierte *„gesunde“* Zwillingspartner) war es für uns die Aufgabe, einen optimalen Kompromiß zu schließen zwischen 2 Alternativen: 1. nur einen Bruchteil der Probanden sehr genau zu untersuchen mit den schwerwiegenden Nachteilen eines empfindlichen Zahlenschwundes und vor allem einer Probandenauslese aufgrund unkontrollierbarer, aber psychologisch entscheidender Faktoren; — oder 2. die Serie noch umfangreicher zu gestalten, sie gegebenenfalls durch Hereinnahme auswärtiger neurotischer Zwillinge aus anderen Institutionen zu erweitern, dafür das Informationsquantum über den Einzelprobanden sehr zu streuen, d. h. von einigen evtl. nur indirekte Berichte, unüberprüfte Eiigkeitsdiagnosen, schriftliche Selbstschilderungen oder/und Fragebogeninformationen zu erhalten. Wir entschieden uns für eine möglichst lückenlose Erfassung des Zwillingssamples aus einem genau definierbaren Grundgesamt, die Indexpatienten und ihre Zwillingspartner persönlich und ausführlich tiefenpsychologisch und anthropologisch sowie gegebenenfalls zusätzlich auch testpsychologisch und neurologisch/internistisch zu untersuchen und die psychologischen Informationen so tiefschürfend wie möglich bezüglich der relevanten neurosepathogenen Daten zu gestalten, ohne den Probanden zu überfordern. Durch solch ein schonendes Vorgehen und die Beschränkung bei den unwilligen Patienten auf 3—4 Untersuchungstermine hielten wir uns die Möglichkeit offen, bei den Zwillingen auch die künftige Entwicklung im biographischen Längsschnitt über die nächsten Jahre weiter zu verfolgen: Katamnestische Beobachtungen über den Verlauf der Symptomkonkordanzen/Diskordanzen bzw. der Neurotizität allgemein haben bereits begonnen, eine tiefergehende und erweiterte Diskordanzanalyse bei den eineiigen Zwillingspaaren ist im Gange, weitere neurophysiologische und testpsychologische Untersuchungen sind geplant [26].

4.4. Eiigkeitsdiagnostik

Die zuverlässige Bestimmung der Eiigkeit ist eine unverzichtbare Voraussetzung für jede sinnvolle humangenetische Aussage aufgrund von Zwillingsuntersuchungen.

Die Eiigkeitsdiagnostik bei unserem Sample führte Prof. Dr. med. P. E. Becker, Institut für Humangenetik der Universität Göttingen, durch, der mehrmals nach Berlin kam, um die Zwillinge — jeweils synchron paarweise — in den Räumen der Poliklinik bzw. in ihrer Wohnung zu untersuchen. Bei dieser Gelegenheit wurde auch eine internistische und neurologische Routine-Kontrolluntersuchung durch den Humangenetiker vorgenommen [27].

Die anthropologische Diagnose stützt sich auf den polysymptomatischen Ähnlichkeitsvergleich nach Siemens und v. Verschuer, einschließlich der Papillarleisten, der AB0-Blutgruppen, Rhesusfaktoren, Haptoglobine und Gc-Merkmale; in Zweifelsfällen wurden noch weitere Blutgruppen und Bluteiweißmerkmale hinzugezogen (Becker, 1970). Bei den immer zweieiigen PZ verzichteten wir auf die humangenetische Diagnostik; ebenso bei 5 Paaren, für die eine Eiigkeitsdiagnose bereits vorlag. Diese erachteten wir jedoch nur dann als verläßlich, wenn sie uns ausdrücklich schriftlich bestätigt und durch ein humangenetisches Universitätsinstitut mit den heute in Deutschland üblichen Mitteln (der anthropometrischen Merkmalsvergleiche *und* Blutgruppen- und Bluteiweißmerkmalsbestimmung) validiert war.

Die Eiigkeitsdiagnose ist damit für jedes unserer 50 *Paare gesichert.* Das Sample besteht aus:

21 EZ-Paaren und
29 ZZ-Paaren. Von diesen sind 16 gleichgeschl. ZZ-Paare und 13 PZ-Paare.

Die humangenetische Untersuchung wurde immer erst *nach* Abschluß der tiefenpsychologischen Diagnostik durchgeführt. Mein spontaner Eindruck über die Eiigkeit war bei 4 Paaren sehr unsicher oder falsch. 2 von diesen erwiesen sich als EZ, 2 wurden als ZZ diagnosti-

[26] Im Rahmen des Sonderforschungsbereiches 35 der DFG, Klinische Genetik.

[27] Wegen der psychodynamischen Konstellation von Übertragung und Gegenübertragung verboten sich solche organ-medizinischen Untersuchungen der Zwillinge durch den Verfasser.

ziert. — Wegen eines gelegentlich kritisch geäußerten Verdachtes, die Zwillingspatienten bzw. (bei Kindern) deren Eltern könnten Aussagen vielleicht mit Hinblick auf eine Erb- oder Umwelthypothese färben, sei am Rand vermerkt, daß 1. viele PZ gar nicht wissen, daß sie zweieiige Zwillinge sind; 2. auch die anderen Zwillinge ihre Eiigkeit oft nicht kennen und einige sogar von einer Fehldiagnose des Geburtshelfers ausdrücklich überzeugt waren; 3. auffällig viele Probanden sogar bei fachlicher Vorbildung nicht die Bedeutung der Eiigkeit bezüglich Erblichkeit kennen. Bezeichnend hierfür ist auch die Äußerung einer gelernten Krankenschwester, selbst eindeutig EZ. Sie meinte: „Wir sind wohl nicht ganz eineiig."

4.5. Datenverarbeitung und Statistik

Die Untersuchungsbefunde unserer 100 Zwillingsprobanden sind in verschiedenen Abstraktionsebenen dokumentiert:

1. Die *Primärbefunde* sind als Klartext in 100 Akten niedergelegt von je 10 bis 200 Seiten Umfang, zuzüglich Krankenblattauszügen, Testprotokollen, Fotos, Zeichnungen, Korrespondenzen und Lochkartendokumentationsbelegen. In diesem Zusammenhang ist es nicht möglich, auch nur kurzgefaßte Fallskizzen der 50 Paare mit ihren neurosen-psychologisch relevanten biographischen Fakten oder gar psychoanalytischen Interpretationen mitzuteilen. Einen flüchtigen Überblick vermitteln die Symptomaufschlüsselung im Anhang (S. 199) sowie einige beispielhafte kasuistische Streiflichter in den Kap. 6.1.4. und 6.2.6.

2. Eine Auswahl von Befunden, die sich zur maschinellen Datenverarbeitung eigneten, haben wir codiert und für jeden Probanden in einem Untersuchungsbogen dokumentiert. Dessen Konstruktion basiert auf einem Konzept über die für die Neurosenbeurteilung wichtigen diagnostischen Informationen und auch über die Realisierbarkeit der Datengewinnung. Dieses *anamnestische Konzept,* der Katalog diagnostisch obligater und eruierbarer Fragenkomplexe, wurde von A. Dührssen, W. Schwidder und dem Autor 1960/61 erarbeitet. Dabei dienten die Schemata für die sog. erweiterte tiefenpsychologische Anamnesenerhebung aus dem Institut für psychogene Erkrankungen der AOK Berlin sowie aus dem Niedersächsischen Landeskrankenhaus Tiefenbrunn bei Göttingen als Grundlage. Sie wurden um zahlreiche Kategorien und Fragen erweitert, in besonderem Hinblick auf das Forschungsziel.

Eine weitere Aufgabe war die Aufbereitung derjenigen Themen und Fragenkategorien, die als genügend „harte" Daten anzusprechen sind, um sich für eine sinnvolle Klassifikation und lochkartengerechte Dokumentation zu eignen [72, 165, 303]. Die Zusammenstellung eines geeigneten 12seitigen *Untersuchungsbogens für die maschinelle Datenverarbeitung* ist als Gemeinschaftsleistung des Autorenkollektivs anzusehen unter passagerer Mitbeteiligung auch von A. Dührssen, F. Heigl, G. Kühnel, H. Schleicher und W. Schwidder.

Die wesentlichsten Fragenkomplexe des Untersuchungsbogens beinhalten: *Angaben zur Person:* Name, Nummer, Geschlecht, Eiigkeit laut eigener Angabe, Geburtsrangfolge, Geburtsjahr, vollendete Jahre bei der Untersuchung, Geburtsort, Personenstand am Tag der ersten Zwillingsuntersuchung, Zahl der eigenen Kinder, Zahl der Stiefkinder, Zahl der nicht verantwortlich gepflegten eigenen Kinder, Wohnort z. Z. der Untersuchung, Wohnverhältnisse, Religionszugehörigkeit. — *Soziale Situation und Lebensbewältigung:* Gegenwärtige soziale Stellung, Wechsel der sozialen Stellung im Laufe des Lebens, Wechsel der sozialen Stellung im Vergleich zu den Eltern; berufliche Stellung, Berufsabschluß, Berufswechsel, Gründe für den Berufswechsel, durchschnittliches Familiengesamteinkommen, persönliches Einkommen, Art des persönlichen Einkommens, Besitz; Zusammenleben mit dem Zwilling z. Z. der Untersuchung,

Zusammenleben mit anderen Beziehungspersonen, abgeschlossenes Lebensalter des Ehepartners, Altersunterschied zum Ehepartner, sonstige Partnerschaften, religiöses Erleben. — *Vorbehandlung* bezüglich neurotischer Symptomatik: Organologische Therapie, Behandlungsergebnis, psychotherapeutische Vorbehandlung, deren Behandlungsergebnis. — *Eltern und Geschwister:* Alter der Mutter bei der Geburt der Zwillinge, Alter des Vaters bei ihrer Geburt, Sozialschicht des Vaters, der Mutter, Krankheiten der Mutter, Krankheiten des Vaters, Todesursache der Eltern, Alter der Zwillinge beim Tode der Mutter, des Vaters. Geschwisterposition der Zwillinge und aller anderen lebenden oder gestorbenen Geschwister, Altersabstand vom nächsten Geschwister, Besonderheiten bei Geschwistern. — *Erweiterte tiefenpsychologische Anamnese* mit Verschlüsselungsmöglichkeit für insgesamt 14 neurotische Symptome (bei 78 Symptomalternativen) in der Reihenfolge ihrer Schwere, einschließlich der Pathogenese jedes einzelnen Symptomes, seiner Dauer, seiner Schwere und Ausprägung; Verschlüsselung für 5 weitere grobkategorisierte somatische Erkrankungen in der Anamnese; sowie für 5 kindliche neurotische Symptome; Diagnose der neurotischen Struktur. — Zur *Entwicklungsgeschichte der Persönlichkeitsstruktur:* Ehelichkeit der Geburt, Erwünschtheit der Schwangerschaft, Einstellung der Mutter zur Zwillingsgeburt und Geburt des Probanden, Reaktion des Vaters auf die Zwillingsgeburt, Störung während der Schwangerschaft; Geburtsgewicht, Besonderheiten der Geburt, Störung in der Wochenbettzeit bei der Mutter. Statomotorische Entwicklung: Ernährungsstörungen im Säuglingsalter, Stillzeit, Laufenlernen, Sprechbeginn, Sauberkeitserziehung, erste Trotzphase, Motorik. — Familiensituation in der Kleinkindzeit (0—6;11 Jahre): Vollständigkeit der Familie, Zusammenaufwachsen der Zwillinge, Anwesenheit der Mutter, Wechsel der Pflegeperson, Ortswechsel, Bevorzugung eines Zwillings durch Pflegeperson, Dominanz eines Zwillings. — *Zusammenfassende Beurteilung der frühkindlichen Entwicklungsbedingungen.* — Die letzten 7 Fragekategorien wiederholt für das Alter 7;0—21;0 Jahren. — Verlauf der *Schulzeit:* Schulbildung, Einschulung, Schulwechsel, Schulfortschritte, Lieblingsfach, Stieffach, Schulabschluß. — *Pubertät:* Beginn der Menarche, Beginn der männlichen Geschlechtsreife, Zeitpunkt der ersten sexuellen Kontakte. — *Testfragen:* Alter bei der ersten Kindheitserinnerung, Inhalt der Deckerinnerung, 3 illusionäre Wünsche, Lotto/Toto-Wunsch, Gewinnhöhe, Verwendung, Methode der Intelligenzbeurteilung, Intelligenzdiagnose. — *Methodisches:* Ort und Art der tiefenpsychologischen Anamnesenerhebung, Verwertbarkeit der Untersuchungsergebnisse. — *Eiigkeitsdiagnose* aufgrund der genetischen Untersuchung. — *Zusammenfassendes Urteil über die Neurosenschwere:* Körperliche Beeinträchtigung, psychische Beeinträchtigung, sozialkommunikative Beeinträchtigung, vitale Beeinträchtigung; Gesamtneurosenschwere (Summenscore). — Weitere Lochkartenspalten beziehen sich auf auswertungstechnisch bedingte Signierungen.

Für jede der 240 Lochkartenspalten des 12seitigen Untersuchungsbogens wurden Schlüsselverzeichnisse in einer Handanweisung erarbeitet, um eine übereinstimmende und objektive Codierung zu gewährleisten. Die Tabelle 22 (S. 73) zeigt beispielhaft [28], wie eine Fragenkategorie in einer Lochkartenspalte mit 10 Alternativen verschlüsselt wurde. Auch der oben beschriebene Symptomenkatalog stellt einen von vielen Schlüsseln dar, einen zweispaltigen mit 100 möglichen Alternativen.

Um Mißverständnissen vorzubeugen sei erwähnt, daß die Fragenkomplexe dem Interviewer vorschwebten und nicht etwa in Gegenwart des Probanden „abgefragt" und eingetragen wurden. Eine Codierung in Gegenwart des Patienten oder gar die schriftliche Beantwortung durch den Probanden selbst wäre gar nicht möglich gewesen.

3. Die erhaltenen Daten wurden auf Lochkarten (und Magnetbänder) übertragen und gespeichert. Mit Hilfe der Sortiermaschine (für die einspaltigen Daten) bzw. mit programmgesteuerten Rechenautomaten (für die mehrspaltigen) wurde das Material zuerst durch Erstellung *monovariabler Frequenztabellen* geordnet. Die zusammenfassende Beschreibung unseres Probandengutes aufgrund dieser tabellarischen Übersichten erfolgt in Kap. 5.2.

4. Bei dem nächsten EDV-technischen Auswertungsschritt benutzten wir das VARTAB-Verfahren (R. THOME, C. O. KÖHLER u. G. WAGNER, 1970). Es ermög-

[28] Weitere Mustertabellen: 15 (S. 65), 19 (S. 69), 21 (S. 72) und 27 (S. 79).

licht automatisch die Aufstellung *bivariabler Frequenztabellen* und damit einen Vergleich je zweier Merkmalsreihen (Lochkartenspalten) in beliebigen Kombinationen. Für alle gewünschten einspaltigen Merkmale konnten die Konkordanzen/Diskordanzen bei den einzelnen Zwillingsgruppen ermittelt werden. Auch unabhängig von der Eiigkeit eines Probanden ließ sich eine große Zahl von Fragen über die Datenmaterialsammlung beantworten. — Die Berechnung der Konkordanzraten für alle einzelnen Symptome und andere Probleme wurden ebenfalls nach entsprechender Programmierung maschinell gelöst.

5. Die positiven Zahlenergebnisse aus den erstellten Tabellen und aus weiteren manuellen Auszählungen bereiteten wir schließlich für die *statistische Prüfung* auf. Ihre Gliederung erfolgte meist in sog. Vierfeldertabellen, ihre Prüfung mit dem Chi-Quadrat- bzw. dem Fisher-Yates-Test. Für andere Datenanordnungen (Korrelationen, Mittelwertvergleiche, Intrapaardifferenzvergleiche usw.) benutzen wir Regressionsgleichungen, den T-Test und den U-Test von Mann-Whitney.

Als *Signifikanzniveau* wählten wir die für psychologische Untersuchungen übliche und ausreichende Grenze von 5%.

Für alle Konkordanz/Diskordanzvergleiche der EZ und der ZZ sowie für einige weitere Fragestellungen ist sinngemäß nur eine einseitige Hypothesenbildung erforderlich (1 α $p < 0{,}05$). Die Alternativhypothese — größere Konkordanzraten bei den ZZ als bei den EZ — wäre theoretisch sinnlos. — Bei allen folgenden Resultaten ist mit Signifikanz immer die statistische Signifikanz auf dem 5%-Niveau gemeint; höhere Signifikanzschranken sind jeweils vermerkt; von „deutlicher Tendenz“ sprechen wir immer dann, wenn die Zufallsfehlerwahrscheinlichkeit zwischen 5 und 10% liegt ($0{,}10 > p > 0{,}05$); mit „Tendenz“ meinen wir bei den folgenden statistischen Mitteilungen jeweils, daß $0{,}20 > p > 0{,}10$ ist.

4.6. Methodische Kontrollen

Wir dokumentierten in den Untersuchungsbögen unser Urteil über die *„Verwertbarkeit der Untersuchungsergebnisse“*. Analog skaliert man bei vielen psychologischen Testuntersuchungen oder Einschätzungsskalen den Grad subjektiver Sicherheit der Urteilsbildung des Raters. Ergebnis: Nur eine Untersuchung war unbefriedigend und erfüllte gerade unsere Minimalforderung nach Information über den Probanden. 19mal war eine hinreichend umfassende Beurteilung möglich. Bei 72 Probanden war das im Rahmen ambulanter Untersuchungen bestmögliche Resultat erreicht. Von 8 weiteren Probanden verfügten wir zusätzlich über besonders gut fundierte Auskünfte aufgrund länger dauernder psychoanalytischer Therapien durch den Autor selbst oder durch ein Teammitglied.

Das *Ausfüllen der Untersuchungsbögen* wurde in einem einheitlichen Arbeitsgang in mehreren Monaten nach Vorliegen aller Untersuchungsbefunde und Vollständigkeit der Akten durchgeführt. Die Verschlüsselung der Patienten folgte einem Zufallsprinzip, um unkontrollierte Verschiebungen der Beurteilungsmaßstäbe und Reiheneffekte zu vermeiden. Die *Interbeurteilerübereinstimmung* zwischen dem Berliner und dem Tiefenbrunner Team erwies sich als sehr hoch, wie wir durch Austausch der Primärbefunde und gegenseitige Blindverschlüsselung kontrollieren konnten. Strittige Einstufungen stimmten wir durch verbindliche Kriterien möglichst genau aufeinander ab. Im übrigen tangieren unvermeidbare Interbeurteilerdifferenzen die Aussagen deshalb wenig, weil die gesamte Dokumentation des Berliner Zwillingssamples vom Autor selbst durchgeführt wurde und das Hauptgewicht jeweils auf dem Vergleich zweier Probanden eines Paares liegt.

Die *Wahl des Untersuchungsortes* durch den Patienten steht in keiner Beziehung zu der angegebenen Zahl der Symptome oder unserer Einstufung seiner Neurosenschwere:

Symptomzahl	*Ort der Untersuchung*	
	Institut	anderswo
0—6 Sy.	30	25
>6 Sy.	26	19

n=100

Neurosenschwere	*Ort der Untersuchung*			
	Institut	Praxis	Hausbesuche	mehrere
leicht	29	3	15	2
schwer	27	3	18	3

n=100

Es folgt daraus, daß die Rollenposition des Untersuchers im Zusammenhang mit möglicher ängstlicher Erregung der Probanden aufgrund der räumlichen Situationen keinen nachweislichen Einfluß auf die relevanten Beurteilungsdaten hatte.

Ein weiterer Hinweis auf die Zuverlässigkeit der Erhebung ist vielleicht auch folgendem Wert zu entnehmen: Wir hatten uns für das Vorkommen von *weiteren Zwillingen in der Verwandtschaft* nie ausdrücklich interessiert, weil dieses Faktum für unsere Fragestellung irrelevant war. Hingegen betrachten wir stets die Biographie auch der Eltern eines Menschen/Patienten als neurosenpsychogenetisch sehr wichtiges Faktum. — Wir fragten uns deshalb nachträglich (!) — erst anläßlich der statistischen Auswertung —, ob wir unter den Eltern der Probanden Menschen fanden, die als Zwillinge geboren worden sind. Nach Zufallswahrscheinlichkeit hätte ja auch unter den 100 Eltern etwa 2mal (bis 3mal, wegen der geringfügigen erblichen Häufung) eine positive Antwort erfolgen müssen. Für die Genauigkeit unserer biographischen Exploration spricht es nun, daß wir in unseren Aktenunterlagen 3mal diese Konstellation aufgezeichnet fanden. — Auch unter den 61 Geschwistern der Probanden war übrigens 1 Zwillingspaar.

Fehlende Informationen im Sinne von *Dunkelziffern* erhöhen insgesamt das Risiko einer wissenschaftlichen Aussage. Dennoch ist es zweckmäßig, diese Möglichkeit in den meisten Lochkartenschlüsseln vorzusehen. Die Position 9 unter den jeweils 10 Alternativen einer Lochkartenspalte bedeutete in der Regel *„fehlende Angabe"*. Wir überprüften nun, wie oft eine 9 abgelocht worden ist: Von 16 000 so konstruierten Schlüsselspalten kam nur 406mal eine 9 vor (Erwartungswert nach Zufall: 1600mal). Fazit: Nur 2,5% „fehlende Angabe" weisen auf eine gründliche Datenerhebung hin.

Im einzelnen handelt es sich bei den „fehlenden Angaben" bevorzugt um nicht erfragte Lieblings- und Stiefschulfächer (69mal) sowie um die bei Kindern oft nicht gestellten Testfragen (mehr als 50mal), besonders die nach Alter und Inhalt der frühesten Kindheitserinnerung (89mal). Daten zur Frühkindheit konnten vielfach von Erwachsenen nicht erhoben werden: 35 konnten über ihre Sauberkeitserziehung keine Auskunft geben, die Erwünschtheit ihrer Schwangerschaft und die Einstellung ihrer Mutter zu ihrer Geburt war 36mal unbekannt. Von den verbleibenden 127 „fehlenden Angaben“ bezieht sich ein großer Teil auf Daten aus der Frühkindheit von denjenigen 4 Probanden, die Heim- bzw. Findelkindzwillingspaare sind, über deren Geburtsrangfolge, Geburtsort, Sozialschicht des Vaters, Einstellung der Eltern zur Geburt, Krankheiten der Eltern usw. keine Informationen erhältlich waren.

Die letzte zu erwähnende Kontrolle betrifft das programmgesteuerte EDV-technische *Fehlerprüfverfahren*. Der logische Fragenkatalog hierfür wurde von Fr. Helga Schepank und dem Autor erstellt nach Instruktion über das Prinzip durch G. Wagner. Der Arbeitsaufwand für das gesamte Verfahren benötigte mehrere Wochen. Es erfaßt Fehler, die bei der Dokumentation auf den Untersuchungsbögen sowie bei der Datenübertragung auf die Datenspeicher unterlaufen sind: Ein systematischer Katalog von sich logisch ausschließenden oder zwangsläufig korrelierenden Informationen wird erstellt und dem Computer programmiert zusammen mit dem Datenmaterial eingegeben. Das Ergebnis: Der Computer fand insgesamt 9 echte Fehler (bei insgesamt 240 000 möglichen Datenalternativen). Diese Zahl ist vergleichsweise sehr gering und zeigt eine sorgfältige Arbeitsweise an. Ein großer Teil von Fehlern ist mit diesem Vorgehen selbstverständlich nicht erfaßbar: Das Verfahren kann nicht überprüfen, ob jemand, der als „geschieden“ abgelocht ist, auch wirklich geschieden ist; wenn jedoch dieser Mensch gleichzeitig als „Kind“ eingestuft oder bei der Frage nach dem Zeitpunkt seiner ersten sexuellen Kontakte vermerkt ist „noch keine sexuellen Kontakte aus Altersgründen“, dann meldet der Computer einen Widerspruch. Die Zahl solcher überprüfbaren logischen Fehler — und das ist der wesentliche Grund, weshalb man sinnvollerweise Fehlerprüfprogramme vor die eigentliche Auswertung schaltet — korreliert nach den Erfahrungen der Dokumentare sehr hoch mit der Zahl der gesamten Fehler, ergibt also einen Anhalt für die Genauigkeit der Dokumentation.

5. Befunde

Die Darstellung der psychopathologischen Primärbefunde beschränken wir auf illustrierende Kasuistik zur Erb- und zur Umweltfrage (s. 6.1.4. u. 6.2.6.). Außerdem wird im Anhang (s. 8.3.) die Morbidität aller 100 Probanden durch stichwortartige Nennung ihrer Symptomatik verdeutlicht.

Im folgenden werden ausschließlich solche Befunde referiert, die auf dem Untersuchungsbogen dokumentiert und für die maschinelle Datenverarbeitung geeignet sind.

5.1. Materialbeschreibung

5.1.1. Eiigkeit, Personal- und Sozialdaten

Eiigkeitsdiagnose: Von unseren 50 Zwillingspaaren sind 21 EZ-Paare und 29 ZZ-Paare. Diese unterteilen sich in 16 gleichgeschlechtige ZZ- und 13 PZ-Paare.

Die PZ sind etwas unterrepräsentiert, weil wir die erwachsenen PZ anfänglich von der Untersuchung zurückgestellt hatten. Der leichte Überhang von EZ über die gg ZZ ist zufallsbedingt; im Grundgesamt entspricht die Zahl der EZ dem Erwartungswert (s. 4.2.2.).

Alter: Die Serie besteht aus 18 kindlichen und jugendlichen Paaren (bis 18;0 Jahre) und 32 erwachsenen Paaren.

Im Vergleich zum Patientengrundgesamt enthält das Sample etwas mehr Kinder/Jugendliche als Erwachsene, weil letztere häufiger bereits von ihren Zwillingspartnern getrennt leben; wenn diese geographisch nicht mehr erreichbar waren, entfiel das entsprechende Paar für unsere Untersuchung.

Geschlecht: 51 Probanden waren männlich, 49 weiblich. Von den 36 Kindern waren 21 männlich und 15 weiblich. Von den 64 Erwachsenen waren 30 männlich und 34 weiblich.

Unter einer unausgelesenen Gruppe ambulanter erwachsener Neurotiker findet man insgesamt Männer und Frauen etwa gleich stark vertreten, wobei die jüngeren Jahrgänge deutlich mehr Männer aufweisen, während bei den älteren die Frauen überrepräsentiert sind [59]. Bei Kindern dagegen überwiegen in allen bekannten vergleichbaren Therapieinstitutionen die männlichen excessiv, im Verhältnis 2 : 1 oder noch mehr. Betrachtet man nun konsequent nur die 50 Indexzwillinge unseres Samples, dann entspricht die Geschlechtsrelation genau den Erwartungswerten: Von den 18 Kinderpaaren waren 12 Indexpatienten männlich und 6 weiblich; von den 32 erwachsenen Paaren waren 16 Indexpatienten männlich und 16 weiblich.

Die Übereinstimmung dieser Geschlechtsverteilung mit der Neuroseepidemiologie verdient Beachtung, besonders auch im Vergleich mit anderen bisher beschriebenen gemischtgeschlechtlichen neurotischen Zwillingsserien.

Das *Alter* der Probanden bei der ersten Zwillingsuntersuchung variiert zwischen 2;3 Jahren und 15;4 Jahren bei den Kindern und Jugendlichen; zwischen 19 und

66 Jahren bei den Erwachsenen. Arithmetischer Mittelwert für die Kinder: 8;5 Jahre; für die Erwachsenen: 30;5 Jahre.

Die Entwicklung der 4 jüngsten kindlichen Paare wurde mindestens bis kurz vor der Einschulung beobachtet. Das obengenannte jüngste Kinderpaar wurde mit 5;10 Jahren nachuntersucht. Als Stichtag unserer Dokumentation gilt jeweils die erste neurosenpsychologische Untersuchung im Rahmen dieses Forschungsprogrammes.

Die *Altersstruktur* ist aus der folgenden Tabelle ersichtlich.

Tabelle 14. Verteilung der Zwillingspaare nach Altersgruppen und Eiigkeit

		Alter			
		0—10 Jahre	bis 20 Jahre	bis 30 Jahre	bis 66 Jahre
Eiigkeit	EZ	4	3	9	5
	alle ZZ	8	5	8	8
	(davon PZ)	(4)	(3)	(4)	(2)

n=50

Die Verteilung entspricht der im Ausgangskollektiv: Zur ambulanten psychotherapeutischen Behandlung kommen bevorzugt *jüngere* erwachsene Patienten.

Die *Geburtsjahrgänge* erstrecken sich zwischen den Extremen Jahrgang 1904 und Jahrgang 1964. Mehr als die Hälfte (27 Paare) sind in den 2 Dekaden von 1931 bis 1949 geboren.

Aus der Tabelle wird auch ersichtlich, daß die Relation EZ : ZZ über die Altersstufen etwa gleichmäßig verteilt ist. Lediglich bei den 20- bis 30jährigen überwiegen die EZ-Paare etwas. Das ist insofern wichtig, als bei den wesentlichen Vergleichen für die Erblichkeitsfrage die beiden Zwillingsgruppen einander gegenübergestellt werden und Symptomzahl wie Neurosenschwere altersabhängig sind.

Hinsichtlich des *Geburtsortes* ist unser Material sehr homogen: 45 Paare sind in einer Millionenstadt (meist Berlin) geboren. 4 kamen vom Lande oder von anderen Städten. Der Geburtsort eines Findelkindpaares ist ungewiß. — *Wohnort* z. Z. der ersten Untersuchung ist für alle Zwillinge (West-)Berlin.

Die *Wohnverhältnisse* wurden genau erfaßt und nach definierten Kriterien eingestuft: Von 99 beurteilbaren hatten 83 Probanden gute bis ausreichende Wohnverhältnisse, 5 mangelhafte; in 11 weiteren Fällen nahmen erwachsene Menschen eine an sich unbefriedigende Wohnsituation aus Gründen neurotischer Bequemlichkeit in Kauf, zugunsten finanzieller Vorteile und mütterlicher Geborgenheit. — Vorwegnehmend sei betont, daß sich kein statistischer Zusammenhang mit der Neurosemorbidität fand, wie man vielleicht hätte erwarten können.

Auffällig ist der *Familienstand* unserer 100 Probanden zum Stichtag: Nach Abzug der 36 Kinder/Jgdl. sind 38 Erwachsene noch ledig gegenüber nur 26 Verheirateten, Geschiedenen und Verwitweten. Die Ledigenquote beträgt damit 59% gegenüber nur 23% bei der gleichaltrigen männlichen Berliner Bevölkerung und 19% bei der weiblichen [277]. Wir interpretieren dieses Partnerschaftsverhalten als Ausdruck der Neurotizität des Samples. Einen psychologischen Zusammenhang mit der Zwillingseigenschaft halten wir für weniger wahrscheinlich.

Dem Personenstand entsprechend liegt auch die *Kinderzahl* vergleichsweise niedrig: Nur 19 der über 21 Jahre alten Erwachsenen haben überhaupt Kinder; 41 sind kinderlos. Diese 60 erwachsenen Menschen haben insgesamt mit ihren Lebenspartnern bisher nur 33 Kinder gezeugt.

Von den meisten ist die obere Fertilitätsaltersgrenze zwar noch nicht erreicht, die Zahl der noch zu erwartenden Kinder liegt aber nicht sehr hoch, wenn man berücksichtigt, daß über $^3/_4$ aller Kinder in der Vergleichsbevölkerung von Müttern unter 30 Jahren geboren werden. Auch ist für 15 Menschen aus unserer Stichprobe eine Zeugung biologisch ausgeschlossen oder extrem unwahrscheinlich wegen Alters, Ablebens, jahrzehntelanger Amenorrhoe, dauernder Partnerlosigkeit, Homosexualität etc.

Die formelle *Religionszugehörigkeit* entspricht exakt dem prozentualen Anteil der Konfessionen in der Berliner Bevölkerung.

Tabelle 15. Formelle Religionszugehörigkeit

f	
10	keine
73	evangelisch (seit frühkindlicher Taufe)
1	evangelisch geworden durch späteren Eintritt/Übertritt
10	katholisch seit je
3	katholisch geworden durch späteren Eintritt/Übertritt
0	jüdisch
1	freikirchliche Gemeinden (Baptisten etc.)
0	christliche Sekten im engeren Sinne (Kriterium: führen die Kirchensteuer persönlich und ausschließlich an die Religionsgemeinschaft ab, z. B. die Zeugen Jehovas, Mormonen etc.)
0	sonstige, z. B. außereuropäische Großkirchen
2	fehlende Angabe

Die Repräsentativität unseres Samples auch hinsichtlich seiner Konfessionsstruktur verdient besondere Erwähnung und den Hinweis auf andere psychoanalytische Polikliniken mit einer einseitigen Probandenauslese (New York [306, 307]). — In Abhebung von der offiziellen Konfession beurteilten wir auch das *religiöse Erleben*, um neurotische Konfliktverarbeitungsformen zu registrieren, die etwa als pseudoreligiöse Ideologiebildungen in Erscheinung treten.

Die folgenden Befunde zur *sozialen Situation* unserer Probanden sind mehrdeutig: sie können dort als Beleg für die Repräsentativität unseres Samples dienen, wo unsere Stichprobe mit der Gesamtpopulation übereinstimmt. Insoweit sie aber davon abweichen, können sie sowohl einen methodischen Fehler anzeigen als auch die Neurotizität unserer Probandengruppe unterstreichen. Die mögliche gegenseitige Wechselwirkungs-Beziehung von sozialer Situation und neurotischer Erkrankung gebietet ganz besondere Vorsicht bei der Interpretation der Daten.

Einen Eindruck von der *sozialen Stellung* unserer Probanden vermittelt Tabelle 16. Sie ermöglicht Unterschiedsprüfungen innerhalb des Samples. Ein Vergleich mit anderen Statistiken ist nicht beabsichtigt.

Mit 6 wird eine angemessene Vertretung der akademischen Bevölkerungsschicht deutlich; ebenso eine repräsentative Basis in der Sozialschicht E der ungelernten Arbeiter: 35; sowie eine breite Mittelschicht: 54. Es handelt sich bei unseren Probanden also weder um eine Auslese aus einer besonders wohlhabenden oder akademisch gebildeten oder privilegierten Oberschicht — wie das für die Klientel der Psychoanalytiker häufig und mancherorts zurecht behauptet wird, noch ist unser Sample grob verzerrt durch eine Überrepräsentation der anderen Extremgruppe, der unteren Sozialschicht, wie man das aus dem AOK-Versicherungsverhältnis bei dem Grundgesamt der Indexfälle hätte vermuten können.

Auch der erreichte *Schulabschluß* charakterisiert unser Sample.

Tabelle 16. Soziale Stellung [29]

f	
6	Schicht A (höhere, akademisch gebildete Beamte und Angestellte, freie Berufe mit akademischer Vorbildung)
10	Schicht B (Beamte des gehobenen Dienstes, Inspektorenlaufbahn, Volksschullehrer, Inhaber größerer kaufmännischer Geschäfte und gewerblicher Betriebe, kaufmännische Angestellte in leitender Stellung)
18	Schicht C (mittlere Beamte, gehobene Unterbeamte, kaufmännische Angestellte, selbständige Handwerksmeister, Landwirte, Sekretäre usw.)
26	Schicht D (Beamte d. einfachen Dienstes, gelernte Arbeiter, Handwerker, Kleinbauern, gelernte Verkäuferinnen etc.)
35	Schicht E (ungelernte Arbeiter, Tagelöhner)
4	wegen Schichtwechsel nach unten schwer zu beurteilen
1	nicht zu beurteilen
0	fehlende Angabe

Tabelle 17. Schulabschluß

f	
33	noch kein Abschluß (Kleinkind, Schüler)
10	Hilfsschule oder regulärer Abschluß einer nicht vollklassigen (z. B. Dorf-) Schule oder Abschluß mit der 7B-Klasse (in Berlin) bei 9jährigem Schulsystem bzw. mit der 6. Klasse bei 8jährigem Schulsystem
6	Abgang aus der vorletzten Klasse einer vollklassigen Schule (in Berlin = 8B-Abschluß)
29	regulärer Abschluß der vollklassigen Volksschule (in Berlin = 9. Klasse Oberschule-Praktischer-Zweig, Hauptschule)
2	vorzeitiger Abgang vor der mittleren Reife, aber entsprechend vollgültigem Volksschulabschluß
13	mittlere Reife (= Beendigung der Mittel/Realschule oder äquivalent an Handelsschulen oder Obersekundareife)
1	vorzeitiger Abgang von der höheren Schule (Gymnasium/Aufbauschule) nach mittlerer Reife aber vor dem Abitur
6	Abitur (oder staatl. anerkanntes Hochschulreifeäquivalent)

Über den Wechsel der sozialen Stellung im Laufe des Lebens, insbesondere *den Wechsel der sozialen Stellung im Vergleich zum Elternhaus* fanden wir:

Etwa die Hälfte der erwachsenen Probanden wechselte im Vergleich zum Elternhaus nicht die Sozialschicht; bei den anderen war ein sozialer Abstieg (20mal) etwas häufiger als der Aufstieg (12mal). Als Motiv überwog für beide Mobilitätsrichtungen Leistungsversagen (14mal) bzw. Leistungsehrgeiz und eigenes Bemühen (9mal); (Un-)Glücksumstände und Zufälle (5mal) oder Heirat (4mal) waren wesentlich seltener der Grund für den Wechsel.

In der Lochkartenspalte *berufliche Stellung* codierten wir hauptsächlich das Vertragsverhältnis, den Grad beruflicher Abhängigkeitsbeziehung. 39 Probanden befinden sich als Kinder oder Erwachsene noch in der (Vor-)Schule, Lehre oder Studium (2mal); 25 sind Arbeiter; 21 Angestellte oder Beamte; 7 Hausfrauen; 2 Altersrentner; 1 Selbständiger. 5 weitere sehr schwer gestörte jüngere Erwachsene sind nach anfänglicher Berufsausbildung und -ausübung

[29] Im Zweifelsfall ist die höhere Schicht codiert; bei nicht berufstätigen Ehefrauen die soziale Schicht des Mannes, soweit diese höher ist als die des eigenen gelernten Berufes; für Kinder gilt die soziale Stellung der Eltern.

durch ihre neurotische Erkrankung so schwer behindert, daß sie trotz wirtschaftlicher Hochkonjunktur keiner Tätigkeit nachgehen können. Einer dieser Zwillinge hat sich inzwischen suicidiert.

Der *Berufsabschluß*, das erreichte Niveau beruflicher Ausbildung, korrespondiert etwa mit der Sozialschicht-Zugehörigkeit: Von den Erwachsenen haben 23 keine längere qualifizierte Ausbildung erfahren; 29 verfügen über Gesellen- oder Einzelhandelskaufmannsgehilfenbrief o. ä.; 6 haben eine Ausbildung, die im allgemeinen den Realschulabschluß voraussetzt bis zur gehobenen Verwaltungsprüfung; 3 haben ein abgeschlossenes akademisches Studium; 3 sind noch in Ausbildung.

Bei der Dokumentation der *beruflichen Entwicklung* interessieren uns besonders die eruierbaren Gründe für eine Berufsänderung. Hier fällt vor allem die hohe Zahl von Berufswechslern wegen offensichtlicher neurotischer Schwierigkeiten auf: mindestens 18 von 38. In keinem dieser Fälle waren Intelligenzgrenzen oder primär körperliche Erkrankungen oder konjunkturelle Gründe für ein Versagen verantwortlich. Die meisten wechselnden Probanden verfügten über eine abgeschlossene Lehre/Ausbildung und änderten erst später ihre Tätigkeit.

Die Höhe des *Durchschnittseinkommens* der Familien bzw. des persönlichen Einkommens entspricht den Berufsgruppen. Bei mindestens 4 Probanden liegt es an der Grenze des Existenzminimums, jeweils aus Gründen schwerer charakterneurotisch bedingter Arbeitsstörung, einmal wegen einer psychosomatischen Erkrankung. In keinem Fall war eine primär körperliche Behinderung der Grund. — Die *Art des persönlichen Einkommens:* Abgesehen von den Kindern/Jugendlichen wird 1 neurotisch arbeitsunfähiger Erwachsener voll von den Eltern unterhalten; 49 leben von abhängiger Berufstätigkeit; 1 ist selbständig, 6 haben als Hausfrauen kein eigenes Einkommen und 4 weitere leben von Alters- bzw. Waisenrente; 3 weitere erhalten wegen ihrer neurotischen Erkrankung Sozialunterstützung.

Die Dokumentation über die *Besitzverhältnisse* ist zweidimensional: die reale Besitzhöhe wird erfaßt, gleichzeitig beurteilen wir die Neurotizität des Umganges mit dem Besitz. Hinsichtlich der Vermögensverhältnisse offenbaren die Daten recht deutlich die in den 60er Jahren noch rückständige Berliner Finanzsituation: Durch die im Vergleich zur BRD wesentlich höheren Kriegs-/Nachkriegsverluste und das hier nur verzögert wirksame „Wirtschaftswunder" ist bedeutendes Vermögen (def. als DM 100 000,—) nur bei einem Paarling und kleiner/mittlerer Besitz auch nur bei 8 weiteren vorhanden. — Ausgesprochen neurotisches Verhalten bezüglich ihrer Besitzplanung registrierten wir bei 15 von 60 Erwachsenen.

Die *Beziehungen* zu den Primärobjekten der Kindheit spiegeln sich in den Wohngemeinschaften: Die relativ hohe Zahl noch beieinander wohnender erwachsener Zwillinge fällt auf: 9 Paare; weitere 9 erwachsene Probanden leben — ohne den Zwillingspartner — noch in infantil-symbiotisch-neurotischer Verflechtung bei Eltern oder Großeltern — ohne zwingende wirtschaftliche Gründe oder Wohnraumnot.

Ähnlich wie bei dem Besitzverhalten haben wir auch bei der Variable *außerfamiliärer Partnerschaften* 2 Dimensionen in einer Lochkartenspalte verschlüsselt: die Zahl der Partnerschaften und die Neurotizität der Beziehung.

Nach Abzug von 16 Kleinkindprobanden und 3 fehlenden Angaben läßt die Aufstellung erkennen, daß nur 14 Probanden persönliche außerfamiliäre Kontakte haben, die frei von stärker neurotischen Merkmalen sind. Die Kontaktstörung — als Defizit oder pathologische Deformation — gehört also zu den markantesten Kennzeichen unseres neurotischen Zwillingssamples.

Tabelle 18. Außerfamiliäre Partnerschaften
(Freunde, Bekannte, nichteheliche Sexualpartner/Liebesbeziehungen)

Die Instruktion für den Codierer lautete: Neben der quantitativen Erfassung der objektiven Gegebenheiten soll eine Diagnose des Untersuchers über die Neurotizität des beschriebenen Verhaltens gegeben werden. Die einfache Mitteilung, jemand habe keinen (einen, viele) Freund (Sexualpartner, Berufskollegen, Freundschaften) würde zu wenig aussagen, da in jedem Alter, Beruf, sozialen Stellung, Ehestatus usw. andere Verhaltensnormen herrschen. Sie müssen bei der Beurteilung über Adäquatheit oder Neurotizität mitberücksichtigt werden.

f	
16	keine stabilen außerfamiliären Objektbeziehungen aus entwicklungspsychologischen (Alters-)gründen: Kinder bis etwa 8 Jahre
0	keine Partnerschaften aus äußeren (situationellen, nichtpsychologischen, somatischen) Gründen. (Fraglich, ob es das gibt)
47	keine oder extrem wenig aus überwiegend neurotischer Motivation, Kontaktgestörtheit usw.
13	etwa zahlenmäßig mittelviele Partnerschaften, die im wesentlichen unneurotische Beziehungen sind
16	etwa mittelviele Partnerschaften, aber deutlich neurotisch, weil nur bestimmte Antriebsbereiche befriedigt, andere ausgelassen werden oder die Art der Beziehung pathologisch ist (z. B. nur gleichgeschlechtliche Freundschaften, aber keine heterosexuellen Partner oder diese, aber keine Berufsfreundschaften; oder sadomasochistische Beziehungen etc.)
1	auffällig viele Partnerschaften als ein Ausdruck überwiegend normaler Kontaktfreudigkeit
4	auffällig viele Partnerschaften/Kontakte als neurotisches Verhalten
3	fehlende Angabe

5.1.2. Daten zur Genese

5.1.2.1. Eltern und Geschwister der Probanden

Das *Alter der Mütter bei der Geburt* der Zwillinge ist in einem Fall unbekannt. Es variiert zwischen 20 und 39 Jahren bei normaler Verteilung und einem arithmetischen Mittel von 30;1 Jahren. Wie zu erwarten, liegt es über dem Bevölkerungsdurchschnitt. Zwei *Väter* sind unbekannt; die übrigen *bei Geburt der Zwillinge* zwischen 21 und 57 Jahre alt. Arithmetisches Mittel: 35;2 Jahre; 11 Väter waren über 40 Jahre, davon 5 sogar älter als 50 Jahre.

Soweit bekannt, gehörten die *Väter* folgenden *Sozialschichten* an:

2mal Schicht A (oberste)
6mal Schicht B
12mal Schicht C
15mal Schicht D
13mal Schicht E (unterste)
} definiert wie in Tabelle 16 S. 66

n = 48 Paare

Krankheiten der *Mütter* und der *Väter* registrierten wir insbesondere unter dem Gesichtspunkt, inwieweit sie für die frühkindliche Entwicklung der Zwillinge eine Pflegebeeinträchtigung bedeuteten (s. 5.1.2.4.). Ihre genealogischen Aspekte werden unter 6.3.5. erörtert.

Das *Alter* der Zwillinge beim *Tod der Eltern:* 2 Paare lernten ihre Mutter vermutlich gar nicht kennen. Das Schicksal dieser beiden Mütter ist unbekannt. Ein Paar war 12 Jahre alt, als die Mutter an Leber-CA starb. 4 weitere Paare verloren die Mutter spät, zwischen dem 24. und 54. Lebensjahr. Die übrigen 43 Mütter leben noch. — Anders bei den Vätern: 2 sind unbekannt und nur 32 noch am Leben. Durch Tod des Vaters in ihrem ersten Lebensjahrzehnt haben 5 der 48 Zwillingspaare kaum noch eine bewußte Erinnerung an ihn. Noch vor dem 18. Lebensjahr verloren weitere 5 Paare ihre Väter. 6 Väter starben als die Zwillinge bereits erwachsen waren.

Die Aufzählung der *Todesursachen* der Mütter ist psychologisch wie humangenetisch irrelevant. Die Todesursachen der Väter waren: 5mal im Krieg gefallen oder vermißt; 4mal Ca, 3mal Herz-Kreislauf-Erkrankungen, je 1mal MS, Tbc, chron. Osteomyelitis, Altersschwäche.

Die *Zahl der weiteren Geschwister* ist uns von 1 Paar nicht, von 1 weiteren nur ungenau bekannt. Keines unserer Zwillingspaare hatte in der Kindheit mehr als 4 lebende weitere Geschwister. 18 Paare hatten jeweils 2—4 Geschwister; 14 Paare wuchsen mit 1 weiteren Geschwister auf und 16mal war das Zwillingspaar allein. Die Gesamtzahl der Geschwister ohne die Zwillinge betrug 61.

Interessant ist die *Position* der Zwillinge *innerhalb der Geschwisterreihe:* Nur 8mal waren sie Erstgeborene oder in Mittelposition, dagegen 24mal die letzten in der Reihe. Psychologisch bedeutet das eindeutig eine signifikante Häufung der Nesthäkchenposition mit entsprechenden Konsequenzen.

Besonderheiten bei Geschwistern betreffen vor allem soziale Deviationen (7mal) sowie neurotische Auffälligkeiten im engeren Sinne (5mal).

5.1.2.2. Schwangerschaft und Geburt

a) Biologische Daten:

Körperliche Störungen und *Erkrankungen* der *Mutter* in der *Schwangerschaft* werden bei 9 Paaren vermerkt; körperliche *und* psychische 1mal. Im *Wochenbett* zeigte die Mutter 1mal psychische, 5mal körperliche Komplikationen. Schwangerschaftspsychosen oder Komplikationen mit bleibenden Folgen oder tödlichem Ausgang sind nicht bekannt geworden; von 1 Findelkindpaar fehlen die Angaben.

Tabelle 19. Besonderheiten der Geburt

f	
40	keine Besonderh. (= ohne Komplikationen rechtzeitig geboren)
7	rechtzeitige Geburt; mit Zange, Saugglocke u. ä.
2	rechtzeitige Geburt mit Schnittentbindung
19	rechtzeitige Geburt mit sonstigen Geburtskomplikationen
20	Frühgeburt ohne Komplikationen
1	Frühgeburt mit Zange, Saugglocke u. ä.
0	Frühgeburt mit Schnittentbindung
5	Frühgeburt mit sonstigen Geburtskomplikationen
0	sonstige (einschl. Übertragung)
6	fehlende Angabe

Besonderheiten der Geburt registrierten wir bei 54 Probanden. Die Frühgeburtenrate liegt mit 26 von 94 Probanden deutlich unter (!) der für Zwillingsgeburten aus Kliniken bekannten Quote von etwa 50%. Die besonders hohe perinatale Letalität dieser Zwillingsfrühgeburten hielt vermutlich ihre Zahl in unserem Sample relativ niedrig. Das stützt unsere Auffassung, daß unsere Probanden nicht merklich durch zwillingsspezifische biologische perinatale Schäden beeinträchtigt sein dürften.

Das arithmetische Mittel der erfahrbaren *Geburtsgewichte* beträgt für 33 kindliche Patienten: 2408 g (σ 683 g), für 52 erwachsene Patienten: 2503 g (σ 632 g). Die Werte entsprechen genau den von MIKULICZ angegebenen. Unterschiede einzelner Gruppen sind statistisch bedeutungslos.

b) Psychosoziale Daten:

Unehelich geboren wurden nur 2 Paare, davon ist eines später noch legitimiert; 5 Paare sind vorehelich gezeugt und ehelich geboren worden. Für eines fehlt die Angabe; 42 sind ehelich gezeugt und geboren. Die hohe Rate ehelich Geborener korreliert mit der Geschwisterposition und dem Alter der Mutter bei der Geburt aus naheliegenden Gründen.

Die Angaben über die *Erwünschtheit der Schwangerschaft* sind mit Zurückhaltung zu werten, weil es sich dabei um nachträgliche Selbsteinschätzung von Gefühlen handelt. Wir erhielten sie von den Eltern selbst oder — bei den erwachsenen Probanden — von den Zwillingen. Bei 12 Paaren fehlte die Angabe. Nur 8mal war die Schwangerschaft angeblich und glaubwürdig von beiden Eltern erwünscht, 1mal spezifisch bezweckt, 3mal bedingt erwünscht, 3mal nur von einem Elternteil. 23mal war die Schwangerschaft bereits als solche, noch ohne Berücksichtigung der Zwillingskomplikation, unerwünscht gewesen.

Davon abgehoben registrieren wir, ob den Eltern die *Zwillingsschwangerschaft vor der Geburt bekannt* war und erkunden auch die *Einstellung* der Eltern zur *Geburt des Probanden:* Nur in etwas weniger als der Hälfte der Fälle war die Zwillingsschwangerschaft vorher diagnostiziert worden. Sogar dieser Parameter ist repräsentativ beim Vergleich mit der gynäkologischen Fachliteratur. — Unabhängig von der Vorbereitung auf die Zwillingsgeburt lehnten mehr als $^3/_4$ der Mütter und mindestens $^3/_4$ der Väter die Zwillinge ab. Nur 2mal nahmen die Mütter das Paar mit Freude auf, 5mal reagierten auch die Väter so; 3mal freute sich die Mutter wenigstens über die Geburt eines der Zwillinge wegen seines Geschlechtes oder der Geburtsrangfolge; 9mal akzeptierte auf diese Weise der Vater wenigstens einen Zwilling.

5.1.2.3. Die biologische und statomotorische Entwicklung

Sie war kompliziert bei den Frühgeburten, von denen ein Teil im Inkubator aufgezogen wurde. Schwere *Ernährungsstörungen im Säuglingsalter* entwickelten 9 Probanden, leichtere 5. Diesbezüglich unauffällig waren 78.

Die Frage nach dem *Stillen* wurde 18mal negiert; $^3/_4$ aller bekamen Muttermilch, 64 Probanden erhielten die Brust mit verschiedener Dauer. 18mal fehlten die Angaben.

Auf die Häufigkeit zwillingsspezifischer Entwicklungsverzögerungen weisen folgende Daten hin: Von 81 verläßlichen Auskünften wurde 59mal früher oder rechtzeitiger *Sprechbeginn* berichtet; 22 Probanden sprachen erst nach dem 18. Lebensmonat ihr erstes Wort mit Sinnverständnis. — *Laufen* lernten 73 rechtzeitig (= vor dem 18. Lebensmonat), 13 verspäteten sich deutlich (Beginn mit $1^1/_2$—2 Jahren), 3 weitere erheblich.

Die neurosenpathogene Relevanz bestimmter Dressurakte bei der *Sauberkeitserziehung* und während der *ersten Trotzphase* ist in Intensivstudien aus psychoanalytischen Einzelbehandlungen und aus Kinderanalysen vielfach belegt. Die entsprechenden anamnestischen Angaben Erwachsener bei der Erstuntersuchung sind jedoch erfahrungsgemäß oft lückenhaft. Auch über unsere erwachsenen Zwillinge sind statistisch relevante Zusammenhänge deshalb nicht errechenbar.

Nähere Auskünfte waren über quantitative Aspekte ihrer *Motorik* zu gewinnen: Bei 25 Paaren läßt sich eine deutliche Differenz beider Zwillinge in der Kleinkindzeit bezüglich ihrer Lebhaftigkeit feststellen.

Tabelle 20. Motorik in der Kleinkindzeit

f		
7	auffällig still und ruhig, wenig Motorik	jeweils im Vergleich zur Durchschnittsnorm, ohne Bezug zum Partner
20	etwa normal lebhaft	
10	besonders lebhaft	
22	stiller als der Zwillingspartner	insoweit Unterschiede zwischen den Zwillingspartnern deutlich werden
3	normal lebhaft, aber abweichend vom Zwillingspartner	
25	lebhafter als der Zwillingspartner	
1	sonstige Besonderheiten der Motorik	
12	fehlende Angabe	

5.1.2.4. Familiensituation in der Kindheit

Die entsprechenden Befunde sind für die Altersstufen 0—6 Jahre und 7—21 Jahre getrennt dokumentiert. 56 (31)[30] Probanden wuchsen in *vollständiger Familie* auf, d. h. mit beiden Eltern und ggf. weiteren Geschwistern, aber ohne sonstige Angehörige. Eine Abweichung von unserer kulturellen Optimalnorm wurde hier registriert, sobald sie länger als 1 Jahr bestand: 12 (4)mal war die Familie übervollständig, z. B. durch eine mit in der Wohngemeinschaft lebende Großmutter; 14 (20) Zwillinge wuchsen in unvollständiger Familie auf: meist fehlte der Vater durch Krieg; unvollständig und gleichzeitig durch Ersatzpersonen angereichert war die frühkindliche Familienumgebung bei 6 (8) Probanden. 12 (12) erlebten mehrfachen Wechsel verschiedener Familiensituationen, darunter ggf. auch Heime, Pflegeeltern etc. (bei weiteren 9 Probanden war die Schulzeit durch Stief- und Heimsituationen kompliziert).

Ein EZ-Paar wuchs *seit der frühesten Kindheit* bis zum 18. Lebensjahr völlig *getrennt* voneinander auf. Alle weiteren Zwillingspaare verlebten die Frühkindheit *zusammen,* bis auf gelegentliche kürzere Krankenhausaufenthalte. Zwischen dem 9. und 14. Lebensjahr kam es bei 7 Paaren zu längerer oder dauernder Trennung: durch Scheidung der Eltern, Heimeinweisungen oder sehr frühzeitiges Verlassen des Elternhauses.

Hauptsächlich durch die leibliche *Mutter versorgt* wurden 86, während 14 (21) Zwillinge mehrfache Wechsel der Betreuungspersonen zu verarbeiten hatten. Die kontinuierliche *Präsenz* einer *gesunden* und *nicht berufstätigen Mutter* erlebten nur 50 (30) Probanden.

Auch ein *Ortswechsel* in der Frühkindheit ist häufig: 26 Probanden zogen mit der Familie einmal um, weitere 16 sogar mehrmals; 4 erlebten eine Verpflanzung ohne die Mutter. Nur 54mal blieb die örtliche Umgebung konstant.

Deutliche und länger anhaltende *Bevorzugung* gegenüber dem Zwillingspartner durch die Hauptpflegeperson erlebten in der Frühgenese mindestens 22 Probanden.

---

[30] Die Zahlen in Klammern geben hier jeweils die Frequenzen für die Altersstufe 7—21 Jahre an.

19mal konnte ebenso sicher eine Benachteiligung des einen aufgewiesen werden. 12mal war die persönliche Zuwendung durch besondere familiäre Umstände oder selektive pädagogische Reinforcements noch komplizierter. In 45 Fällen sei keiner der Zwillinge vorgezogen, sondern beide gleich behandelt worden. 2mal fehlte die Angabe.

Besondere Beachtung verdient die *Rollendifferenzierung* der Zwillinge.

Tabelle 21. Rollendifferenzierung der Zwillingspartner

Alter 0—6 Jahre f		Alter 7—21 Jahre f
34	keine (im Sinne von beide gleich)	28
24	Proband untergeordnet	19
6	zeitweilige leichte oder partielle Dominanz des Probanden	2
11	leichte oder partielle Dominanz des Probanden auf Dauer	11
0	starke Dominanz zeitweilig	0
7	starke Dominanz auf Dauer	6
3	deutliche Funktionsteilung: Proband Außenvertreter	3
2	deutliche Funktionsteilung: Proband Innenvertreter	2
11	sonstige, z. B. andersartige kompliziertere Funktionsteilung	11
2	fehlende Angabe/bzw. Kriteriumsalter noch nicht erreicht	18

34 (28)mal hatte keiner von beiden eine Führungsrolle, und es bildete sich auch keine Funktionsteilung. 24 (19)mal war ein Partner deutlich untergeordnet, während der andere zeitweilig oder auf Dauer mehr oder weniger ausgeprägt eine Dominanzposition entwickelte. Bei insgesamt 5 Probanden wurde die von v. BRACKEN beschriebene Funktionsteilung in Außenvertreter-Innenvertreter angegeben. 11mal entwickelten sich andere komplizierte Funktionsteilungen.

Über jeden Probanden erstellten wir schließlich eine *zusammenfassende Beurteilung seiner frühkindlichen Entwicklungsbedingungen* und gewichteten sie in 4 Gradabstufungen: keine, leichte, mittlere oder schwere Belastungen. Die Skala wurde noch weiter differenziert für solche Konstellationen, wo einer der beiden Paarlinge deutlich günstigere Bedingungen vorfand bzw. der andere von den Belastungen schwerer betroffen war — bei sonst im wesentlichen übereinstimmender Umwelt.

Als *Kriterien* bei der Skalierung dienten vor allem die Informationen aus den vorgenannten Kategorien: Daten zur Genese, Psychosoziales und Familiensituation. Als Zeitspanne der ggf. schädigenden Einwirkungen ist die sensible Phase der ersten 6 Lebensjahre berücksichtigt. Wir orientierten uns bei der Beurteilung an dem Prinzip, daß die hier vermerkten traumatisierenden Belastungsfaktoren auch objektivierbar, also im Sinne „harter Daten" überprüfbar sein sollten. Deshalb ließen wir z. B. auch das aktuelle Krankheitsbild des Probanden unberücksichtigt und schlossen nicht etwa von einer jetzt schweren Gestörtheit auf eine nach der Psychogenesetheorie vielleicht zu fordernde, aber nur vermutete entsprechend schwerer gestörte Mutter-Kind-Beziehung in der Frühgenese.

Die hier als neurosepathogen beurteilten Fakten betreffen vor allem die sog. Objektbindungen, also nachweisliche Verluste, Fortfall, Wechsel, teilweise/zeitweise Entbehrung der Mutter oder/und des Vaters; auch körperliche Behinderungen, intellektuelle, charakterologische und neurotische Deviationen der Eltern/Betreuer/Beziehungspersonen. Dabei ist auch der Bezug zum Kollektivschicksal berücksichtigt: Ein durch Kriegsdienst passager entbehrter Vater trifft die Familie emotional nicht so hart wie seine Abwesenheit aufgrund einer außerehelichen anderen Bindung oder eines langjährigen Krankenhausaufenthaltes. Eine ggf. individuelle

Tabelle 22. Zusammenfassende Beurteilung der frühkindlichen Entwicklungsbedingungen

f	Lochk. Code-Nr.[31]		
4	0	keine besonderen Auffälligkeiten (= keine außergewöhnlichen Belastungen)	
48	1	*leichte* Belastungen, beide Zwillinge betreffend	60mal = leichte Belastung
6	2	leichte Belastungen, besonders den Partner betreffend	
6	3	leichte Belastungen, besonders den Probanden betreffend	
21	4	*mittlere*, erheblich vom üblichen abweichende Belastung, beide Zwillinge betreffend	31mal = mittlere Belastung
4	5	mittlere, erheblich vom üblichen abweichende Belastungen, besonders den Partner betreffend	
6	6	mittlere, erheblich vom üblichen abweichende Belastungen, besonders den Probanden betreffend	
4	7	*schwer* belastende Umweltbedingungen, beide Zwillinge betreffend	5mal = schwere Belastung
1	8	schwer belastende Umweltbedingungen, besonders den Probanden betreffend	
0	9	fehlende Angaben oder keine zuverlässige Beurteilung möglich	

n = 100

Sonderbelastung eines Paarlings, z. B. durch nur ihn betreffende deutliche emotionale Zurücksetzung oder auch durch schwerere körperliche Erkrankungen/Mängel in dieser Lebensphase gewichteten wir.

Ein Beispiel hierfür: Die Zwillinge (P. 23) sind beide von mittleren, erheblicher von der Norm abweichenden Belastungen betroffen; sie haben einen sehr alten/kranken, ständig leidenden außer Haus lebenden Vater; eine chronisch anämische, dabei voll berufstätige, neurotisch verzichtsbereite und vom Mann stark enttäuschte Mutter; der Indexfall (23 A) war jedoch innerhalb der Paarbeziehung durch seine Rollenposition als Junge bei gerade dieser Mutter deutlich benachteiligt, wie wir aufgrund einer längeren analytischen Betreuung dieser Familie wissen.

In allen Fällen waren die gewonnenen Informationen ausreichend, um ein verläßliches Urteil über die Frühgenese zu gewinnen: Völlig ohne nennenswerte peristatische Belastungen wuchsen nur 4 Probanden auf. Das erstaunt nicht, da alle 50 Indexfälle mit einer neurotischen Symptomatik gekommen und somit aus einer vermutlich neurotisierenden Umwelt hervorgegangen waren. 60mal ist der Belastungsgrad als leicht eingestuft worden, 31mal als erheblich, 5mal als besonders schwer.

5.1.2.5. Beschulung

Die Leistungsfähigkeit eines Individuums gilt als ein klassisches psychoanalytisches Kriterium seiner Gesundheit. Schulische Anforderungen sind in gewissen Grenzen standardisiert. Der Verlauf der schulischen Entwicklung erlaubt deshalb Rückschlüsse auf die psychische Belastbarkeit und gestattet außerdem eine Abschätzung des intel-

[31] Diese Codierung entspricht auch der Bezeichnung für die Schwere der frühkindlichen Belastung jedes einzelnen Probanden im Dokumentationsanhang (8.3.).

lektuellen Entwicklungsstandes. Daten und Erfolgskriterien der Beschulung registrierten wir aus diesem Grunde bei jedem Probanden mit besonderer Sorgfalt.

Die *Einschulung* erfolgte 12mal sehr früh (unter 6; 0 Jahre) und 56mal rechtzeitig (6; 0—6; 11jährig); 24mal wurde ein Proband verspätet eingeschult. Die Zurückstellung erfolgte 17mal wegen mangelnder Schulreife des Betreffenden. Diese Quote liegt deutlich über dem Bevölkerungsdurchschnitt, was wir auf den Entwicklungsrückstand bei kindlichen Zwillingen zurückführen. — 8 waren noch Vorschulkinder.

Die *Schulbildung* — unabhängig vom erreichten Abschluß — gliedert sich wie folgt: 10 von 92 Probanden hatten nur eine Hilfsschule bzw. nicht vollklassige (Dorf-)Schule besucht; 47mal Volksschule (bzw. Hauptschule); 14mal Mittelschule (=Realschule); 18mal Gymnasium; 1mal Einzelunterricht; 2mal Internatsheimschule mit Volks- oder Hilfsschulniveau. — Wegen des Alters der kindlichen Zwillinge sind bei den 18 Grundschülern Veränderungen noch zu erwarten. — Das Schulsystem in Berlin weicht von dem in der BRD insofern ab, als regulär von den meisten Kindern die Grundschule 6 volle Jahre besucht wird und alle Kinder dort vom 5. Schuljahr ab Unterricht in einer Fremdsprache erhalten.

Ein Vergleich der *Fortschritte* in dem jeweils gewählten Schulzweig ist schwierig. Auch haben viele Probanden noch nicht ihr Ziel erreicht. Von 89 zu Beurteilenden war der Verlauf bei 52 unauffällig; nur 1mal wird „besonders guter Schüler“ vermerkt gegenüber 10 Probanden, die oft nur knapp versetzt worden seien. 26 weitere mußten eine Klasse wiederholen, 9 von ihnen sogar mehrmals.

Der erreichte *Schulabschluß* wurde bereits aufgeschlüsselt (s. 5.1., Tabelle 17). Eine hochsignifikante Korrelation von Schulabschluß und Intelligenzhöhe in unserem Sample ist nicht erstaunlich.

5.1.2.6. Intelligenz

Eine Aussage über die andernorts erschöpfend untersuchte Frage nach der Erblichkeit/Umweltdeterminiertheit der Intelligenz war nicht intendiert. Eine Stichprobe von Neurotikern wäre dafür auch schlecht geeignet. Die mitgeteilten Intelligenzdiagnosen verdeutlichen vielmehr nur das intellektuelle Niveau unseres Samples zum Vergleich mit der Gesamtbevölkerung.

Tabelle 23. Intelligenzstufen

f	
11	gute bis sehr gute Intelligenz (Prozentrang 81—100, = WECHSLER-IQ>113)
32	etwas überdurchschnittliche bis ganz gute Intelligenz (PR 61—80, = IQ 105—113)
24	durchschnittliche Intelligenz (PR 41—60, = IQ 97—104)
19	knapp durchschnittliche bis etwas dürftige Intelligenz (PR 21—40, = IQ 88—96)
14	niedrige bis sehr niedrige Intelligenz (PR 1—20, = IQ<88)

Die Einstufung in einer der 5 Kategorien basiert bei etwa der Hälfte der Probanden (allen Kindern und allen niedrigen Intelligenzen) auf exakten IQ-Bestimmungen, bei den übrigen auf Einschätzungen. Die fünf gleichgroßen Prozentrangbereiche umfassen je 20% der Bevölkerung. In einer ideal repräsentativen Stichprobe von 100 Probanden müßte jede Kategorie mit 20 Individuen besetzt sein. — Ergebnis: In der Verteilung sind die überdurchschnittlich guten Intelligenzen (= IQ 105—113) überrepräsentiert; die Randformen sind jedoch ausreichend vertreten.

5.1.2.7. Pubertätsentwicklung

Die *Pubertätsentwicklung* am Kriterium der ersten Pollution und Menarche entspricht etwa dem Bevölkerungsmittel. — Bezüglich der Aufnahme erster sexueller

Kontakte (im Sinne von Coitus) gewannen wir den Eindruck einer deutlichen Verspätung. Wir sehen hier eine Beziehung zur Neurotizität unseres Samples in Analogie zu den mitgeteilten Fakten über Partnerwahl, Familienstand, Kinderzahl und neurotisches Kontaktverhalten.

5.1.3. Neurosekriterien[32]

Die folgenden Absätze beschreiben statistisch die für unsere Fragestellung wesentliche Neurose-Morbidität des Probandengutes.

5.1.3.1. Neurosenschwere

Die Neurosenschwere jedes einzelnen Zwillings wurde für 4 Bereiche gewichtet: für die Beeinträchtigung und den Leidensgrad in körperlicher, in psychischer, in sozialkommunikativer und in vitaler Hinsicht[33].

Tabelle 24. Verteilung der Neurosenschwere-Einstufung der 100 Probanden in allen vier Subskalen

I. Körperlicher Beeinträchtigungsgrad

Schwere	f
0 Pt.	11
1 Pt.	18
2 Pt.	32
3 Pt.	18
4 Pt.	15
5 Pt.	4
6 Pt.	2

II. Psychischer Beeinträchtigungsgrad

Schwere	f
0 Pt.	3
1 Pt.	16
2 Pt.	28
3 Pt.	28
4 Pt.	14
5 Pt.	6
6 Pt.	5

III. Sozialkommunikativer Beeinträchtigungsgrad

Schwere	f
0 Pt.	3
1 Pt.	14
2 Pt.	15
3 Pt.	26
4 Pt.	22
5 Pt.	4
6 Pt.	9
7 Pt.	5
8 Pt.	2

IV. Vitale Gefährdung

Schwere	f
0 Pt.	57
1 Pt.	31
2 Pt.	7
3 Pt.	1
4 Pt.	4

[32] Mit „Kriterien“ sind hier nicht so sehr diagnostische Kriterien gemeint, vielmehr umfaßt der Begriff hier Symptomzahl, Neurosenstruktur und die Neurosenschwereeinstufung. Bei dem letztgenannten Wert handelt es sich mehr um einen Parameter, einen Meßwert. Kriterium für die Neurose ist er nur in diesem Zusammenhang, vom Gesichtspunkt der Datenverarbeitung.

[33] Einzelheiten in Kap. 4.1.3.; Codieranweisung im Dokumentationsanhang 8.1.; kasuistische Beispiele in 6.1.4., 6.2.6. und 8.3.

Die Häufigkeitsverteilung in den 3 wesentlichen Skalen I—III zeigt für unser Material einen annähernd symmetrischen Verlauf. Lediglich die IV. Skala ist nicht normal verteilt, da für 57 Probanden keine erhöhte vitale Gefährdung via Neurose besteht. Man kann diese Schiefe unbedenklich in Kauf nehmen, da der Anteil dieser IV. Skala an allen vergebenen Schweregewichtspunkten relativ gering ist: nur 64 von insgesamt 899 Pt.

Die Summe der Gewichtungen aus den 4 Subskalen ergibt den Gesamt-Punktwert für die Neurosenschwere jedes Probanden: Der Wert kann zwischen 0 und maximal 24 Pt. liegen. Die empirischen Frequenzen werden in der folgenden Graphik abgebildet.

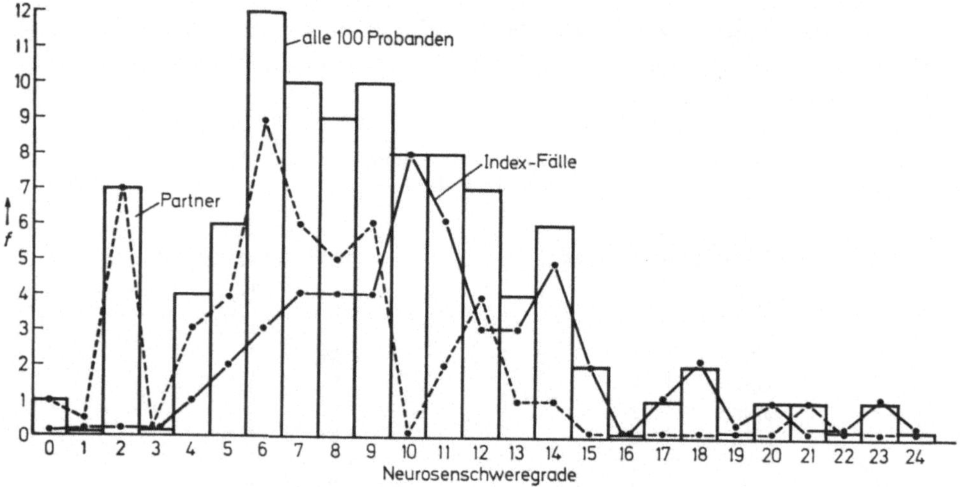

Abb. 1. Verteilung der Neurosenschweregrade

Die durchschnittliche Neurosenschwere aller Probanden beträgt ($\overline{X}=$) 8,99 Pt. (Median: 9,1). Die der Indexfälle liegt mit 10,9 Pt. erwartungsgemäß deutlich über der der Partner mit 7,08 Pt. Eine Differenzierung nach Altersgruppen ergibt für die 64 Erwachsenen einen Mittelwert von 9,94; für die 36 Kinder einen Mittelwert von 7,31 Pt.

Eine höhere Neurosenschwere mit steigendem Alter innerhalb der Teilgruppe der Kinder wird deutlich; in der Erwachsenengruppe liegt der Neurosenschweregrad älterer Probanden nicht mehr auffällig über dem der jüngeren Erwachsenen. Wir sehen darin eine Bestätigung der Neurosentheorie und der Erfahrung aus der psychoanalytischen Praxis: Das Risikoalter/Gefährdungsalter für die Erstmanifestation einer neurotischen Erkrankung ist im frühen Erwachsenenalter, mit 25—30 Jahren, im allgemeinen erreicht.

5.1.3.2. Symptomatik

Die Gesamtzahl der neurotischen Symptome aller 100 Probanden beträgt bei kumulativer Registrierung 657. Im Durchschnitt hatte also jeder Proband über 6 Symptome. Die Verteilung stellt sich wie folgt dar:

10 Probanden hatten	0— 2	Symptome
30 Probanden hatten	3— 5	Symptome
33 Probanden hatten	6— 8	Symptome
16 Probanden hatten	9—11	Symptome
11 Probanden hatten	12—14	Symptome (oder mehr) [34]
100 Probanden	657	Symptome

Wiederum lag das arithmetische Mittel bei den Indexpatienten mit 7,8 Symptomen höher als die durchschnittliche Symptomenzahl ihrer Zwillingspartner: 5,6.

Für jedes einzelne Symptom beurteilten wir seine *Pathogenese.* Die weit überwiegende Mehrzahl der Symptome, 551 von 657, wurden als vorwiegend psychogen diagnostiziert. Das entspricht unserer Probandenauslese und Fragestellung: Die eindeutig organisch bedingten Erkrankungen und Symptome sind an anderer Stelle registriert. — 38mal waren wir uns bei der Einstufung der Pathogenese im unklaren; überwiegend handelte es sich dabei um Nebensymptome, und zwar multifaktoriell bedingte Organmanifestationen wie urogenitale Erkrankungen bei Frauen, Hauterkrankungen, Miktionsstörungen, Enuresis, Stottern, sprachliche Retardierung oder motorische Unruhe bei Heimkindern, Kopfschmerzen und Fortlaufen bei fraglichem leichten organischen Psychosyndrom etc. Die genannten Symptome gingen jeweils in unsere weiteren Berechnungen mit ein.

Für die Symptome 1—5 jedes Probanden skalierten wir auch die *Symptomenschwere* als den Grad der jeweiligen Beeinträchtigung. Länger dauernde, absolute Pflegebedürftigkeit und/oder völlige Arbeitsunfähigkeit aufgrund der neurotischen Symptomatik (für die Dauer von 1/2 bis 3 Jahren) war bei 9 Menschen verzeichnet. Bei 2 Patienten dauerte diese extreme Behinderung länger als 3 Jahre.

Für die wichtigsten Symptome jedes Probanden wurde auch jeweils die *Dauer* ihres Bestehens chiffriert: Das Leitsymptom bestand bei 31 Probanden länger als 10 Jahre! 22 weitere Probanden hatten 5—10 Jahre an ihrer Hauptsymptomatik zu leiden; 31 weitere waren Symptomträger für mindestens 2—5 Jahre. Noch eindrucksvoller ist folgendes: 75 von 100 Probanden hatten 5 oder mehr Symptome und bei 27 Probanden zeigte sogar das 5. abgelochte Symptom noch eine Bestehensdauer von 5 bis über 10 Jahren. Weitere 31mal bestand das 5. Symptom 2—5 Jahre.

Diese mit großer Sorgfalt registrierten Befunde lassen erneut ernsthafte Zweifel an den von Eysenck wiederholt referierten Verlaufskurven über eine angeblich hohe Spontanheilungsrate neurotischer Symptome aufkommen. Eysenck hat mit aufwendiger Polemik gegen psychoanalytische Therapiebemühungen eine Untersuchung von Dencker [49] aus dem Jahre 1946 verbreitet, nach der ca. 45% der angeblich schweren Neurosen nach einem Jahr, ca. 65% nach 2 Jahren und über 90% nach 5 Jahren ohne jegliche Therapie (!) gebessert sein sollten. Der publizistische Aufwand, mit dem gerade Eysenck in den letzten Jahren nunmehr seine eigene Verhaltenstherapie gegen neurotische Symptome propagiert, steht hierzu in einem merkwürdigen Kontrast.

Über die *Häufigkeit* des Vorkommens der *einzelnen neurotischen Symptome* bei unserem Probandenkollektiv geben die Tabelle 82 und die Zusammenstellung in 8.3. (Dokum. Anhang) detailliert Auskunft. Die 14 häufigsten Symptome sind danach:

---

[34] Die Lochkarten hatten eine Aufnahmekapazität bis zu 14 Symptomen für jeden Probanden; einzelne Patienten hatten mehr als 14 Symptome. — Andererseits wurden beispielsweise mehrere verschiedenartige Phobien bei einem Menschen nur als 1 Symptom gezählt, entsprechend unserem Symptomenschlüssel (8.2.). Ein konkretes Abbild gibt die Symptomendokumentation im Anhang (8.3.).

Tabelle 25. Die 14 häufigsten Symptome

	f		f
Phobien	44	Schulleistungsschwierigkeit	20
Sodbrennen, Gastritis	30	Nägelknabbern	18
Kontaktstörung (s. 6.1.2.2.)	30	Obstipation	15
Appetitmangel	27	allgemeine motorische Unruhe	15
depressive Verstimmungen	26	Stottern	15
Ein- u. Durchschlafstörung	25	sonstige Urogenitalerkrankungen	15
nicht lokalisierbare Kopfschmerzen, Migräne	20	Daumenlutschen u. a. regressive Verhaltensstörung	15

Ein Vergleich mit anderen Statistiken stößt auf die Grenzen der je unterschiedlichen Klassifikation und der für unser spezielles Untersuchungsziel gewählten Aufdifferenzierung.

5.1.3.3. Strukturdiagnose

Über die Verteilung der Neurosenstrukturdiagnosen informiert die folgende Tabelle:

Tabelle 26. Neurosenstruktur-Diagnosen

f	
2	keine (=praktisch gesund)
17	nicht eindeutig zu bestimmen (insbesondere Kinder)
2	*schizoid*-hysterisch[35]
4	*depressiv*
1	depressiv-schizoid
2	depressiv-zwangsneurotisch
2	depressiv-hysterisch
9	*zwangsneurotisch*
2	zwangsneurotisch-schizoid
2	zwangsneurotisch-hysterisch
8	*hysterisch*
2	hysterisch-schizoid
8	hysterisch-depressiv
6	hysterisch-zwangsneurotisch
9	Mischstruktur mit *depressiven* Akzenten
3	Mischstruktur mit *zwangsneurotischen* Akzenten
7	Mischstruktur mit *hysterischen* Akzenten
14	sonstige (insbesondere Strukturen mit verminderter Ich-Stärke, Verwahrlosungsstrukturen etc.)

2mal bestand keine neurotische Strukturveränderung; 17mal konnten wir uns zu keiner Strukturdiagnose entschließen, weil die Probanden noch in einem kindlichen Alter standen: Entwicklungsspezifische Verhaltens- und Erlebnisweisen prävalieren hier und überdecken das noch nicht ausreichend differenzierte Neurotische im Charakter. Das schließt selbstverständlich auch bei Kindern ausgeprägte neurotische Symptombildungen nicht aus. — Deutlich wird die

[35] Rein schizoide Strukturen sowie die Kombinationen schizoid-depressiv und schizoid-zwangsneurotisch kamen nicht vor.

inzwischen bekannte Tatsache, daß reine Strukturen in der Minderzahl sind (21mal), daß sich vielmehr bei gründlicher Diagnostik meist Anteile auch von anderen Strukturen bei einer Persönlichkeit finden lassen: 27mal zwei Strukturanteile, 19mal Mischstrukturen mit Akzentuierungen. 14mal war das eindrucksvollste Strukturmerkmal eine Auflockerung der Abwehrmechanismen und/oder Überich-Schwäche im Sinne von Verwahrlosungszügen.

5.1.3.4. Psychologische Tests

Standardisierte psychologische Tests haben für die zuverlässige und sachgerechte Diagnostik der Neurosen nur als ergänzende Verfahren Bedeutung [258]. Diese Aussage würden auch wir heute noch voll unterstreichen. Aus den erörterten Gründen (4.3.2.) nahmen wir Tests vorerst nicht in unser Routineuntersuchungsprogramm auf, außer bei Kindern/Jugendlichen, wo Intelligenztests, die freie Zeichnung und der Sceno-Test zur Standarddiagnostik gehören. Den Erwachsenen stellten wir als Projektionsschild im Rahmen des diagnostischen Gespräches eine Reihe tiefenpsychologischer und Testfragen. Von diesen dokumentierten wir jedoch nur wenige in dem Untersuchungsbogen für die maschinelle Datenverarbeitung, z. B. die früheste Erinnerung, die Frage nach der erwünschten Höhe eines Lotto/Toto-Gewinnes, dessen angegebenen Verwendungszweck sowie die Testfrage nach drei illusionären Wünschen.

Von 76 Erwachsenen oder Jugendlichen wünschten sich 22 einen *Lotto/Toto-Gewinn* zwischen 100 000,— und 500 000,— DM; 4 Probanden wollten mehr als 500 000,— DM haben. 12 gaben an, sich gar keinen Gewinn zu wünschen oder mit Summen unter 1000,— oder 10 000,— DM zufrieden zu sein. — Bei der Phantasie über die *Verwendung des Gewinnes* bewerteten wir auch die Neurotizität der Antwort: Von den positiven Responces gaben 25 eine etwa alters- und situationsadäquate Verwendung an, während 41 Probanden verschiedene neurotische Phantasieverarbeitungsformen erkennen lassen: Sie sind neurotisch verlustängstlich, übersparsam, genußunfähig oder planlos-konfus oder investieren das Geld für neurotische Zielsetzungen (jemand mit einem Sammelzwang wünscht sich Fahrscheine etc.).

Tabelle 27. Testfrage: Drei Wünsche

f	
2	keine Wünsche geäußert
21	nicht alle Wünsche in Anspruch genommen, Wunschwelt neurotisch behindert
0	nicht alle Wünsche in Anspruch genommen, Neurotizität nicht zu beurteilen
2	nicht alle Wünsche in Anspruch genommen, Wunschwelt teils behindert, teils Riesenerwartungen
3	nicht alle Wünsche in Anspruch genommen, Wunschwelt adäquat
20	alle drei Wünsche in Anspruch genommen, Wunschwelt neurotisch verändert
2	alle drei Wünsche in Anspruch genommen, Wunschwelt in bezug auf Neurose nicht zu beurteilen
27	alle drei Wünsche in Anspruch genommen, Wunschwelt adäquat
0	sonstige
23	fehlende Angabe (meist Kinder)

Auch hier haben wir neben der Zahl in Anspruch genommener Wünsche wieder die Neurotizität der Responce auf dieses Testitem beurteilt und den Lochkartenschlüssel entsprechend zweidimensional konstruiert: Von 77 Probanden war bei 43 die Phantasiewelt deutlich neurotisch verändert. Korrelationen mit anderen Neurosekriterien und der frühkindlichen Entwicklung werden unten (5.2.1. u. 6.2.2.2.) beschrieben.

5.2. Merkmalsvergleiche

Für den folgenden Abschnitt wurde das vorliegende Datenmaterial EDV-technisch überwiegend mit dem VARTAB-Verfahren erschlossen [291]. Es ermöglicht die automatische Aufstellung bivariabler Frequenztabellen. — Wir werden bevorzugt solche Variablen beschreiben, bei denen durch statistische Tests ein Zusammenhang bzw. Unterschied gesichert ist.

5.2.1. Korrelation der Neurosekriterien

Der Neuroseschwerescore als unsere Maßeinheit für die Neurotizität wird mit zahlreichen weiteren Variablen korreliert und gewinnt so eine zentrale Bedeutung. Wir prüfen deshalb zuerst, ob Zusammenhänge mit anderen relevanten Neurosekriterien nachweisbar sind.

Es besteht mit $r = +0{,}7568$ eine eindeutig positive und hoch signifikante [36] *Korrelation* zwischen der Zahl registrierter *Symptome* und der *Neurosenschwere* bei unseren 100 Probanden.

Eingedenk der Entstehung des Neuroseschwerescore ist das nicht überraschend. Wichtig bleibt aber festzustellen, daß kein extremer, plus 1,0 angenäherter Wert erreicht wird. Die Angabe der Neurosenschwere ist also nicht durch einfaches Auszählen der Symptome ersetzbar.

Der Vergleich verschiedener *Neurosenstrukturen* mit der *Neurosenschwere* wie auch mit der *Anzahl von Symptomen* läßt folgende unerwartete Beziehung sichtbar werden: Diejenigen Neurosen, die zwanghafte Strukturanteile aufweisen, gehören hochsignifikant [37] und eindeutig zu den leichteren Neurosen und sind auch mit geringerer Symptomzahl gekoppelt. Die Probanden mit zwangsneurotischen Anteilen sind seltener als vital gefährdet eingestuft und ihre neurotische Beeinträchtigung ist auch im Sektor sozialkommunikativer Bezüge geringer.

Dieses Ergebnis hatten wir nicht vorhergesehen, eingedenk auch der bekanntermaßen häufig desolaten Entwicklung bei Zwangsneurosen [238]. Nachträglich bieten sich einige Erklärungshypothesen an: Der zwanghaft *Strukturierte*, der ja keineswegs eine manifeste Zwangs*symptomatik* (!) aufweisen muß, wird in jeder Hinsicht weniger risikofreudig sein als der Schizoide oder der Hysterische; auch dürfte er durch spezifisch zwanghafte Mechanismen gegen Suicidtendenzen stärker abgesichert sein als etwa der Depressive. Planloses Agieren wird ihm fremd sein, im Gegensatz zu dem Hysteriker oder dem Verwahrlosten. In seinen zwischenmenschlichen Beziehungen, z. B. bei der Partnerwahl, bewahren ihn seine strukturtypischen Vermeidungen, Skrupel oder anderen Reaktionsbildungen vor manchen Entscheidungen und damit auch folgenschweren Fehlentscheidungen; aufgrund einer gewissen Rigidität wird er zu größerer Konstanz seiner zwischenmenschlichen Verhaltensweisen tendieren. Insgesamt scheinen also zwangsneurotische Strukturanteile und die mit ihnen gekoppelten neurotischen Abwehrvorgänge einen gewissen Schutz zu bieten.

Neurotisches Besitzverhalten steht in positiver Beziehung mit höherer Symptomzahl (signif. für die erw. Prob.). — Ebenso verhält es sich mit der Responce auf die *Drei-Wünsche-Frage*. Sie korreliert mit der Neurosenschwere. Wir unterschieden dabei 2 Aspekte: (1) Die Zahl der geäußerten Wünsche und (2) die in den Wunschphantasien manifestierte Neurotizität. — Ergebnis: (1) Ob jemand alle 3 angebotenen

---

[36] T-Test Studentverteilung mit 98 DF: 1 α $p<0{,}00025$. Die Regressionsgerade wird dargestellt durch die Gleichung $y=3{,}0001630783+0{,}854910559\,x+2{,}4763031006$.

[37] Signifikanzniveaus: $p<0{,}05$, $p<0{,}01$, $p<0{,}005$, $p<0{,}0005$.

Wünsche auch ausnutzt oder nicht, korreliert überhaupt nicht mit der Anzahl der bei ihm gefundenen neurotischen Symptome. Nach der These der im bewußten Erleben gehemmten oralen Wunschwelt und neurotischen Bescheidenheit hätten wir hier eine positive Beziehung erwartet. Betrachtet man hingegen (2) die sich in den Wunschphantasien manifestierende Neurotizität, dann ist die Beziehung zur Neurosenschwere eindeutig positiv [38].

Das Ergebnis hinsichtlich der *Lotto-Toto-Wunschfrage* war analog: Die gewünschte Gewinnhöhe korreliert nicht mit der Neurosenschwere bzw. der Symptomzahl eines Probanden; dagegen kann man aus dem Umgang mit dieser Testfrage, aus dem komplexen Phantasie-Responce auf diesen Chancen-Stimulus brauchbare Anhaltspunkte für die Neurotizität gewinnen.

Die *früheste Erinnerung* (Deckerinnerung) beinhaltet bei den Menschen mit höherer Symptomzahl auch häufiger ein unangenehmes Ereignis (deutl. Tendenz [39]). Bekanntlich muß es sich bei der Deckerinnerung im psychoanalytischen Sinne nicht um eine reale Erinnerung an ein objektiv belegtes Vorkommnis handeln.

5.2.2. Neurosekriterien und aktuelle Sozialdaten

Vergleichen wir unsere beiden wesentlichen Neuroseindikatoren mit weiteren Daten des aktuellen sozialkommunikativen Verhaltens, dann ergibt sich erwartungsgemäß, daß die *Neurotizität der außerfamiliären Partnerschaftsbeziehungen* (s. Tabelle 18) sehr hoch signifikant [40] vergesellschaftet ist mit schwerer Neurose wie auch mit höherer Symptomzahl.

Die Zusammenhänge zwischen Neurose und *Berufserfolg* sind eindeutig: Am Kriterium des Berufsabschlusses zeigt sich, daß diejenigen Probanden ohne gelernten Beruf oder mit einer Kurzausbildung sich hochsignifikant [41] häufiger in der Kategorie schwerer Neurotischer finden als alle anderen mit abgeschlossener Lehre oder höherem Berufsabschluß. Sinngemäß dasselbe gilt für die Symptomzahl: Auch sie ist signifikant höher bei beruflich nicht oder nur kurz ausgebildeten Probanden.

Tabelle 28

N-Schwere:	Berufsabschluß	
	kein	Lehre und mehr
0— 8 Pt.	5	21
9—24 Pt.	18	17

n=61 [42]

[38] $p<.0125$.

[39] Mit „deutlicher Tendenz" bezeichnen wir immer einen gerade noch nicht signifikanten Befund, der einer Zufallsfehlerwahrscheinlichkeit zwischen 5 und 10% entspricht ($0,10>p>0,05$).

[40] $p<0,00025$, $p<0,0025$.

[41] 1 *a* $p<0,0125$.

[42] Bei den folgenden Unterschiedsprüfungen wird es häufiger vorkommen, daß n kleiner als 100 ist. Für einzelne Fragestellungen haben nicht alle 100 Probanden das Kriteriumsalter erreicht, z. B. die Kinder; oder einzelne Angaben zur Frühgenese bei Erwachsenen fehlen etc. Für Kombinationsfragen reduziert sich gelegentlich das zu vergleichende Probandengut aus diesem Grunde noch stärker.

Eine relativ große Anzahl der erwachsenen Zwillinge (n=34) hat den *ausgeübten Beruf* im Laufe des Lebens *gewechselt.* Unabhängig von dem Niveau der Ausbildung ergibt ein Vergleich, daß schwerer Neurotische deutlich mehr zu diesem Verhalten tendieren. — Bei der Aufschlüsselung der *Gründe* für einen Berufswechsel stößt man erneut auf eine Beziehung: Die schwerer Neurotischen und die mit zahlreicheren Symptomen haben eindeutig öfter wegen seelischer Schwierigkeiten oder Personenstandsänderungen gewechselt. Die Vergleichsgruppe dagegen mußte überwiegend aus äußeren Schicksalsgründen den Beruf ändern oder wegen der spezifischen Bedingungen der jeweiligen Berufslaufbahn [43].

Sogar die Art des beruflichen *Vertragsverhältnisses* weist eine deutliche Tendenz auf: Die Gruppe der Beamten und Angestellten produziert relativ weniger Symptome als die Gesamtheit der anderen Probanden (summiert: Arbeiter, Selbständige, Rentner, Hausfrauen und Sozialunterstützungsempfänger). Für die *gegenwärtige soziale Stellung* der Probanden (bzw. bei Kindern: ihrer Eltern) und ihre Beziehung zur Neurosenschwere oder Symptomzahl zeigen die Zahlenkombinationen nicht einmal eindeutige Tendenzen. Schichtwechsler und Angehörige niedrigerer Schichten sind vielleicht [44] etwas schwerer neurotisch, insbesondere im Bereich somatischer Manifestationen und vitaler Gefährdung. Eine auch nur vorläufige Interpretation erscheint uns zu gewagt. — Korrelationen der *Wohnverhältnisse* mit der Neurosenschwere wurden auch nicht deutlich.

Deutliche Tendenzen zeigt der Zusammenhang mit *Schulfortschritten:* Die früher guten und mittleren Schüler sind häufiger auch nur leicht neurotisch; schlechte Schüler, Schulversager und ehemalige Klassenwiederholer hingegen öfter schwer neurotisch.

Während die formelle *Konfessionszugehörigkeit* neurosenpathognomonisch irrelevant zu sein scheint, fällt auf, daß alle 4 Probanden unseres Samples, die aus eigenem Antrieb zu einem anderen Glauben übergetreten sind, mit einem Punktscore von 17—23 zur Gruppe der schwerstgestörten Neurotiker gehören.

Statistisch überprüfte Korrelationen und signifikante Häufigkeitszusammenhänge beweisen bekanntlich kein Kausalverhältnis. Auch über die Richtung einer Ursache-Folge-Relation können sie nichts aussagen. Für einzelne oben aufgewiesene Zusammenhänge muß man hinzufügen, daß die eine Variable (z. B. Schulfortschritte) in die Gewichtung der anderen (z. B. Neurosenschwere) miteingehen kann. Bei anderen wird man eine Bestätigung für unsere Skalierungsbemühungen erblicken können. — Wir wollen deshalb die Mitteilung der in diesem Abschnitt genannten Zusammenhänge nicht durch weitergehende Hypothesenbildungen belasten.

5.2.3. Index-Partner-Unterschiede

Die Unterschiede zwischen den Indexpatienten und ihren Zwillingspartnern berühren bereits ein zentrales Thema: Bestimmte frühkindliche Differenzen könnten psychopathogenetisch mit einer später gefundenen abweichenden Neurotizität zusammenhängen. Die Fakten sollen dennoch bereits an dieser Stelle im Sinne einer erweiterten Materialbeschreibung mitgeteilt werden. Die Eiigkeitsdiagnose der Zwillinge ist dabei unberücksichtigt gelassen.

Tabelle 29. Index-Partner-Unterschiede der Neurosenschwere

		Neurosenschwere in Pt.			
		0—6	7—8	9—11	12—24
Zuteilung zum Sample als	Index	6	8	18	18
	Partner	24	11	8	7

n=100

[43] Fisher-Yates: 2 α $p<0{,}005$ bzw. $p<0{,}02$.

[44] Chi^2-Wert: 1,00, d. h. $p>0{,}20$ (!).

Post hoc erstaunt es nicht, daß die *Indexfälle schwerer* neurotisch *krank* sind als ihre Partner. Auch in jeder der 4 Subskalen haben im Durchschnitt die Indexfälle höhere Punktwerte. Die Zahl ihrer Symptome liegt höher. — Vergleicht man in jedem Paar beide Zwillinge, dann findet sich 41mal der Index-Patient schwerer neurotisch eingestuft als sein Zwillingspartner; 8mal der Partner schwerer; 1mal ergeben sich für beide gleiche Punktwerte. — Fazit: Aus allen entsprechenden Gegenüberstellungen resultieren statistisch höchst signifikante[45] Unterschiede in derselben Richtung.

Zwingend zu erwarten war dieser Befund nicht: könnte man doch auch mit Hinweis auf die Rollenposition in der Paarbeziehung vermuten, daß vielleicht der dominierende Aktivere, noch relativ Gesündere den Schritt zum Psychotherapeuten eher wagt. Auch wäre es denkbar, daß dem neurotischen Indexzwilling ein noch schwerer gestörter, z. B. psychotisch erkrankter Zwillingspartner zugeordnet wäre, der seinerseits wegen der Ausprägung der Störung gar *nicht mehr* in eine Neurosenpoliklinik, sondern in eine psychiatrische Institution käme. Die Befunde von Tienari, dessen neurotische Zwillinge verschiedentlich psychotische Partner hatten, legen diese Hypothese nahe. — Wir können jedoch die durchschnittlich schwerere Neurotizität des Indexpatienten als gesicherten Parameter unseres Samples betrachten.

Meßbarer Ausdruck neurotischer Beeinträchtigung ist auch folgendes: Die Indexfälle haben häufiger als ihre Partner ein geringes persönliches *Einkommen*. Dieser Befund weist auf die Richtung der Abhängigkeitsbeziehung hin: Die Neurose führt zu niedrigerem Einkommen — nicht umgekehrt, wie man gelegentlich erwägt; denn die sozialen Startbedingungen waren bei intrapaarigem Vergleich für alle Paare übereinstimmend, sogar bei dem getrennt aufgewachsenen EZ-Paar! — Auch verhalten sich die Indexzwillinge im faktischen Umgang mit ihrem Besitz häufiger neurotisch (Tendenz). — Eine neurotische Reaktion bei der entsprechenden *Testfrage nach 3 Wünschen* äußern häufiger die Indexpatienten (s. signif.)[46].

Die Index-Patienten leben im Vergleich zu den Zwillingspartnern aus neurotischen Gründen signifikant häufiger völlig ohne Wahlpartnerschaft. — Soweit sie verheiratet sind, kommt eine neuroseverdächtige *Alterskonstellation zum Ehepartner* 5mal bei Indexfällen vor, aber nur 1mal bei einem Co-Twin: Ein Mann heiratet in Mutterübertragung eine wesentlich ältere Frau oder eine Frau ist in phallischer Dominanzposition mit einem jüngeren Mann liiert. (Wegen der kleinen Zahl statistisch nicht überprüfbar.)

Von besonderem Interesse sind die *Differenzen in der Kindheit.*

Einer der auffälligsten Befunde der gesamten Untersuchung ist die Tatsache, daß unsere *Indexfälle häufiger die Erstgeborenen* waren.

Tabelle 30. Geburtsrangfolge

		Z I	Z II
Zuteilung zum Sample als	Index	30	17
	Partner	17	30

n=94[47]

Auch das durchschnittliche Geburtsgewicht der Indexfälle (2420 g) stimmt mit dem der Partner (2416 g) genau überein.

[45] 6 Chi^2-Werte mit Signifikanzschranken zwischen $p<0{,}005$ u. $p<0{,}00025$.

[46] $p<0{,}0125$.

[47] $p<0{,}025$. — Bei 6 Probanden ist die Geburtsrangfolge nicht bekannt.

Beides spricht erneut gegen die Hypothese einer Neurosengenese bei Zwillingen aufgrund erhöhter perinataler Belastungen. Ein methodenkritischer Einwand gegen Zwillingsuntersuchungen bei Neurosen, der sich auf diese biologische Sonderstellung beruft, muß somit nachdrücklich zurückgewiesen werden.

Ein richtungweisendes Ergebnis beim Index/Partner-Vergleich ist die Verteilung von *Dominanz* und Unterordnung in der Frühkindheit (= Alter: 0—7 Jahre) der Probanden. Soweit eine entsprechende Rollendifferenzierung überhaupt stattfand, zeigt sich hier: Der später Neurotische, also der Indexpatient, war häufiger auch der Untergeordnete in der Paardyade, der Partner dann jeweils in Dominanzposition (s. signif.) [48].

Tabelle 31. Rollenposition

		Unterordnung	Dominanz
Zuteilung zum Sample als	Index	18	6
	Partner	6	18

n=48 [49]

Dieselbe Rollenverteilung ist übrigens auch noch in dem Entwicklungsalter von 7 bis 21 Jahren vorhanden (s. signif. [48]). — Vorwegnehmend sei gesagt, daß auch die Entwicklung einer Dominanzposition nicht vom Geburtsgewicht abhängt. — Die späteren Indexfälle sind im Vergleich zu ihrem Partner und auch relativ zur Durchschnittsnorm deutlich *stiller*, die Partner häufiger die Lebhafteren.

Es ist bei unserem Sample insgesamt 13mal vorgekommen, daß den *einen* Zwillingspaarling jeweils deutlich stärkere emotionale *Belastungen* betroffen hatten bei im übrigen etwa gleicher frühkindlicher Peristase (s. S. 73). Es zeigt sich nun — und auch dieser Befund ist hoch signifikant [50] —, daß 11mal ein Indexpatient, aber nur 2mal ein Partner in diese Kategorie fällt. — Wir fanden ferner, daß der Partner in dem Alter zwischen 7 und 21 Jahren gegenüber seinem Indexgeschwister häufiger eine Bevorzugung seitens einer Pflegeperson erlebt hatte.

Tabelle 32. Bevorzugung durch Pflegeperson (7—21jährig)

		Bevorzugung	Benachteiligung
Zuteilung zum Sample als	Index	3	12
	Partner	12	1

n=28 [50]

In der Tendenz (d. h. statistisch noch nicht signifikant) war dieselbe Konstellation auch frühkindlich vorgegeben.

5.2.4. Geschlechtsunterschiede

Eine romantisierende „Psychologie der Geschlechter" wird heute zu Recht kritisch reflektiert. Dennoch kann die Frage nach Geschlechtsunterschieden in unserem Probandenkollektiv nicht völlig vernachlässigt werden. Auch der vorsichtig Urteilende

[48] $p<0{,}005$.
[49] $p<0{,}01$.
[50] $p<0{,}002$.

kann bestimmte biologisch fundierte Geschlechtsunterschiede hinsichtlich psychischer Merkmale nicht leugnen. Vor allem aber wird in unserer Kultur eine unterschiedliche Bewertung der Geschlechter noch immer praktiziert; die damit verbundenen geschlechtsspezifischen Rollendifferenzierungen, Bevorzugungen und Nachteile könnten neurosenpathogenetisch relevant sein. Insofern verdienen alle Befunde, die eine überzufällige Koppelung mit einem Geschlecht besitzen, für unsere zentrale Frage eine Bedeutung.

Die Geschlechtsverteilung bezüglich der Neurosenschwere zeigt ein Überwiegen *körperlicher* Beeinträchtigung bei den *weiblichen* Probanden.

Tabelle 33. Neurosenschwere (körperlich)

		0—2 Pt.	3—6 Pt.
Geschlecht	männlich	39	12
	weiblich	22	27

n=100 [51]

Eine Tabulierung der beobachteten *neurotischen Symptomatik* nach Geschlechtern zeigt bei jedem der im folgenden genannten Symptome ein Überwiegen der *weiblichen* Probanden im Verhältnis 2 : 1 oder noch stärker: Depressive Verstimmungen, Phobien, Schlafstörungen, Hyperphagie, Obstipation, Asthma, Kollaps, Myalgien sowie in den Kategorien „sonstige Urogenitalerkrankungen“ und „sonstige psychosomatische Störungen“, ferner selbstverständlich auch bei Frigidität. In der gleichen Weise überwiegen die *männlichen* Probanden bei den Symptomen: Larvierte Zwänge, Schlafhandlungen, Ulcus, Stottern, Nicotinabusus, aggressive Verwahrlosung, sexuelle Verwahrlosung, Lügen, Erziehungsschwierigkeiten, motorische Erregungsausbrüche sowie selbstverständlich auch bei Potenzstörungen. Wegen der insgesamt zu geringen Besetzung der Felder sind die geschlechtsspezifischen Unterschiede lediglich bei zwei Symptomen statistisch signifikant: bei der Frigidität und den sonstigen Urogenitalerkrankungen (Blasenstörungen und Menstruationsunregelmäßigkeiten). Gruppiert man die Symptome in psychische (Nr. 1—20) [52], somatische (Nr. 21—57) und charakterologische (Nr. 58—78) und registriert, wie oft in jeder dieser 3 Kategorien ein deutliches Überwiegen der weiblichen oder männlichen Probanden zu beobachten ist, dann ergibt sich ein Überwiegen der männlichen Probanden bei den Verhaltensstörungen (m : w = 14 : 2), während die weiblichen Probanden bei den psychischen (w : m = 11 : 7) und insbesondere bei den somatischen (w : m = 20 : 13) gehäuft zu finden sind (s. Tabelle im Anhangskap. 8.2.).

Störungen bei der Mutter in der Schwangerschaft mit den Zwillingen traten häufiger dann auf, wenn daraus Jungen hervorgingen (signif.). Noch auffälliger ist folgender Befund: Wenn der Zwilling männlich war, wurde häufiger angegeben, die *Schwangerschaft als solche* — nicht etwa dieser männliche Stammhalter — sei *erwünscht gewesen* (signif.).

Soweit es sich hier nicht um eine Zufallszahlenkombination handelt, fällt die Interpretation schwer: (1) bei einem Jungen, der generell häufiger erwünscht ist, transferiert die

[51] s. signif. $p<0{,}005$.

[52] Code-Nr. der Symptome s. Tabelle S. 193 ff

Mutter im nachträglichen Erleben diese Erwünschtheit auf die Schwangerschaft als solche; oder (2) das Zusammentreffen von Erwünschtheit der Schwangerschaft mit Jungengeburt bzw. Unerwünschtheit mit Mädchengeburt wäre eine neurotisierende Faktorenkombination.

Allgemein bestätigte sich auch bei unserem Sample die Tendenz, daß mehr Jungen in ihrer Geschlechtsrolle spontan *akzeptiert* werden als Mädchen.

Einen aus der Entwicklungspsychologie geläufigen Geschlechtsunterschied sahen auch wir: Die Jungen lernen im Durchschnitt später *sprechen* als die Mädchen (s. signif.) [53]. — Als ausgesprochen lebhaft werden 8mal Jungen, aber nur 2mal Mädchen bezeichnet. — Ebenfalls mit der originär geschlechtsgebunden stärkeren *Motorik* dürfte das Überwiegen der Jungen bei den beobachteten starken *Trotzreaktionen* zu begründen sein (s. signif.) [54].

5.2.5. Altersunterschiede

Eine zusammenhängende Darstellung der Altersgruppen-Unterschiede ist wegen der Erörterung in den betreffenden Kapiteln nicht erforderlich. Die *Gesamtzahl der Symptome* beträgt bei den Kindern 176, bei den Erwachsenen 481. Die durchschnittlich höhere Symptomzahl bei den Erwachsenen (s. signif.) [55] *beruht auf unserem kumulativen Erfassungsmodus.* Aus teilweise denselben Gründen zeigen die Erwachsenen einen höheren Punktwert der Schwere ihrer manifestierten Neurose gemäß unserer Skalierung (signif.).

Differenziert man die *Symptomgruppen,* so ergibt sich als Schwergewicht bei den Kindern der charakterologische Manifestationsbereich, während bei den Erwachsenen die psychischen und somatischen Symptombildungen überwiegen. Im einzelnen sind bei Kindern die Symptome Anorexie, Stottern, Tics, Enuresis nocturna, Nägelknabbern, regressive Verhaltensweisen, Schulschwierigkeiten und Erziehungsschwierigkeiten häufiger. Ein deutliches, teilweise 4faches Übergewicht der Erwachsenen zeigt sich hingegen bei den Symptomen: depressive Verstimmung, Suicidgedanken, Suicidversuche, Zwangsgedanken, Schlafstörung, Gastritis, Obstipation, Kollaps, Kopfschmerzen, Frigidität, Alibidinie sowie den Kategorien „sonstige Urogenitalerkrankungen“ und „sonstige psychosomatische Erkrankungen“ und bei den Arbeitsstörungen.

Einzelheiten sind auch hier aus der Tabelle im Anhang (8.2.) ersichtlich.

---

[53] $p<0,0125$.
[54] $p<0,001$.
[55] $p<0,0025$.

6. Ergebnisse

6.1. Erb-Determinanten

Zuerst wird die Frage untersucht, ob die interindividuelle Varianz hinsichtlich der neurotischen Krankheitsmanifestation auch durch Erbfaktoren determiniert ist. Hierzu wählen wir bei unserer Zwillingsstudie zwei Ansätze:

1. Den Vergleich der Intrapaardifferenzen von EZ- und ZZ-Paaren bezüglich ihrer Neurosenschwere;
2. die Unterschiedsprüfung der Konkordanzraten bei EZ und ZZ, soweit es sich um alternativ verteilte Merkmale handelt, dazu gehören die neurotische Einzelsymptomatik, bestimmte Gruppen von Symptomen, die Neurosenstrukturtypen etc.

6.1.1. Intrapaardifferenzen-Vergleich

Der vom Verfasser entwickelte Neurosenschwerescore (Kap. 4.1.3. und 8.1.) ermöglicht eine quantifizierende Beschreibung des Untersuchungsgutes. Die empirische Verteilung der einzelnen Neuroseschweregrade in unserem Probandengut ist in Kap. 5.1.3.1. dargestellt. Im Falle eines erblich determinierten Merkmales müßte bei den EZ der Unterschied der einzelnen Partner eines jeden Paares, die Intrapaardifferenz, im Durchschnitt geringer sein als bei den ZZ. Die folgende Frequenztabelle (Tabelle 34, S. 88) zeigt im Überblick diese Intrapaardifferenzen und ihre Streuung über die EZ- und die ZZ-Paare.

Zusammengefaßt ergeben sich folgende arithmetische *Mittelwerte* für die *Intrapaardifferenzen* (IPD):

Erwachsene EZ: 4,06 Punkte	Kinder EZ: 3,16 Punkte
Erwachsene ZZ: 5,35 Punkte	Kinder ZZ: 4,5 Punkte
alle erw. Prob.: 4,75 Punkte	alle kindl. Prob.: 4,05 Punkte

Die Kinder haben einen niedrigeren Mittelwert ihrer IPD. Der Grund: Ihre Neurosenschwerewerte liegen im Durchschnitt niedriger; dadurch sind auch die Abstände zwischen den beiden Partnern eines Paares geringer.

Sowohl bei den Erwachsenen als auch bei den Kindern ist die durchschnittliche Punktdifferenz bei den EZ-Paaren geringer als bei den ZZ-Paaren. Das für unsere Fragestellung zentral bedeutende *Ergebnis* lautet:

Die durchschnittliche IPD aller 21 EZ beträgt 3,809 Punkte, $\sigma = 3,52$;
die durchschnittliche IPD aller 29 ZZ beträgt 5,00 Punkte, $\sigma = 2,99$.

Tabelle 34. Intrapaardifferenzen der Neurosenschwere

Frequenzliste differenziert nach EZ- und ZZ-Paaren, Erwachsenen und Kindern

IPD [56]	Erw. EZ	Ki. EZ	Erw. ZZ	Ki. ZZ
	f	f	f	f
0 Pt.	—	1	—	—
1 Pt.	2	2	2	1
2 Pt.	4	—	3	1
3 Pt.	4	—	1	—
4 Pt.	1	1	1	4
5 Pt.	1	—	3	4
6 Pt.	—	1	3	—
7 Pt.	2	1	—	1
8 Pt.	—	—	1	1
9 Pt.	—	—	—	—
10 Pt.	—	—	—	—
11 Pt.	—	—	1	—
12 Pt.	—	—	2	—
13 Pt.	—	—	—	—
14 Pt.	—	—	—	—
15 Pt.	—	—	—	—
16 Pt.	1	—	—	—
	n=15	n=6	n=17	n=12
	21 EZ		29 ZZ	

Der Unterschied zwischen dieser mittleren Intrapaardifferenz aller EZ-Paare (3,809) und der aller ZZ-Paare (5,00) liegt außerhalb der Zufallsstreuung [57]. Die Null-Hypothese muß demzufolge zurückgewiesen, die Alternativhypothese akzeptiert werden; sie besagt: Die Gruppe der EZ und die der ZZ unterscheiden sich statistisch signifikant hinsichtlich des beurteilten Merkmales, ihrer mittleren Intrapaardifferenz der Neurosenschwere. Unter den oben erörterten Voraussetzungen bedeutet das:

Die interindividuelle Varianz neurotischer Beeinträchtigung und Krankheitsmanifestation, wie wir sie mit Hilfe des Neurosenschwerescores erfaßten und gewichteten, ist auch erblich determiniert.

Das Wort „auch" — im Sinne: neben anderen Faktoren — sollte beachtet werden, ebenso wie ein erneuter Hinweis auf die Bedeutung von „erblich" in diesem Zusammenhang (2.1.2.).

Um das fragliche Gewicht eines *Geschlechtsfaktors* zu erfassen, ist es sinnvoll, den IPD-Wert für die PZ-Paare getrennt zu berechnen: Er beträgt für alle 13 PZ-Paare im Durchschnitt 4,846 Punkte und liegt damit etwas unter [58] dem Mittelwert für alle ZZ-Paare. Wir folgern: Der Geschlechtsfaktor als Fehlerquelle — extrahierbar

[56] Intrapaardifferenzen in Punkten der gewichteten Neurosenschwere.

[57] Der U-Test ergibt einen Z-Wert —1,88262. Dieser ist bei einer Irrtumswahrscheinlichkeit von 3% signifikant.

[58] Vermutlich wegen eines leichten relativen Überhanges kindlicher PZ.

durch die getrennte Berechnung der IPD der PZ und der übrigen ZZ — kann also nicht ausschlaggebend sein für die größere Intrapaardifferenz der ZZ- gegenüber den EZ-Paaren.

Bei getrennter Berechnung der *Neurosenschwere* für jede der 4 *Subskalen* ergeben sich folgende Durchschnittswerte der *Intrapaardifferenzen:*

Tabelle 35. Mittelwerte für die IPD der Neurosenschwere in den 4 Subskalen

	IV vital	I körperl.	II psych.	III so-ko
21 EZ-Paare	0,62	1,19	1,14	1,90
29 ZZ-Paare	0,86	1,41	1,58	1,69

Das Anwachsen der Mittelwerte von Skala IV über I bis III ist eine Konsequenz der Skalenkonstruktion. Die einzelnen Subskalen sind unterschiedlich breit angelegt.

Ergebnis: Erwartungsgemäß und entsprechend der Erbhypothese ist auch die durchschnittliche Differenz der EZ-Paare jeweils geringer als die der ZZ-Paare. Überraschenderweise gilt diese Relation nicht für den Bereich sozialkommunikativer Beeinträchtigung: hier ist diese Beziehung sogar umgekehrt. Eine vorsichtige Interpretation dieser (statistisch noch nicht signifikanten) Tendenz muß mindestens an die bekannte Möglichkeit der polaren Rollendifferenzierung gerade bei den EZ denken lassen. Es würde bedeuten, daß einige neurosenpathologische Befunde bei den EZ aufgrund der Rollenbeziehung divergieren, diese somit *diskordanz*verstärkend wirkt. Den Aussagen über eine erbgenetische Mitbeteiligung am neurotischen Geschehen insgesamt käme damit eher ein noch größeres Gewicht zu.

Ohne diese hier unbewiesene Hypothese überzubetonen, sollte sie doch erwähnt werden im Hinblick auf die häufigen und weniger gut belegten kritischen Äußerungen, die jegliche *Konkordanz* bei EZ mit soziodynamischen Modellen angeblich größerer gegenseitiger Identifikation der EZ zu erklären versuchen.

6.1.2. Konkordanz/Diskordanz-Methode

Für „die“ Neurose — als Krankheitseinheit verstanden — hatten wir einen Vergleich der Konkordanzraten von EZ und ZZ als inadäquate Methode abgelehnt. Dagegen ist die Anwendung der klassischen Konkordanz/Diskordanz-Methode durchaus geeignet und legitim bei alternativ abgrenzbaren Merkmalen. Die neurotischen Symptome sind solche diskreten Merkmale. Ihre Frequenzen sowie die empirischen Zuordnungen zu den Altersgruppen, den Geschlechtern und vor allem den EZ und ZZ nach Konkordanz und Diskordanz sind im Anhang (8.2.) tabellarisch zusammengestellt. Auf den dort mitgeteilten Primärbefunden und Häufigkeitsverteilungen basieren die folgenden Tabellen.

6.1.2.1. Gesamte Symptomatik

Die Verteilung aller 657 neurotischen Symptome auf die 21 EZ- und die 29 ZZ-Paare führt zu der wichtigen Vierfeldertabelle 36:

Tabelle 36. 657 neurotische Symptome

	konk.	disk.	Konk.-Rate
die 21 EZ-Paare hatten	76	156	32,76%
die 29 ZZ-Paare hatten	50	249	16,72%

In dieser Vierfeldertabelle sind alle je beobachteten neurotischen Symptome aller 100 Probanden summiert: Jedes registrierte Symptom wurde der oberen oder unteren Zeile zugeordnet, je nachdem, ob es bei einem EZ oder bei einem ZZ vorkam, und dann in die linke Spalte eingetragen, wenn der Zwillingspartner das Symptom auch hatte [59], oder in die rechte, wenn das nicht der Fall war.

76mal kam eines der neurotischen Symptome bei beiden Partnern eines EZ-Paares also konkordant vor; 156mal hatte nur einer der EZ-Zwillinge ein solches Symptom. Das entspricht einer Konkordanzrate für die EZ von 32,76%. — Bei den ZZ trat 50mal ein Symptom konkordant auf, 249mal diskordant. Die Konkordanzrate beträgt hier 16,72%.

Der Unterschied der beiden Gruppen, der EZ- und der ZZ-Paare, bezüglich ihrer Konkordanzraten ist statistisch sehr hoch signifikant [60]; für die Manifestation neurotischer Symptomatik ist also ebenfalls eine erbliche Komponente als erwiesen anzusehen.

Die Konkordanzrate der EZ liegt vergleichsweise nicht sehr hoch. Es wäre verfehlt, aus einer hohen Signifikanz eines Befundes auf eine hohe erbliche Penetranz oder auf eine hohe Manifestationswahrscheinlichkeit zu schließen. Hohe statistische Signifikanz bedeutet lediglich: Es ist ganz außerordentlich unwahrscheinlich, daß es sich hier vielleicht nur um einen Zufallsbefund handelt.

Ein statistisch-methodischer Einwand könnte die Berechtigung zur Anwendung des 4-Felder-Tests in Zweifel ziehen, weil in den Chi²-Wert in diesem Falle von einer Person mehrere Daten (Symptome) eingehen, die nicht ganz unabhängig voneinander sind. Wir erstellten deshalb in einer weiteren Auswertung eine Vierfelder-Tabelle unter Heranziehung nur *eines Symptoms.* Wir wählten hierfür von dem Indexpatienten sein erstes lochkartentechnisch dokumentiertes Symptom, das verabredungsgemäß sein schwerstes und *Leitsymptom* war. Registriert man nun, wie oft auch der Zwillingspartner (überhaupt und irgendwann einmal) dieses selbe Symptom gezeigt hatte, dann ergibt sich folgende Tabelle:

Tabelle 37. Leitsymptom

	konk.	disk.	Konk.-Rate
21 EZ-Paare	11	10	52,4%
29 ZZ-Paare	4	25	13,8%

n = 50 [61]

[59] In diesem Falle wurde das Symptom für dieses Paar nur einmal verzeichnet. Die Zahl der konkordanten Symptome aus dieser Tabelle muß deshalb verdoppelt werden, wenn man die Gesamtzahl von 657 Symptomen erhalten will, die bei unserem 100-Probanden-Kollektiv ausgezählt worden waren.

[60] Chi^2, 1 α $p < 0{,}00025$.

[61] Fisher-Yates, 1 α $p < 0{,}01$.

Auch diese Verteilung ist statistisch hochsignifikant zugunsten der Erbhypothese. Die folgenden Aufdifferenzierungen können also unbedenklich ausgewertet werden.

Kinder / Erwachsene:

Zuerst interessierte uns, ob die pauschale Symptomkonkordanztabelle für Kinder ebenso wie für Erwachsene gilt. Die entsprechende Verteilung bei den 32 erwachsenen und bei den 18 kindlichen/jugendlichen Paaren lautet:

Tabelle 38. Symptome der Erwachsenen

	konk.	disk.	Konk.-Rate [62]
15 EZ	56	134	29,5%
17 ZZ	34	176	11,4%

Tabelle 39. Symptome der Kinder/Jugendlichen

	konk.	disk.	Konk.-Rate [63]
6 EZ	20	22	47,6%
12 ZZ	16	82	16,3%

Das im Gesamtkollektiv ermittelte Ergebnis gilt somit für die *Teilgruppe der Erwachsenen ebenso wie für die Kinder. Eine Beteiligung erblicher Komponenten bei der neurotischen Symptommanifestation* zeigt sich in beiden Tabellen mit hoher statistischer Signifikanz.

Bei einem Vergleich fallen jedoch *Unterschiede* auf: Die Konkordanzraten bei den erwachsenen und bei den kindlichen/jugendlichen EZ-Paaren unterscheiden sich signifikant [64] in Richtung einer wesentlich höheren Konkordanz bei den kindlichen/jugendlichen EZ. Auffälligerweise liegen die Konkordanzraten für die ZZ in gleicher Höhe, so daß bestimmte formalstatistische Gründe als Ursache ausscheiden.

Die nächstgelegene Interpretation wäre, daß die kindlichen neurotischen Symptome stärker erbdeterminiert sind und daß mit zunehmendem Lebensalter die Wahrscheinlichkeit differenter Umwelteinflüsse und damit einer divergierenden Entwicklung wächst. Ein Beleg für diese Hypothese: Bei den besonders stark diskordanten erwachsenen Paaren handelt es sich um die ältesten unseres Samples (PZ Nr. 49, ZZ Nr. 12, EZ Nr. 11). — Irrtümer bei der Erfassung der Symptomatik aufgrund einer konformistischen Befundangabe durch die Eltern halten wir für unwahrscheinlich, da nach unserer Erfahrung die Symptomregistrierung bei kindlichen Patienten eher objektiver ist als bei erwachsenen. — Beide Hypothesen erklären im übrigen nicht, warum die ZZ bei Erwachsenen und Kindern fast gleichniedrige Konkordanzraten zeigen.

In diesem Zusammenhang stellt sich die Frage nach einem Vergleich mit der Höhe der Konkordanzraten der (nur anamnestisch erhobenen) kindlichen neurotischen Symptome bei den jetzt erwachsenen neurotischen Probanden. Die rückwirkende Erfassung kindlicher Primordialsymptome wird nun sicher nicht annähernd so vollzählig sein, wie wenn man Kinder in statu nascendi beobachtet und die aktuellen Konflikte zwischen Eltern und Kind ebenfalls erkennen kann. Unter diesem Vorbehalt gilt die folgende Zahlenrelation, die wir fanden:

Tabelle 40. Kindliche Primordialsymptomatik bei derzeit erwachsenen Patienten

	konk.	disk.	Konk.-Rate
15 EZ	11	41	21,1%
17 ZZ	5	45	10%

[62] Chi^2, 1 α $p < 0{,}0025$.

[63] Chi^2, 1 α $p < 0{,}00025$.

[64] Chi^2, 2 α $p < 0{,}05$.

Die Diskrepanz zwischen den Konkordanzraten der kindlichen EZ und den Raten der kindlichen Primordialsymptome von jetzt Erwachsenen ist nicht ausreichend erklärbar. Es drängt sich die provokatorische Frage auf, ob denn wirklich die späteren erwachsenen Neurotiker mit den Patienten identisch sind, die als Kinder neurotische Symptome entwickeln. Bereits die Relation von Jungen zu Mädchen bei kindlichen Neurotikern und die epidemiologisch andersartige Geschlechtsverteilung bei Erwachsenen-Neurosen weist auf Lücken in der diesbezüglichen Theorienbildung hin [200, 262].

Geschlecht:

Durch eine Teilung des Gesamtmaterials in eine männliche und eine weibliche Gruppe wären Geschlechtsunterschiede hinsichtlich der Erblichkeit von Neurosen aufzudecken.

Tabelle 41. Symptome der männlichen Probanden

	konk.	disk.	Konk.-Rate [65]
♂ EZ	41	72	36,29%
♂ ggZZ	11	64	14,8%

Tabelle 42. Symptome der weiblichen Probanden

	konk.	disk.	Konk.-Rate [66]
♀ EZ	35	84	29,4%
♀ ggZZ	17	71	19,3%

Für das männliche Geschlecht gilt ebenfalls: Der EZ/ZZ-Konkordanzraten-Unterschied ist hoch signifikant; neurotische Symptomatik ist (u. a. auch) erblich determiniert. — Bei den weiblichen Probanden ist dieselbe Tendenz deutlich. Schlüsse aus der vergleichsweise geringeren Stringenz der Befunde in Tabelle 42 [66] zu ziehen, erscheint uns gewagt. Der geringfügige Unterschied zwischen den EZ-Konkordanzraten der männlichen (36%) und denen der weiblichen Probanden (29%) verdient kaum Beachtung. Vielleicht kann der Hinweis zur Klärung beitragen, daß etwas mehr männliche Probanden Kinder und jüngere Erwachsene sind (5.1.1.).

Hochinteressant ist eine Gegenüberstellung der gg ZZ und der PZ:

Tabelle 43. Vergleich PZ und ggZZ

	konk.	disk.	Konk.-Rate
13 PZ	22	114	16,2%
16 ggZZ	28	135	17,2%

Käme dem Geschlecht eine nennenswerte Bedeutung als methodische Störvariable zu, dann müßte man erwarten, daß die gleichgeschlechtigen ZZ wesentlich stärker konkordant sind als die PZ. Das ist jedoch offensichtlich nicht der Fall.

Dieser Befund ist in 2 Richtungen bedeutsam: (1) Er macht einen genetisch-geschlechtsspezifischen — d. h. hier: aufgrund einer Koppelung mit dem Geschlechtschromosom — Unterschied bei der Neurosenmanifestation als methodischen Störfaktor unwahrscheinlich. Wäre das nämlich der Fall, dann müßten wir die PZ von der weiteren Auswertung ausschließen. — (2) Gleichzeitig gibt uns der gefundene Wert aber auch bezüglich der psychosozialen Umwelteinflüsse eine Bestätigung unserer methodenkritischen Überlegungen: Das Ergebnis stützt unsere Auffassung, daß weder polare Rollendifferenzierungen mit neurosepathogenem/neuroseinhibierendem (!) Effekt noch entsprechende divergierend-neurotisierende Erziehungs/Umwelt-

[65] Chi^2, 1 α $p < 0{,}0025$.
[66] Chi^2, 1 α $p\ 10 > p > 0{,}05$.

einflüsse bei den ZZ (im Vergleich mit den EZ) wirksam sind. Müßte man doch in diesem Falle annehmen, daß ein PZ-Paar von solchen Polarisierungen sehr viel stärker betroffen wäre als ein ggZZ-Paar; und als Ergebnis wäre dann eine deutlich größere Diskordanzrate bei den PZ zu fordern.

Weitere Differenzierungen:

Bekanntlich hatte man bei anderen psychopathologischen Zwillingsstudien — etwa an Schizophrenen, Kriminellen oder Homosexuellen — jeweils deutlich höhere Konkordanzraten in solchen Stichproben gefunden, deren Indexpatienten aus einem *schwerer gestörten Patienten-Grundgesamt* kamen. Diese Überlegung veranlaßte uns zu einem Vergleich der Symptomkonkordanzen von Untergruppen mit unterschiedlich schwerer erkrankten neurotischen Indexfällen. Ergebnis der Unterschiedsprüfung: Lediglich bei Kindern fand sich eine geringfügige Tendenz; 53% Konkordanzrate für die schwerer gestörten EZ und nur 40% Konkordanzrate bei den leichter erkrankten EZ. In Anbetracht der geringen Zahl kindlicher EZ-Probanden, jeweils nur 3 Paare, halten wir eine Interpretation für unzulässig. Bei dem umfangreicheren Erwachsenensample lag die Konkordanzrate für beide Untergruppen in gleicher Höhe.

Als einen Neurosemeßwert hatten wir oben auch die *Anzahl der Symptome* eines jeden Probanden ohne Rücksicht auf die Art des Symptoms benutzt. Die folgende Tabelle zeigt den Unterschied zwischen den EZ und den ZZ hinsichtlich der Zahl manifestierter neurotischer Symptome. Erwartungsgemäß kam völlige Konkordanz nicht sehr oft vor wegen der vielen möglichen Alternativen. Dennoch spricht die Verteilung mit statistischer Signifikanz [67] für die Erblichkeit.

Tabelle 44. Anzahl registrierter Symptome

	konk.	disk.
EZ	6	15
ZZ	2	27

n = 50

Die Tabelle 44 ist so zu lesen: 6mal war bei einem EZ-Paar die identische Zahl von Symptomen registriert, 15mal unterschiedlich viele etc. — Eine Differenzierung der Konkordanzraten der ggZZ und der PZ ist wegen der zu kleinen Zahl statistisch unergiebig.

6.1.2.2. Differentielle Symptomatologie

Bis jetzt werteten wir die neurotische Symptomatik pauschal aus, ohne Rücksicht auf die Möglichkeit unterschiedlicher erblicher Determinierung bei verschiedenartigen neurotischen Symptomen. Bereits die erfahrungsgemäß unterschiedliche therapeutische Beeinflußbarkeit einzelner als neurotisch erachteter Krankheitsmanifestationen läßt jedoch an eine Differenzierung denken. Zu diesem Zweck erstellen wir für jedes einzelne der 78 möglichen Symptome Vierfeldertabellen. Sie sind in der letzten Spalte der Tabelle 82 im Anhang (8.2.) aufgeführt.

Der Umfang unseres Kataloges bringt es mit sich, daß die meisten Symptome nicht zahlreich genug vertreten sind, um eine statistische Prüfung zuzulassen (erforderliche

[67] Fisher-Yates, 1 α $p<0{,}05$.

Mindestfrequenz: 4 Besetzungen pro Zeile). Eine statistische Sicherung auf dem 5%-Niveau war möglich bei 2 häufiger registrierten Symptomen:

1. *Der neurotisch depressiven Symptomatik* (= Sympt. Nr. 1) [68]

Tabelle 45

	konk.	disk.	Konk.-Rate
EZ	5	3	62,5%
ZZ	1	11	8,3%

(Sympt. 26mal beobachtet) [69]

2. Bei einer noch näher zu beschreibenden *neurotischen Charakterveränderung und Verhaltensstörung* (Sympt. Nr. 77)

Tabelle 46

	konk.	disk.	Konk.-Rate
EZ	6	4	60%
ZZ	2	10	16,6%

(Sympt. 30mal aufgetreten)

Die empirische Verteilung EZ/ZZ und Konkordanz/Diskordanz spricht für eine Beteiligung erblicher Komponenten beim Zustandekommen dieser beiden Manifestationen.

Als *depressives Symptom* sind hier die im engeren Sinne neurotisch-depressiven Verstimmungszustände registriert sowie Versagenszustände mit deutlicher Beeinträchtigung der Stimmungslage, mit Weinen usw. — Nicht erfaßt sind hier andere der depressiven Neurosenstruktur im psychoanalytischen Sinne subsumierte Verhaltensäußerungen oder Organmanifestationen „oraler" Art [253, 254]; auch nicht Suicidversuche und Suicidgedanken, die wir gesondert dokumentierten.

Bei der lochkartengerechten Konstruktion unseres Symptomenkataloges hatten wir die *Symptom-Code-Nr. 77* ursprünglich dem (Säuglings-)Hospitalismus zugeordnet: Solchen, nur einer subtilen Beobachtung zugänglichen und oft sehr störenden Erscheinungsweisen bei frühheimgeschädigten Kindern, die man am besten mit dem Stichwort *Distanzlosigkeiten* beschreibt [70]. Diese Verhaltensform ist dem analytischen Kindertherapeuten und Kinderpsychiater sehr geläufig, ihre Diagnostik setzt aber eine genaue Kenntnis der Verhaltensweisen von Kindern der verschiedenen Altersstufen voraus und sie wird vom ungeschulten Beobachter nicht selten als besonders zärtliche „Zutraulichkeit" oder kindliche „Unbekümmertheit" mißgedeutet. — Wir subsumierten unter dieser Symptomrubrik dann weiterhin auch alle sog. *Kontaktstörungen,* die sich sonst nicht weiter klassifizieren ließen: Einmal die dem kindlichen Hospitalismus sehr ähnlichen *schizoiden Gefühlsstörungen* Erwachsener, die sich durch einen oberflächlich neurotischen, glatten *Sekundärkontakt* auszeichnen, mit einer scheinbaren Leichtigkeit der Kontaktaufnahme, aber eben solcher Flüchtigkeit und Bindungsschwäche [71], meist an der heterosexuellen Partnerwahl erkennbar; zum anderen die polar entgegengesetzte

---

[68] Die Nummer des Symptoms hier wie im folgenden entspricht unserem Code für die Lochkartendokumentation (= 1. Spalte im Anh. Kap. 8.2.).

[69] Bezüglich der Summe der Symptome s. Anm. [59] S. 90 zu Tabelle 36.

[70] Zum Beispiel bei den ehemaligen Heimkindern 21$_A$, 20$_A$ u. $_B$, und noch im Erwachsenenalter deutlich bei Paar Nr. 39$_A$ u. $_B$.

Gruppe von *kontaktgehemmten* Menschen, die eher schüchtern, scheu-depressiv bis ängstlich Kontakte vermeiden [72]. Schließlich gibt es Mischformen, die dadurch schwer zu erkennen sind, weil überschießende, scheinbar kontaktbereite Verhaltensweisen (z. B. gegenüber beruflichen Partnern) das Bild überdecken und die andererseits bestehende tiefe Bindungslosigkeit, Kontaktscheu und letztlich Isoliertheit (z. B. bezüglich emotionaler Intimpartner) übersehen lassen [73].

Von weiteren, nicht so häufig vorkommenden und deshalb hier nicht als erblich genannten Symptomen soll nicht deren ausschließliche Umweltbedingtheit behauptet werden. Nur ließen sie wegen der kleinen Zahl keine statistische Prüfung zu. Von einigen Symptomen zeigen die bisher vorliegenden Verteilungsmuster auch bei den relativ niedrigen Frequenzzahlen bereits eine *Tendenz in Richtung auf die Erbhypothese;* es sind die Symptome Nr. 15 (Schlafstörungen), 47 (Stottern), 49 (Tics, Tremor etc.), 58 (Nägelknabbern), 64 (aggressive Verwahrlosung), 66 (orale Verwahrlosung), 67 (Fortlaufen, Lügen etc.) und 72 (sonstige regressive Verhaltensweisen).

Umgekehrt sprechen die bisherigen Befunde *nicht für Erblichkeit bei den Symptomen* Nr. 13 (Phobien), 21 (Anorexie), 26 (Gastritis etc.), 29 (Obstipation), 40 (Kollaps etc.), 45 (gemischte Kopfschmerzen), 46 (allgemeine motorische Unruhe), 56 (sonstige Urogenitalerkrankungen) und 57 („sonstige psychosomatische Störungen“, ein dokumentationstechnisch bedingter undefinierter Restposten).

Einem formal-statistischen *Einwand* wäre noch zu entgegnen: dem Argument, bei einer angesetzten Irrtumswahrscheinlichkeit von 5% könnten 2 signifikante Werte — von insgesamt 78 möglichen Symptomen — einem Zufallsergebnis entsprechen. Richtig ist: (1) Nicht 78mal, sondern überhaupt nur bei 18 Symptomen war ein statistischer Signifikanztest, das Fisher-Yates-Verfahren möglich. In den übrigen Fällen lagen die Felderbesetzungen unter 4 pro Zeile. — (2) Im Falle einer ungerichteten Zufallsstreuung hätte man auch das Vorkommen der umgekehrten Verteilungsmuster etwa ebenso häufig erwarten müssen, d. h. der sinnlosen Konstellation mit einer höheren Konkordanzrate bei den ZZ. Ein signifikantes Ergebnis in dieser Richtung fand sich jedoch nie. Erstellt man vielmehr eine Frequenztabelle aus allen Vierfelderverteilungen (letzte Spalte Tabelle 82, Kap. 8.2.), einschließlich der wegen zu kleiner Zahlen statistisch gar nicht prüfbaren, so ergibt sich 34mal eine Verteilung für die Erbhypothese, aber nur 7mal in der entgegengesetzten Richtung der sinnlosen Alternativhypothese. Bereits diese Verteilung der Vierfelderverteilungen, 34 zu 7, liegt wiederum innerhalb einer Irrtumswahrscheinlichkeit von unter 5%. Es ist somit noch einmal formalstatistisch erwiesen, daß ein Zufallsbefund höchst unwahrscheinlich ist. Wir sehen uns dabei auch in der Annahme bestärkt, die Zusammenfassung aller Symptome in einer pauschalen Vierfeldertabelle als reales Ergebnis werten zu können.

Symptomengruppen

Verläßlicher als die Einschätzung von statistisch nicht überprüfbaren Tendenzen bei einzelnen Symptomen ist die zahlenmäßige *Zusammenfassung* von jeweils *mehreren psychodynamisch und phänomenologisch nahestehenden Symptomen* zu einer aufsummierten Vierfeldertabelle. Bei 15 solcherart zusammengefaßten *Symptomenkomplexen* finden wir die Konkordanzraten 3mal so verteilt, daß sie mit hoher und sehr hoher statistischer Signifikanz *für eine Beteiligung erblicher Komponenten* sprechen. Es sind die folgenden:

---

[71] Prob. *2A u. B*, 43A u. B, *46A*, 10B, 42A, 48A u. B, 41A, 50B.

[72] Prob. 3A, *32A u. B*, 22A, *45A*, *9A*, *49A*, 19A, 5A, 26B, 47B u. 50A.

[73] Prob. *46B*, 34B, 10B, 50A u. B.

(Die unterstrichenen Prob. sind in Kap. 6.1.4. und 6.2.6. eingehender geschildert).

1. *Die erweiterte depressive Symptomengruppe* mit den Symptomen: depressive Verstimmung (Sympt. Nr. 1), depressives Verhalten (Nr. 2), Suicidgedanken (Nr. 3), Suicidversuche (Nr. 4), Insuffizienzgefühle (Nr. 5) und hypochondrische Züge (Nr. 7).

Tabelle 47

	konk.	disk.
EZ	9	9
ZZ	1	28

[74]

2. Die Gruppe, die wir als *orale Verhaltensstörung* benennen wollen. Es sind die Symptome: Nägelknabbern (Nr. 60), Alkoholabusus (Nr. 63), Nicotinabusus (Nr. 64), Süchte (Nr. 65), orale Verwahrlosung (Nr. 68) sowie Daumenlutschen u. a. regressive Verhaltensstörungen (Nr. 74).

Tabelle 48

	konk.	disk.
EZ	9	8
ZZ	4	23

[75]

3. Die Gruppe der *aggressiven Verhaltensstörungen* mit den Symptomen: aggressive Verwahrlosung (Nr. 66), Erziehungsschwierigkeiten mit aggressivem Einschlag (Nr. 73) und ungesteuerte Wut- und Erregungsausbrüche (Nr. 78).

Tabelle 49

	konk.	disk.
EZ	4	5
ZZ	0	12

[76]

Tendenzen ($0{,}20 > p > 0{,}10$) und teilweise deutliche Tendenzen ($0{,}10 > p > 0{,}05$) in Richtung auf die *Erbhypothese* zeigen die Verteilungen für folgende Symptomgruppen:

Tabelle 50. Schul- und Berufsschwierigkeiten (Sympt. Nr. 75 bis 77)

	konk.	disk.
EZ	6	3
ZZ	5	12

Tabelle 51. Schlafstörungen (Sympt. Nr. 15 bis 17)

	konk.	disk.
EZ	5	6
ZZ	4	18

Tabelle 52. Enuresis (Sympt. Nr. 51 u. 52)

	konk.	disk.
EZ	3	5
ZZ	0	8

[74] Fisher-Yates 1 α p. $< 0{,}001$. — Übrigens ergibt sich hier eine statistische Signifikanz auch ohne Berücksichtigung der oben bereits genannten neurotischen Depressionen im engeren Sinne (Sympt. Nr. 1).

[75] Fisher-Yates 1 σ p. $< 0{,}01$.

[76] Fisher-Yates 1 α $p < 0{,}05$. — Das Symptom Nr. 79 mit den beschriebenen Kontakt-Verhaltensstörungen ist hier nicht noch einmal enthalten.

Eine weitere Gruppe von Symptomen nimmt eine fragliche Mittelposition ein. Ein Urteil in Richtung auf erbliche Beteiligung erscheint sehr gewagt, ist aber auch nicht eindeutig genug zurückzuweisen. Wir heben sie als *fraglich* ab:

Tabelle 53. Zwangssymptome (Sympt. Nr. 9 bis 11)

	konk.	disk.
EZ	3	11
ZZ	0	7

Tabelle 54. Ängste (Sympt. Nr. 12 bis 14)

	konk.	disk.
EZ	6	7
ZZ	9	17

Tabelle 55. Magen- und Darmsymptomatik (Sympt. Nr. 26, 27, 29 u. 30)

	konk.	disk.
EZ	4	17
ZZ	3	24

In allen folgenden Symptomengruppen sprechen die Zahlen mit größter Wahrscheinlichkeit für eine ganz überwiegende *Umweltgebundenheit*. Es sind die 6 Bereiche:

Tabelle 56. 1. Funktionell-orale Symptome (Sympt. Nr. 21, 22, 24, 25)

	konk.	disk.
EZ	6	12
ZZ	6	15

Tabelle 57. 2. die wenigen registrierten funktionellen „Hautmanifestationen" (einschl. Asthma bronch. u. Allergien) (Sympt. Nr. 31 bis 33)

	konk.	disk.
EZ	2	5
ZZ	2	3

Tabelle 58. 3. die funktionellen Herz- u. Kreislaufsymptome (Sympt. Nr. 35 bis 42)

	konk.	disk.
EZ	1	21
ZZ	1	16

Tabelle 59. 4. Kopfschmerzen (Sympt. Nr. 43 bis 45)

	konk.	disk.
EZ	1	10
ZZ	3	9

Tabelle 60. 5. motorische Störungen (Sympt. Nr. 46 bis 50)

	konk.	disk.
EZ	3	13
ZZ	5	23

Tabelle 61. 6. sexuelle u. sonst. funktionelle Genitalstörungen (Sympt. Nr. 53 bis 56)

	konk.	disk.
EZ	4	12
ZZ	5	9

6.1.2.3. Neurosenstruktur

Auch der spezielle Typ der Neurosenstruktur ist als ein qualitatives und somit diskretes Merkmal anzusehen, das sich für eine alternative Einstufung als konkordant oder diskordant eignet. Bei 42 unserer Paare ist eine diagnostische Entscheidung für eine der Neurosenstrukturen (bzw. der prävalierenden Strukturanteile bei Mischstrukturen) möglich. Bei jüngeren Kindern verzichteten wir meist auf solch eine Klassifizierung.

Tabelle 62. Neurosenstruktur

	konk.	disk.	Konk.-Rate
EZ	10	7	58%
ZZ	7	18	28%
			n = 42 [77]

Wir folgern: *Im Falle der Manifestation einer Neurose unterliegt auch die Ausbildung der speziellen neurotischen Charakterstruktur erblichen Einflüssen.*

Um auch hier neben den Konkordanzraten der EZ/ZZ den Geschlechtsfaktor als eventuelle methodische Störvariable zu eruieren, vergleichen wir zusätzlich auch die PZ mit den gg ZZ hinsichtlich der Neurosenstruktur.

Tabelle 63. Neurosenstruktur/Geschlechtsfaktor

	konk.	disk.	Konk.-Rate
PZ	3	8	27,3%
ggZZ	4	10	28,6%
			n = 25

Tabelle 63 besagt: Die größere Diskordanz bei den ZZ gegenüber den EZ in unserem Material (Tabelle 62) ist nicht den darin enthaltenen PZ anzulasten.

PZ und ggZZ unterscheiden sich nicht. Hiermit ist nur eine spezifische Fehlerquelle ausgeschlossen, die sich durch die Mitaufnahme der PZ in unser Sample hätte einschleichen können. Das Ergebnis widerlegt aber nicht die Erfahrungstatsache, daß bestimmte neurotische Strukturen geschlechtsspezifisch gehäuft vorkommen; noch können wir aus ihm auf eine (ggf. erbliche oder sozialkulturelle) Ursache dieser Struktur-Geschlechts-Korrelation schließen.

Das Probandengut war nicht umfangreich genug, um differentielle Fragen nach der Erblichkeit jeder einzelnen Neurosenstruktur statistisch zu überprüfen. Lediglich zum Vergleich mit den Angaben von Inoue und Ihda[133—135] nennen wir unsere Rohdaten. Auf eine Interpretation dieser 6 Verteilungen verzichten wir:

Tabelle 64

	Hyster. Strukt.		Zwangsn. Strukt.		Depress. Strukt.	
	konk.	disk.	konk.	disk.	konk.	disk.
EZ	3	0	2	1	1	2
ZZ	2	6	1	3	0	4

	Schizoide Strukt.		Sonstige (Verwahrlsg.)		Mischstruktur	
	konk.	disk.	konk.	disk.	konk.	disk.
EZ	1	0	2	2	1	2
ZZ	0	0	1	3	3	2

6.1.2.4. Weitere Persönlichkeitsvariablen, Sozialdaten, Frühgenese

Von den im Untersuchungsbogen (4.5.) dokumentierten Merkmalen unterzogen wir viele dem Konkordanzratenvergleich bei EZ und ZZ. Eine Verteilung der Konkordanzen/Diskordanzen im Sinne der Erbhypothese war die seltene Ausnahme. Die wenigen entsprechenden Befunde sind für unser Untersuchungsziel meist nur von randständiger Bedeutung.

[77] Chi^2: 2 α $p<0{,}05$.

Der *Intelligenzquotient* bei unserem Teilkollektiv von 18 Paaren Kindern/Jugendlichen stimmt in 83% bei den EZ, in 25% bei den ZZ überein. Der Unterschied ist statistisch signifikant. Der IQ wurde mit dem HAWIK, HAWIE oder Binet-Kramer-Test gemessen, in 5 Prozentrang-Kategorien klassifiziert und nach dem Vierfelderschema/Fisher-Yates ausgewertet.

Der *Schulerfolg* am Kriterium der Lehrerbeurteilung und Klassenwiederholungen erweist sich bei 44 Paaren ebenfalls als erblich determiniert[78]. 89% konkordante EZ, 44% konkordante ZZ.

Auch im *Niveauwechsel* hinsichtlich des besuchten Schulzweiges unterscheiden sich EZ (94% konk.) und ZZ (65% konk.) signifikant. Der kausale Zusammenhang beider mit erblichen Intelligenzfaktoren dürfte außer Zweifel sein.

Im *Niveau* des endgültig erreichten *Schulabschlusses* (5.1.1., Tabelle 17) unterscheiden sich die EZ-Paare (75% konk.) von den ZZ-Paaren (70% konk.) kaum noch. Hierbei ist allerdings nicht der relative Erfolg erfaßt und auch nicht der Zeitaufwand im Vergleich zum Partner, der dasselbe Ziel ggf. erst nach mehrmaligen Klassenwiederholungen erreichte. Es scheint ein Bestreben der Eltern bei der Beschulung der Zwillinge zu sein, jeweils ein Niveau anzupeilen, das in etwa ³/₄ der Paare konkordant erreichbar ist. Hierbei wird oft in falsch verstandener Gerechtigkeit der begabtere Zwilling durch niedrige Beschulung ungenügend gefördert oder der weniger Begabte chronisch überfordert.

Berufsabschluß und *gegenwärtige soziale Stellung* (5.1.1.) zeigen Tendenzen in Richtung zur Erbbestimmtheit, was bei einer gewissen Intelligenzabhängigkeit auch dieser Variablen nicht überraschen kann. Dagegen stehen erwartungsgemäß die Selbständigkeitsgrade und die Arten des beruflichen Vertragsverhältnisses nicht in Beziehung zu Erbeinflüssen.

Die Wahl des *Personenstandes* (ledig, verh. etc.) erweist sich in unserem Sample nicht von Erbfaktoren abhängig, obgleich Zusammenhänge von Partnerschaftsverhalten mit Neurotizität (5.2.2.) einerseits und Erblichkeit der Neurotizität andererseits nachgewiesen sind.

Ebenfalls sprechen die Konkordanz/Diskordanzraten nicht für irgendeine erbliche Determinierung von Zahl und Art unterhaltener Partnerschaften, gewählten Arten des Zusammenlebens, der Konfessionszugehörigkeit, des religiösen Erlebens oder der Reaktion auf die Testfragen (drei Wünsche, gewünschte Höhe eines Lottogewinnes und dessen phantasierte Verwendung). — Dasselbe gilt für zahlreiche Daten aus der *frühkindlichen Entwicklung* wie: Sprechbeginn, Stärke der ersten Trotzphase, Zeitpunkt des Laufenlernens sowie auch den Inhalt der Deckerinnerung. Lediglich die *Motorik* im Kleinkindalter, verstanden als Grad der allgemeinen Lebhaftigkeit, zeigt in der Tendenz erbliche Einflüsse: 50% konk. EZ, 31% konk. ZZ. Die Mitwirkung eines geschlechtsspezifischen Faktors ist hier wahrscheinlich.

6.1.3. Zusammenfassung der Ergebnisse über die Erbdeterminanten

Eine *Mitwirkung erblicher Faktoren* bei der Entstehung *neurotischer Erkrankungen* ist nachweisbar. Dieses Resultat folgt

1. aus einem Vergleich der durchschnittlichen Intrapaardifferenzen der Neurosenschwere bei den EZ und den ZZ sowie
2. aus den Verteilungsmustern kumulativ registrierter neurotischer Symptommanifestationen. Die Konkordanzrate der EZ liegt im Vergleich zu den ZZ sehr signifikant höher.

Eine Aufdifferenzierung nach *einzelnen neurotischen Symptomen* erweist — ebenfalls statistisch signifikant — die Beteiligung von Erbeinflüssen bei *neurotisch-depressiven Störungen* und bestimmten *Kontakt- und Verhaltensauffälligkeiten*. — Für wei-

[78] Chi^2 1 α $p<0{,}005$, sehr signif.

tere Symptome ist solch ein Nachweis wegen der kleinen Zahl nicht möglich oder weil die Konkordanz-/Diskordanzraten keine entsprechenden Tendenzen zeigen.

Bei der Zusammenfassung psychodynamisch und klassifikatorisch ähnlicher Symptome zu Gruppen ergibt sich — ebenfalls statistisch gesichert — Erblichkeit auch für die folgenden *Symptomengruppen:*

1. *depressive Störungen im erweiterten Sinne* (depress. Verstimmung und Verhalten, Suicidgedanken und -versuche, Insuffizienzgefühle und hypochondrische Züge);
2. *orale Verhaltensstörungen* (Nägelknabbern, Alkohol- und Nicotinabusus, Süchte, orale Verwahrlosung sowie Daumenlutschen und regressive Verhaltensstörungen);
3. *aggressive Verhaltensstörungen* (aggressive Verwahrlosung, Erziehungsschwierigkeiten mit aggressivem Einschlag und ungesteuerte Wut- und Erregungsdurchbrüche).

Nur mit einer gewissen *Wahrscheinlichkeit* ($0{,}20 > p > 0{,}05$) sprechen die Verteilungsmuster für *Erblichkeit* bei den *Symptomengruppen:*

1. *Schul- und Berufsschwierigkeiten,*
2. *Schlafstörungen,*
3. *Enuresis.*

Noch sehr *fraglich* oder sehr geringfügig ist die entsprechende Tendenz bei den *Gruppen* der:

1. Zwangssymptome,
2. Ängste, Phobien,
3. Magen-Darmsymptome.

Offensichtlich überhaupt keine erblichen Einflüsse fanden wir bei folgenden Symptomengruppen:

1. funktionelle orale Symptome,
2. Hautmanifestationen, Asthma, Allergie,
3. neurotische Herz-Kreislauf-Symptome,
4. Kopfschmerzen,
5. motorische Störungen,
6. funktionelle sexuell-genitale Störungen.

Die Frequenzzahlen für einzelne dieser Symptome sind jedoch teilweise zu gering, um verbindliche Aussagen zu gestatten.

Auch die *Anzahl* der manifestierten neurotischen *Symptome* unterliegt *erblichen* Einflüssen.

Erbfaktoren sind ferner beteiligt bei der Wahl der *spezifischen neurotischen Charakterstruktur.*

Für einige wenige Persönlichkeitsfaktoren und Leistungskriterien (IQ bei Kindern, Schulerfolg) ließ sich ebenfalls ein erblicher Einfluß nachweisen oder wahrscheinlich machen (Motorik).

Umschriebene Erb*faktoren* kann die Zwillingsmethode nicht nachweisen. Die bisherigen Ergebnisse lassen nur die Interpretation der Neurosenmanifestation als eines multifaktoriellen und — soweit erblich — polygen determinierten Geschehens zu.

6.1.4. Kasuistik I: Zur Erbfragestellung

Die folgende Kasuistik kann und soll nichts beweisen. Sie vermittelt bestenfalls ein anschauliches Bild von der poliklinischen Neurotikerklientel, aus der die Zwillingsstichprobe entnommen ist und verdeutlicht somit die bunte Vielfalt psychoneurotischer, psychosomatischer und charakterneurotischer Manifestationen bei Erwachsenen und Kindern, Männern und Frauen in verschiedenen Altersstufen, analytisch behandelten Patienten wie auch — in der Mehrzahl — unbehandelt Gebliebenen. Die Darstellung der verschiedenen Zwillingspaare ist nach Umfang und Inhalt ungleichmäßig. Das Schwergewicht der Kurzskizzen liegt auf der Illustration der neurotischen Symptomatik. Jeweils fügen wir einige weitere Daten aus der Genese, der Elternpersönlichkeit sowie bezeichnende Verhaltensdetails oder Reaktionsweisen hinzu. — Auf psychoanalytische Fachtermini verzichten wir bei der Schilderung weitgehend. Statt interpretierender Vermutungen bevorzugen wir die Mitteilung hinweisender Belege und harter Daten, die eine psychologisch schlüssige Rekonstruktion erlauben: Eine gestörte Mutter-Kind-Beziehung kann man aufgrund bestimmter Kriterien beschreiben. Wenn sie nur erahnt werden kann oder ein Diagnostiker auf die fertigen Klischeevorstellungen angewiesen ist, die ein Patient selbst anbietet, liegt die Gefahr eines wissenschaftlichen Vorurteils oder einer Täuschung durch Projektionen zu nahe.

Vollständigkeit der Befundmitteilung kann hier nicht angestrebt werden. Der Bemühung des Autors um möglichst gründliche psychopathologische Diagnostik (s. Kap. 4.3.) möge man gewiß sein; Psychosen und neuropathologische Krankheitsbilder sind in dem geschilderten Patientengut ohnehin nicht enthalten. Relevante organische Erkrankungen, besonders wenn sie als Mitursache der psychopathologischen Phänomene in Betracht kamen, wurden erfaßt und auch hier getreu mitgeteilt. Der Verfasser rechnet sich nicht zu den um alles in der Welt psychologisierenden Psychotherapeuten, sondern respektiert und beschreibt auch als Mediziner das Organische dort, wo es bei nüchtern abwägender Beurteilung real existiert.

Alle mitgeteilten Fakten sind uncodiert. Auch das zeitliche Bezugsgerüst ist in keinem Fall geändert, weil wir z. B. dem Sozialstatus eines Probanden ebenso wie dem zeitlichen Geburtsabstand zu einem Geschwister mögliche psychologische Bedeutung beimessen. Das berührt ein besonders prekäres Problem: die Diskretionsfrage. Ein Zwillingspaar ist nicht nur durch seinen auffälligen Seltenheitswert leichter identifizierbar; entgegen allen Einzelindividuen hat ein Zwilling — soweit verheiratet — zwei ungleichartige vertraute „Partner“. Da beide Zwillinge geschildert werden, könnte z. B. ein Zwilling A mit seinen persönlichen Geheimnissen durch die Schwägerin, also die Ehepartnerin von B, dechiffriert werden. Ich hoffe insgesamt, das mir entgegengebrachte Vertrauen nicht leichtfertig enttäuscht zu haben und verzichte hier in verschiedenen Fällen ausdrücklich auf interessante kasuistische Explikationen.

Die in 6.1.4. beschriebene Kasuistik (Erb. I bis VI) stellt modellhaft herausgegriffene Paare zur Frage der Erblichkeit dar, also auffällig stark konkordante EZ — im Falle Erb. I sogar bei differenter Umwelt — und diskordante ZZ. Die Paar-Nummer bezieht sich auf unseren Lochkartencode; sie stimmt im ganzen Buch überein, insbesondere auch mit der Symptomaufzählung (8.3.) von allen 50 Paaren im Anhang.

Legende: A = Indexfall, ehemaliger Patient,
B = dessen Zwillingsgeschwister. Weitere Abkürzungen s. 8.3., S. 199.

Erb. I: Paar Nr. 39, erw. männl. EZ. —

Die bei der Erstkonsultation 25jährigen Männer verdienen Interesse wegen ihres besonderen Seltenheitswertes als *getrennt aufgewachsene eineiige Zwillinge.* Sie sind Findelkinder und Vollwaisen. Ob sie als Säuglinge zusammen gelebt oder je mütterliche Versorgung bekommen haben, ist nicht bekannt. Vom 2. bis zum 18. Lebensjahr wuchsen sie voneinander getrennt auf, ohne Kontakt miteinander und ohne überhaupt von der Existenz eines Zwillingspartners etwas zu ahnen. Beide trugen sogar völlig verschiedene Nachnamen. Kurioserweise differiert auch ihr dokumentarisches Lebensalter um 5 Monate. Sie wären deshalb bis zu ihrer Begegnung nicht einmal als Geschwister identifizierbar gewesen, hätten sie sich nicht 17/18jährig durch einen Zufall *kennengelernt:*

Sie lebten damals in verschiedenen Heimen, mehrere hundert Kilometer voneinander entfernt. A fuhr mit einigen Jungen aus seinem Heim zu einer überregionalen Wettkampfveranstaltung. B hatte ursprünglich auch teilnehmen sollen, wurde aber wegen eines kleinen Diebstahls kurzfristig dispensiert. Um so überraschter waren nun die delegierten Mitwirkenden seines Heimes, als sie am Austragungsort den A entdeckten. Wegen der verblüffenden äußeren Ähnlichkeit hielten sie ihn für ihren Kameraden B, der sich heimlich eingeschmuggelt hätte. A kannte selbstverständlich die Teilnehmer aus dem Heim des B gar nicht. Erst seine eigenen Heimfreunde bestätigten ihm seine Identität. So kam man zu der Annahme, A bzw. B müßten Doppelgänger haben. Die später eingeleitete anthropologische Untersuchung bestätigte die Diagnose: Identische Zwillinge.

Als die Zwillinge in unser Behandlungsinstitut zur tiefenpsychologischen Diagnostik und Indikationsstellung überwiesen wurden, waren sie bereits mehrere Jahre lang von einem Psychiater ambulant medikamentös und mit Gesprächen betreut worden. Gegenüber den Behörden unterstützte dieser Kollege sie mit Bescheinigungen, obgleich keinerlei Befunde für eine organneurologische oder psychotische Erkrankung sprachen. Bei dieser zeitweiligen Protektion spielte sicher die Rücksichtnahme auf die katastrophale Frühgenese der Zwillinge eine Rolle. Sie waren jedoch intellektuell oder psychoneurotisch nicht so behindert, daß eine dauernde Krankschreibung und völlige Abhängigkeit von staatlicher Alimentation weiterhin ärztlich vertretbar gewesen wäre. — Die Untersuchung bei uns ergab dann, daß beide auch keine Motivation für eine analytisch-therapeutische Behandlung mitbrachten. Bereits 2 Jahre zuvor war A aus einer modern geführten Neurosenstation eines psychiatrischen Krankenhauses nach 14 Tagen fortgelaufen und hatte damit einen ihm angebotenen intensiven psychotherapeutischen Behandlungsversuch abgebrochen. B versuchte daraufhin eine entsprechende Therapie gar nicht erst.

Frappierend ist die *Übereinstimmung* bezüglich ihrer neurotischen Verwahrlosungs*symptomatik,* die man als schwere chronifizierte Charakterneurose diagnostisch zusammenfassen kann. Konkordant unstetig sind beide Männer in ihren Sachbeziehungen (Arbeit, Wohnort, Wohnung, Leistung) wie in ihren personellen Objektbindungen. Sie hatten noch nie einen festen Freund. Den Ausdruck „Freundin" lehnen sie als zu bürgerlich ab, scheuen emotionales Engagement an Frauen und unterhalten nur flüchtige Sexualkontakte. Das Untersuchungsgespräch mit beiden ist vor allem durch auffällige Distanzlosigkeiten gekennzeichnet, die sich z. T. hinter politischen Schlagworten maskieren. Die Affektlage wechselt deutlich, wobei eine etwas läppische Heiterkeit vorherrscht. In Frustrationssituationen wird A auch verbal etwas aggressiv-gereizt. Mißtrauisch-sensitive Züge offenbaren sich anläßlich meines (vorher verabredeten) Hausbesuches in dem Untermietzimmer von B: Sie meinen unvermittelt während der Exploration, ihre Wirtin könnte vielleicht mithören, und sie ziehen es vor, mit mir in meine Wohnung zu fahren, um das Interview dort fortzusetzen. — Beide leiden unter depressiven Verstimmungen, A stärker und häufiger. Zeitweilig muß er weinen. Zu anderen Zeiten äußert sich die Symptomatik in einer schizoid getönten Interesselosigkeit, die er mit „alles leer" umschreibt. Keine Suicidversuche bisher. B erspart sich eine genaue Schilderung seiner Stimmung und sagt nur bestätigend und auf den Bruder zeigend: „Haargenau wie bei ihm: wechselhaft...". Auch er hat häufig Suicidgedanken.

Verhaltensauffälligkeiten reichen offenbar bis in die *Kindheit* zurück: Unabhängig voneinander waren sie als Jugendliche in Spezialheimen für Verhaltensgestörte (in der DDR) untergebracht. Ebenfalls synchron hat man sie 7- oder 8jährig, bald nach der Einschulung, aus ihren Pflegestellen wieder in Heimerziehung gegeben und später nicht mehr in Familienpflege vermittelt, was wohl auch auf Erziehungsschwierigkeiten schließen läßt. Als kindliche neurotische Primordialsymptomatik bestand konkordant weiterhin bis 10jährig eine Wasserscheu sowie sporadisch Enuresis nocturna.

Die *Unterschiede* im Erscheinungsbild und bezüglich der Beschwerden sind vergleichsweise gering:

Herr A hat demnächst eine Haftstrafe von 10 Tagen abzubüßen wegen eines geringfügigen aggressiven Deliktes anläßlich einer politischen Agitation. Das Gerichtsverfahren wegen eines Ladendiebstahls ist noch nicht abgeschlossen. — Körperlich klagt er über häufige Diarrhoen, meist morgendlich und besonders vor aufregenden Ereignissen, etwa Demonstrationen. — Wegen einer erheblichen Einschlafstörung bleibt er kompensatorisch bis mittags im Bett. Er sieht sich deshalb auch nicht in der Lage, einen Untersuchungstermin um 9 Uhr früh in der Ambulanz bei mir wahrzunehmen, obgleich er arbeitslos ist und für die Zwillingsuntersuchung ein Entgelt bekommt.

Primordialsymptomatik: Bis zur Einschulung Daumenlutschen.

Organische Erkrankungen: 10- oder 12jährig Lungenentzündung. 23jährig Angina. Mehrmals Sehnenscheidenentzündung. Angeblich ist er auf dem linken Auge hochgradig sehbehindert. — Neurologisch o. B.

Der erarbeitete Intelligenzquotient im IST-Amthauer-Test beträgt 83 (auf Wechsler-Einheiten umgerechnet) und entspricht einem Prozentrang 15. Frustrationstoleranz und Leistungsmotivation während der Testsituation sind sehr gering.

Neurosenschwerescore: 13 (kö 2; psy 4; so-ko 6; vit 1).

Herr B wirkt äußerlich noch etwas ungepflegter als sein Bruder, in der Kleidung abgerissen und einige Tage unrasiert. In Mimik und Gestik ist er etwas lebhafter, seine Ausdrucksskala mannigfaltiger. Er bekommt bisweilen drollige Züge, wechselt dann auch wieder in eine dysphorische und bedrückte Stimmungslage. Das Kontakt- und Gesprächsverhalten ist im übrigen sehr ähnlich. Bei hoher Eloquenz ist B etwas aktiver im Gespräch als sein Bruder. Eine hochstaplerische Note erinnert gelegentlich an einen Salonblödsinn. Er versucht zu fachsimpeln und seine mißliche finanzielle Situation, seine Arbeitslosigkeit und soziale Isolation mit politischen Formeln zu rechtfertigen. Während der Exploration bettelt er den Untersucher distanzlos an: Bereits im ersten Gespräch, wo er noch als Patient kam, bat er den Arzt persönlich, ihm das Fahrgeld zu schenken, da ihm doch kürzlich 20 Mark gestohlen worden seien; bei einer späteren Zwillingsuntersuchung in der Wohnung des Verfassers verlangt er ein bestimmtes Buch aus dem Regal geschenkt zu bekommen; und kürzlich bei meinem katamnestischen Besuch fordert er mich mehrfach plump auf, doch mit ihm zusammen auf meinen Namen eine schöne Wohnung zu mieten und sie ihm dann zu überlassen. Ihm gebe man keine.

B lebt ohne Arbeit „von der lieben Mutter Sozialamt", wie er mit breitem Lachen mitteilt. Obskure Nebeneinnahmen kann man vermuten. — Weitere psychosomatische oder psychoneurotische Symptome bestanden bei B anläßlich der ersten Untersuchung noch nicht. — Er gibt auch keine zusätzlichen Primordialsymptome an.

Organische Erkrankungen: Chronische Bronchitis als Kind. Einige Krankenhausaufenthalte wegen Erkältungen. (Offenbar keine Tb.) Radiusfraktur. Mehrere Kurverschickungen wegen Unterernährung. Angeblich arthrotischer Prozeß im Knie. — Neurologisch o. B.

IQ 70 im IST (= SW 80), entsprechend einem Prozentrang 4 erreicht er fast die Debilitätsgrenze. Der Testbefund korrespondiert mit seiner vergleichsweise noch ungünstigeren Berufsanamnese.

Neurosenschwerescore: 12 (kö 1; psy 4; so-ko 6; vit 1).

In der Kontaktnahme, dem Leistungsverhalten und der Oralität unterscheiden sich beide (auch dem Untersucher gegenüber) etwas: A tritt zu Beginn jeweils etwas beflissener, devoter auf, scheinbar bereitwillig; bei Erreichen seiner niedrigen Toleranzdecke neigt er dann schnell zu Verbalinjurien oder Durchbruchshandlungen, z. B. Fortlaufen aus der stationären Therapie, kleineren Diebstählen etc. — B fordert fast ungeniert oder lehnt auch Bitten des Untersuchers strikt ab. Beim Testen unterbricht er im Protest die Mitarbeit, bis ich ihn mit einem Tempotaschentuch für seine Rhinitis und ein paar Bonbons zur Weiterarbeit motivieren kann.

Genese:

Über die Eltern oder etwaige Geschwister fehlt jegliche Information. Der Geburtsort ist ungewiß. Im Ausweis des A ist eine ostpreußische Großstadt eingetragen. Auch weiß man nichts über die Pflegesituation und den Aufenthaltsort der Zwillinge in ihrem ersten Lebensjahr.

Soweit rekonstruierbar, wurden sie im Frühjahr 1945 einzeln auf der Flucht als anonyme Findelkinder entdeckt und in verschiedenen Heimen an getrennten Orten untergebracht. Sie sollen lediglich ein Vornamensschildchen getragen haben. Offenbar wurden sie an verschiedenen Stellen gefunden: anderenfalls hätte man sie doch wohl in dasselbe Heim gegeben oder mit dem gleichen Familiennamen und Geburtsdatum bedacht. B gab man einen Nachnamen entsprechend der ersten Silbe seines Fundortes; der — wahrscheinlich geschätzte — Geburtsmonat des A ist September 1943, der des B Februar 1944. Behördliche Nachforschungen waren nicht möglich, da die Zwillinge in der DDR aufwuchsen.

Trennungszeit:

Die *individuelle Genese von A* nach dem 1. Lebensjahr: Er wuchs bis 3- oder 4-jährig im Heim auf und kam dann in Mecklenburg zu Pflegeeltern. Seine frühesten Erinnerungen sind oral getönt und von Hingabeängsten bestimmt: (1) „Daß es Bonbons gab" und (2) als er in der Pflegefamilie Aufnahme fand, seine mißtrauische Frage, ob die Bretter von seinem Bettchen auch nicht durchbrechen würden, wenn er sich hineinlegt. — In der Familie lebten ein 15 Jahre älterer Pflegebruder, eine etwa 20 Jahre ältere Pflegeschwester sowie noch 2 weitere Schwestern. Der Pflegebruder soll später Suicid begangen haben. A blieb dort nur bis etwa 7jährig, weil ein Familienmitglied lungenkrank war; vermutlich wurde er jedoch auch wegen Erziehungsschwierigkeiten wieder heiminterniert.

Für die folgenden 12 Jahre blieb A in etwa 10 (!) verschiedenen Heimen. Wegen des häufigen Wechsels ist die Schulentwicklung nicht genau zu verfolgen: zahlreiche Heimschulen und Dorfschulen, z. T. nicht vollklassig. Etwa 8 Jahre besuchte A den Unterricht. Eine Tischlerlehre schloß er mit Prüfung ab, gesteht allerdings spontan, sein Gesellenstück mit unerlaubter Hilfe eines anderen angefertigt zu haben. Später arbeitete er nicht wieder in diesem Beruf.

Individuelle Genese von B: Nach dem ersten Heimaufenthalt kam auch er 3- oder 4jährig zu Pflegeeltern. Zeitweilig trug er auch deren Namen. In seiner Familie waren keine weiteren Geschwister; die Pflegemutter starb früh. Der Pflegevater gab ihn im ersten Schuljahr wieder zurück in ein Heim. Von dort lief er auch einmal fort, um den Pflegevater heimlich zu besuchen. Genaues Alter bei der Einschulung und Schulentwicklung bleiben unklar. Insgesamt besuchte er etwa 8 Jahre städtische, Volks-, Dorf- oder Heimschulen und wechselte ebenfalls die Heime. — Beruflich war er erfolgloser als A: Er brach seine Bäckerlehre nach kurzer Zeit ab, ebenso wie einen Versuch als Maurer. Weitere berufliche Starts als Landwirt, Gärtner oder Schlosser mißlangen, hauptsächlich wohl aufgrund seiner Frustrationsintoleranz. Er kam dann als Hilfsarbeiter in ein Industriewerk. 19jährig wurde er vom Bruder in den Westen herübergeschleust, wo er die ersten Jahre auch noch berufstätig war.

Gemeinsame Zeit:

Ihr Kontakt miteinander seit ihrem Kennenlernen, 17/18jährig, und der Übersiedlung in den Westen, 19/20jährig, ist zeitweilig sehr intensiv. Sie haben bisweilen ein gemeinsames Zimmer, verstehen sich dann jeweils aber sehr schlecht. Wenn einer von beiden trampt, hören sie oft monatelang wieder gar nichts voneinander.

Ihre weitere Arbeitsanamnese ist durch zunehmend häufigeren Stellenwechsel und längere Pausen gekennzeichnet. — Neurotische orale Riesenerwartungen und illusionäre Vorstellungen von mühelosem Ruhm und Reichtum hindern beide an gezieltem Leistungseinsatz. Mit 25 Jahren phantasieren sie noch pubertätshaft, zum Beat-Schlager-Star gemanagt zu werden oder durch „unheimlich kluge" Lehrer passiv-receptiv Wissen eingeflößt zu bekommen. Ihr Lebensstil ist dabei extrem regressiv, ihre Arbeitstechnik bei Fortbildungsbemühungen grotesk bis komisch: z. Z. lernen sie blindwütig Fremdsprachen; dabei demonstriert B seinen Lerneifer, indem er die Gardinen in seinem Untermietzimmer mit französischen Konjugationsformen in riesigen Lettern bemalt hat. Er meint, so könne er sie sich aus dem Bett heraus am besten einprägen. Auch A hat Sprachenambitionen, schläft aber regelmäßig bis mittags.

An einer adäquaten Realitätsprüfung sind beide durch ihre extrem belastende Genese mit Härte- und sicher auch Verwöhnungsfaktoren gehindert; erschwert wird sie ihnen wohl auch noch durch eine originäre Begabungsschwäche. Eine weitere Eigentümlichkeit ist beiden Chance und Risiko zugleich: Sie sind sehr eloquent und verstehen es, im Gespräch aktiv die Thematik zu lenken. Durch dieses Geschick verbergen sie ihr faktisches Nichtwissen und fallen sogar verschiedenen Beobachtern während der Explorationen nicht als so schwach begabt auf wie in einer standardisierten Leistungsprüfung. Bei dieser Genese ist ohnehin jeder gutwillige Therapeut bereit, ein beträchtliches umweltbedingtes Bildungsdefizit zu unterstellen und Nachsicht zu üben. Aufgrund ihrer neurotischen Charakterstruktur waren sie jedoch bisher nicht in der Lage, echte Chancen, die sie durch institutionelles und persönliches Entgegenkommen bekamen, zu einer eigenen dauerhaften Persönlichkeitsstabilisierung zu nutzen.

Katamnese, 4 Jahre später: Wegen des unsteten Lebenswandels bedurfte es erheblicher Bemühungen, einen der Zwillingsbrüder überhaupt wieder ausfindig zu machen: B haust jetzt in einem vom Sozialamt zugewiesenen Hinterhauszimmer in einem berüchtigten Prostituiertenviertel, ist weiterhin ohne Tätigkeit und bietet das unverändert gleiche Bild. Er hat inzwischen ein uneheliches Kind gezeugt und vorübergehend bei seiner Freundin gewohnt, die ihn jedoch exmittierte, da er nicht für seinen eigenen Lebensunterhalt aufkam, geschweige für das Kind sorgte. Herr B wiederum wirft der Freundin vor, sie hätte auch mit dem Bruder geschlafen und er sei gar nicht sicher, von wem das Kind ist. Symptomatisch berichtet jetzt auch B über Diarrhoen und eine Durchschlafstörung. Die Konkordanz hat sich diesbezüglich noch verstärkt. — A ist — wie ich erfahre — seit einiger Zeit verheiratet und lebt im Ausland. Die Frau soll wohlhabende Eltern haben, so daß B nicht ohne Neid auf die Vorzugsstellung seines Bruders schaut. Auch A arbeitet weiterhin nicht.

Die Intrapaardifferenz der Neurosenschwere betrug im Zeitpunkt der ersten Berechnung 1 Punkt. Nach den katamnestischen Notizen würden wir jetzt B wegen der Chronifizierung und der erweiterten Symptomatik um 2 Punkte höher einstufen.

Die frühkindliche Belastung klassifizieren wir in diesem Fall mit dem höchsten (4.) Schweregrad.

Zusammengefaßt handelt es sich bei diesem Paar konkordant um chronifizierte charakterneurotische Störungen mit Verwahrlosungszügen und tiefer Regression. Leichte psychoneurotische Symptome (Depressionen) und psychosomatische Begleitbeschwerden (Diarrhoen, Obstipation, Schlafstörung) verursachen nur ein geringes subjektives Krankheitsgefühl. Beide leiden vorwiegend sekundär unter den sozialen Folgen ihrer Gestörtheit. A lebt in Abhängigkeit von einer angeheirateten Familie unter erträglichen Verhältnissen; B bewegt sich sozial randständig am Existenzminimum, von staatlicher Alimentation getragen.

Niedrige bis sehr niedrige Intelligenz. Kein Alkohol- oder Drogenabusus. Auch bei der Untersuchung durch mindestens 3 weitere Psychiater fand sich kein Anhalt für eine Psychose oder ein hirnorganisches Krankheitsbild. Hier von Psychopathie zu sprechen, angesichts der nachweislich gravierenden psychosozialen frühkindlichen Belastungen, halten wir für unzulässig; eine frühkindliche Hirnschädigung als zusätzlicher Faktor ist nicht mit letzter Sicherheit auszuschließen, jedoch weder anamnestisch noch aufgrund der differentiellen Testbefunde wahrscheinlich zu machen. Neurosendiagnostisch steht bei beiden die Ich-Schwäche im Vordergrund; strukturtypologisch liegt der Schwerpunkt im schizoiden Bereich mit deutlichen hysterischen und auch depressiven Akzenten.

Die bis ins Detail verfolgbare Konkordanz dieser getrennt aufgewachsenen Zwillinge ist höchst beeindruckend. Man mag die neurotischen Verhaltenseigentümlichkeiten in ihrem gegenwärtigen Stil für soziokulturell beeinflußt halten; auch können gegenseitige Identifikationsprozesse und gemeinsam geschmiedete Privatideologien aus den letzten Jahren des zeitweiligen Zusammenlebens mitbestimmend sein, z. B. für die fast überwertige — logisch aber nicht widerlegbare — Idee, von einem prominenten Ostblockfunktionär abzustammen. Jedoch bestanden schon vor dem 18. Lebensjahr überzeugende Ähnlichkeiten einschließlich der Primordialsymptomatik.

Dennoch wäre der Schluß auf eine ausschließlich erbliche Präformierung der Charakterstörung gerade bei diesem getrennt aufgewachsenen Paar voreilig: ist doch jeder für sich unter extrem belastenden Bedingungen einer frühkindlichen Heimversorgung, Flucht, elternlos mit nachfolgendem Verlust der Pflegeeltern und einer weiteren Lebensdekade wechselnder Heimaufenthalte aufgewachsen. Die Männer entwickelten einen typischen Hospitalismus mit tief gestörten emotionalen Personen- und Sachbeziehungen, Distanzlosigkeit, Bindungsschwäche und Unzuverlässigkeit sowie den dahinterstehenden Riesenerwartungen nach oraler Versorgung, Geborgenheit und Zuwendung, mit der leichten Enttäuschbarkeit, dem Mißtrauen und der Frustrationsintoleranz schizoid-ich-schwacher Persönlichkeiten.

Unsere vorläufige Hypothese: Erblich determiniert könnte in diesem Falle die Richtung der Verwahrlosung sein: daß keiner von ihnen zum Schläger, Räuber, Sexualdelinquenten wurde, sondern beide eine vergleichsweise wenig destruktive, wenig störende Form sozialer Deviation wählten. Die Tatsache der charakterneurotischen Fehlentwicklung als solcher ist ebensogut mit einer erblichen Hypothese (etwa im Sinne von v. BAEYERs Bindungsschwäche), wie mit der zweifellos exzessiven frühkindlichen psycho-sozialen Schädigung ausreichend erklärbar.

Unsere Information über Details der Entwicklung ist bei diesem Paar besonders dürftig. Dafür liefert es ein Modellbeispiel für die methodische Schwierigkeit und Problematik, wenn getrennt aufgewachsene EZ-Paare zur Klärung bestimmter Fragestellungen beitragen sollen. Entgegen häufiger wissenschaftlicher Erwartungen ist nämlich eine überzeugende Ableitung der an seiner Neuroseentstehung beteiligten Erb- und Umwelteinflüsse in diesen Fällen eher noch diffiziler, weil die Peristase getrennt aufgewachsener Zwillinge mit größerer Wahrscheinlichkeit Extremformen neurotisierender Umwelten repräsentiert.

Erb. II: Paar Nr. 49, erw. PZ. —

Das 66jährige PZ-Paar gehört zu den ZZ mit der größten Intrapaardifferenz: 11 Punkte. Es liefert zugleich einen interessanten Beitrag zur Frage des Spontanverlaufes unbehandelter Neurosen.

Die *Indexpatientin, Fräulein A,* hatte 47jährig die Poliklinik aufgesucht wegen zunehmender depressiver Verstimmungen, die sich um eine „unglückliche Liebe“ zu einem 16 Jahre jüngeren Mann rankten. — Die auslösende Liebesbeziehung war rein platonisch und einseitig, der per Distanz Geliebte bezeichnenderweise behandelnder Arzt ihrer Mutter. — Mehrere ernsthafte Suicidversuche und längere Arbeitsunfähigkeit waren die Folge. Auch damals hatten mehrere untersuchende Psychiater übereinstimmend keinen Anhalt für eine Psychose feststellen können; die Krankheit hatte auch nie stationäre psychiatrische Therapie erfordert. Eine depressive Neurosenstruktur bestand im übrigen schon seit der Jugend. Sie äußerte sich in allgemeinen Hemmungen und Kontaktstörungen, so daß die Pat. bis zum Tode ihrer Eltern — damals war sie 48 bzw. 54 Jahre alt — in deren Obhut wohnen blieb, ohne sich je räumlich verselbständigt oder eine eigene Partnerschaft oder Familie aufgebaut zu haben.

Die depressive Neurose mit ihren Regressionstendenzen manifestiert sich besonders auch in einer beträchtlichen Leistungsstörung: Ohne durch ernsthafte körperliche Krankheiten behindert zu sein, war die Pat. nach 18jährig abgeschlossener Lehre als

Schneiderin während ihres gesamten Lebens zusammengerechnet nicht einmal 2 Jahrzehnte voll berufstätig. Noch im Alter von 50 ließ sie sich von der hohen Pension des Vaters miternähren. Lange Zeit führte sie nur sporadisch für die Verwandtschaft unterbezahlte Schwarz-Heimnäharbeit aus. Aufgrund ihrer oralen Gehemmtheit und wegen neurotischer Schuldgefühle gegenüber den Eltern forderte sie nie einen angemessenen Lohn für ihre Leistungen. Da sie für diese Zeitabschnitte keine Steuern und Rentenversicherungsbeiträge entrichtete, erreicht sie jetzt mit der sehr schmalen Altersrente nicht einmal ihr Existenzminimum und ist auf zusätzliche Sozialunterstützung angewiesen.

Allgemeine Ängstlichkeit, besonders bezüglich der Kontaktaufnahme mit anderen Menschen und gegenüber Leistungssituationen, ließen die Pat. seit je ein sehr randständiges, vereinsamtes Leben führen. Ausgeprägte agoraphobe Symptome stehen — wie sich bei ihr besonders gut nachweisen läßt — in unmittelbarer Beziehung zu abgewehrten Dirnenphantasien bei sexueller Alibidinie, Frigidität und unbewußten oralen Riesenerwartungen.

Durch häufige Magenulcera und Gastritis war die Pat. vom 20.—40. Lebensjahr stärker beeinträchtigt; arbeitsunfähig durch diese Psychosomatose jedoch nur selten. Appetitmangel bestand seit je; häufig auch Kopfschmerzen und Obstipation; früher starke Menstruationsbeschwerden. Herzneurotische Symptome behinderten sie wenig. Eine seit der Jugend chronifizierte Einschlafstörung wird im Senium von einer Durchschlafstörung begleitet. — Die Genese einer vielleicht psychogenen Pollakisurie blieb ungeklärt.

Neurotische Primordialsymptome: Appetitmangel und Depressionen. Ein Noktambulismus weist auf die ebenfalls deutlich ausgeprägten hysterischen Mechanismen hin.

Analytisch aufdeckende Psychotherapie erfolgte nicht. Seitens der Pat. auch keine psychotherapeutische oder psychiatrische Konsultation in den 19 Jahren Intervall bis zur Zwillingsdiagnostik.

Organisch: Eine Radiusfraktur 64jährig. Insgesamt war ihr körperlicher Gesundheitszustand, abgesehen von einer gewissen Asthenie, recht gut. In ihrem Leben war bisher nur ein Krankenhausaufenthalt nötig: zur Entgiftung nach einem Suicidversuch.

Neurosenschwerescore: 18 (kö 3; psy 4; so-ko 7; vit 4).

Der Zwillings*bruder, Herr B,* pensionierter Feuerwehrmann, bietet im Vergleich zur Pat. ein Bild strahlender Gesundheit: Stolz erklärt er mir auch bei der kürzlichen katamnestischen Untersuchung, in den letzten Sommerferien, 67- und 68jährig, jeweils über 2000 km allein durch Skandinavien geradelt und trotz feuchter Witterung ohne Erkältung und energiegeladen wieder in der Heimat eingetroffen zu sein. — 52jährig hatte er passager Kreislaufbeschwerden; als einziges nennenswertes neurotisches Symptom chronische Magenbeschwerden, die allerdings nie zur Ulcusbildung geführt haben. Sie begannen 26jährig in einer spezifischen Versagungssituation: Eine durch persönliche Mühe und Einsatz erreichte Beförderung wurde wegen seiner politischen Überzeugung nicht durch die obligate Gehaltsaufbesserung honoriert. Keine längere Arbeitsunfähigkeit. Nach der Pensionierung war er symptomfrei.

Depressionen und Ängste kennt Herr B bei sich nicht und antwortet mit der für ihn bezeichnenden strammen Haltung: „Das kann man in meinem Beruf nicht, sonst muß man was anderes werden!“ Manifeste Zwänge werden glaubwürdig negiert. Keine Suicidversuche.

In der Kindheit hatte er einen fraglichen Pavor nocturnus.

Organisch: Bagatellunfälle im Dienst (Rauchvergiftung), im Krieg (Granatsplitterverletzung) und beim Sport (Distorsion).

Neurosenschwerescore: 7 (kö 2; psy 3; so-ko 2; vit 0).

Weitere Charakterisierung: Zur Zeit der Zwillingsuntersuchung wirkt die ehemalige Pat. A stark vorgealtert; den rüstigen aktiven Bruder hätte man neben ihr fast für ihren Sohn halten können. Der Vitalitäts- und auch Intelligenzunterschied zwischen beiden ist sehr deutlich. Herr B geht noch regelmäßig zum Schwimmen und in die Sauna. Mit seiner Frau gemeinsam hat er die ständige Betreuung seiner 3 kleinen Enkelkinder übernommen. Frl. A dagegen fühlt sich ab und zu so schwach, daß sie einen halben Tag im Bett verbringen und sich von einer Nachbarin versorgen lassen muß. — Interaktion: Bei meinem ersten Hausbesuch in der Wohnung von Frl. A spreche ich anfangs mit ihr allein. Wenig später erscheint Herr B. Mit völliger Selbstverständlichkeit räumt sie ihm prompt ihren Platz, setzt sich auf einen weiter entfernten Stuhl und verstummt fortan fast. Er ist der dynamisch-aktive Mann, der die Gesprächsführung fest im Griff hält ohne auch nur die Andeutung eines Rollenkonfliktes zwischen beiden Zwillingen.

Kindheitsentwicklung: Das Pärchen wurde zu Beginn des Jahrhunderts, 1;7 Jahre nach einer Schwester geboren. Auf Zwillinge war man nicht vorbereitet. Die Mutter reagierte auf die Entbindung der zweiten, A., mit Weinen. Die Geburt von 2 Kindern bedeutete für die Familie eine besondere finanzielle Belastung. Ein Sohn wäre den Eltern gerade noch recht gewesen. A war somit als die Überzählig-Zweitgeborene wie als Mädchen doppelt unerwünscht. Sie sei lebensschwach gewesen. Man dachte nach der Geburt: sie stirbt bald. Die weitere Entwicklung spricht jedoch gegen eine geburts- oder hirntraumatische Schädigung. In der Frühkindheit keine Komplikationen. — Nach den verläßlichen Schilderungen muß man annehmen, daß gerade B in seiner Entwicklung als Kind erheblich hinter der Schwester zurückgeblieben war. Sie galt als die deutlich Lebhaftere; er habe sich mehr mit sich selbst beschäftigt, wurde wegen seiner Weinerlichkeit vom Vater „Knautschkommode" genannt. Er lernte erst ein halbes Jahr nach der Schwester laufen und war insgesamt ein ausgesprochener Spätentwickler. Wegen Rachitis und eines „sehr großen Kopfes" hatte ein Arzt die Befürchtung geäußert, er würde einmal schwachsinnig werden. Seine zwillingsspezifische Entwicklungsverzögerung und eine Diskrepanz gegenüber der Schwester hielt bis zur 5. Grundschulklasse an. Hier gab man dem frühzeitig eingeschulten B die Chance, ein halbes Schuljahr zu wiederholen. Retrospektiv erlebt er, zu dieser Zeit einen erheblichen Entwicklungsschub und radikalen Persönlichkeitswandel durchgemacht zu haben.

Keiner sei bevorzugt worden. Eine Dominanz in der Kindheit habe mit Sicherheit nicht bestanden. Durch die damals noch übliche nach Geschlechtern getrennte Beschulung waren die Zwillinge schon frühzeitig separiert worden; soweit sich B nicht alleine beschäftigte, spielte er bevorzugt mit Jungen. Schon in der Schulzeit streunte er gerne umher.

Die *Mutter* war bei der Geburt der Zwillinge 25 Jahre alt. Sie war die Älteste von 7 Kindern mit dem besonderen Schicksal, vorehelich geboren worden zu sein von einer gerade 16jährigen Mutter und mit einem 19jährigen Vater. Einen Hinweis auf identifikatorische Mechanismen bei Frl. A könnte die Tatsache geben, daß eben dieser Großvater ms einen Selbstmordversuch verübte, als seine damalige Freundin unerwünscht schwanger wurde mit der späteren Mutter der Zwillinge. Auch der jüngste Bruder der Zwillingsmutter hat 21jährig „aus Liebeskummer“ Suicid begangen. Die Pat. A war damals 19 Jahre alt.

Der *Vater* (+ 29 Jahre) war Feuerwehrmann. Sein Vater, also der Großvater vs, hat gelegentlich getrunken. Antithetische Idealbildungen in Richtung auf ein asketisch-tugendhaftes Persönlichkeitsideal dürften den Zwillingsvater charakterisieren, seine eigene Berufswahl gelenkt haben und auch auf die Zwillinge selbst nicht ohne Auswirkung geblieben sein. Der identische Beruf von Vater und Sohn weist bereits darauf hin. Ein —damals noch üblicher — 48stündiger, ununterbrochener Dienst des Vaters mit anschließend 24stündiger Pause forderte von der Familie und den Kindern entsprechende Anpassungsleistungen hinsichtlich Ruhe- und Freizeitrhythmus.

Die ältere *Schwester* der Zwillinge war wohl die Begabteste in der Geschwisterreihe, entwickelte sich dann aber — als hübsches, verwöhntes Kind — etwas narzißtisch und launenhaft. Sie heiratete erst mit 34 Jahren. Ein heftiger Konkurrenzkonflikt gegenüber der als bevorzugt erlebten Schwester nagt noch heute an der Patientin. In der frühesten Erinnerung von Frl. A tauchen beide Geschwister auf: der Zwillingsbruder sei gestillt worden und die ältere Schwester wäre eifersüchtig auf ihn gewesen.

Schulisch war Rechnen das Stieffach von Frl. A, „da haperte es“; auch die Lehre als Schneiderin ist ihr „schwer gefallen“. Nach dem Tod der Eltern mußte sie notgedrungen wieder arbeiten gehen und ist „mit der Arbeitsweise nicht mehr mitgekommen“, erlebt sich durch die Neuerungen als überfordert. Ihre Intelligenz liegt wohl an der unteren Durchschnittsgrenze. Eine Debilität besteht sicher nicht.

Beide Zwillinge entwickelten sich besonders nach ihrer Lehrzeit — jeweils in handwerklichen Berufen — sehr diskrepant: Die Pat. A war in ihren frühen 20er Jahren noch mit einiger Stetigkeit berufstätig. Im Schutz häuslicher Geborgenheit nahm sie auch vorsichtig einige Kontakte zu Männern auf, ohne sie allerdings festigen zu können; etwa ab 27jährig wurde die Entwicklung ungünstiger. Sie blieb an ihre Eltern fixiert, von denen sie sich während der weiteren Jahrzehnte überwiegend unterhalten ließ — auch in Zeiten guter Konjunktur. Im Krieg beruflich dienstverpflichtet, reagierte sie mit Kopfschmerzen. — Aus Partnerschaften zog sie sich in hysterisch-phobischer Sexualabwehr und Hingabeangst zurück; ihre erste Intimbeziehung ließ sie 26jährig zu und brach sie wieder ab als sie feststellte, daß der Mann verheiratet war. Neurotische und inadäquate Prestigeambitionen kennzeichnen weitere Partnerbeziehungen, die deshalb ebenfalls scheiterten. Eine entsprechende Gefühlsbindung, die keine reale Resonanz fand und nicht einmal zu irgendeiner Begegnung oder Aussprache führte, löste dann auch die Suicidversuche bei der Endvierzigerin aus. Noch jetzt als Greisin, 20 Jahre später, äußert sie auf die Wunschring-Testfrage mit großem Zögern und Verschämtheit, daß sie sich eigentlich wünschte: „den heiraten“ (den 16 Jahre jüngeren Dr. X). Dabei bedeutet „heiraten“ für sie offenbar: Ohne reife partnerschaftliche Gefühlsbindung auf präödipaler Stufe vom Geliebten oral versorgt zu werden. Einen Wunsch nach Kindern kann die Pat. nicht einmal entfernt aufbringen; auch die Enkel ihres Bruders spüren das wohl und besuchen sie kaum.

Die Entwicklung des Zwillingsbruders B hingegen beschleunigte sich nach anfänglicher Unterlegenheit vom 2. Lebensjahrzehnt ab. Nach seiner Lehre löste er sich früh vom Elternhaus und ging anderthalb Jahre auf Wanderschaft. Nach einigen weiteren Berufsjahren engagierte er sich 24jährig bei der Feuerwehr und arbeitete dort bis zur Pensionierung. Er gründete eine Familie. Seine eigenen Kinder scheint er jedoch etwas überfordert zu haben, so daß deren Realitätsanpassung nicht seinem Ideal entsprechend glückte: Ein jetzt 37jähriger Sohn bereitet ihm wegen gelegentlichen Trinkens und mangelnder Strebsamkeit Sorge; seine 33jährige unverheiratete Tochter, Krankenschwester, hat sich durch 3 uneheliche Kinder eine Lebenssituation arrangiert, die sie nur durch tatkräftige Unterstützung ihres eigenen vitalen Vaters bewältigt. — Herr B hat zwanghafte Persönlichkeitsstrukturanteile und Reaktionsbildungen im Beruf und in der Freizeitgestaltung integriert. Partiell ist er in seiner Genußmöglichkeit neurotisch eingeschränkt: Er findet in sexueller Hinsicht bei seiner Frau keine Bereitwilligkeit mehr, lebt trotzdem streng enthaltsam. Zu seiner — berufsbedingt frühen — Pensionierung mit 60 Jahren erhielt er 8000 DM Abfindung, leistete sich jedoch nicht ein eigentlich erwünschtes Auto — mit der sonderbaren Begründung: Es würden doch so viele Menschen totgefahren und er wollte sich für seinen Lebensabend nicht mit Schuld beladen. Diese Rationalisierung ist um so auffälliger als der ungewöhnlich rüstige und reaktionsschnelle Herr B bis zu diesem Alter mehr als 3 Jahrzehnte lang einen Feuerwehreinsatzwagen unfallfrei gefahren hatte.

Auf eine zusammenfassende Interpretation verzichten wir.

Erb. III: Paar Nr. 32, erw. weibl. EZ. —

Bei den 35jährigen ledigen EZ-Schwestern handelt es sich um die Schwerstgestörten unseres Samples. Sie leiden konkordant unter einer schweren chronifizierten, teilweise komplizierten Anorexia nervosa. Ihre Erkrankung erforderte im letzten Jahrzehnt zahlreiche internistische und psychiatrische Klinikaufenthalte bis zu 2 Jahren Dauer.

Übereinstimmend begann das voll ausgeprägte Symptomenbild in der Adoleszenz, etwa im zeitlichen Zusammenhang mit dem bevorstehenden/bestandenen Abitur, der begonnenen Berufsausbildung und der Ablösung vom Elternhaus: Die typische Eßambivalenz mit zwanghaftem Grübeln um Dickwerden und das Essen, Anorexie und gelegentlich durchbruchhafte Polyphagie. Dazu die charakteristischen körperlichen Folgen/Begleitsymptome: Kachexie, chronische Obstipation, sekundäre Amenorrhoe (bei A seit dem 20. Lebensjahr, bei B seit dem 16. Lebensjahr; Menarche übereinstimmend 12/13jährig); jahrelang provoziertes Erbrechen; chronischer Laxantienabusus und ein lange Zeit verschwiegener Thyreoidinabusus, der die behandelnden Ärzte auf diagnostische Fehlgleise lenkte. Lebensmitteldiebstähle; motorische Hyperaktivität, aufopfernd ehrgeiziger Einsatz mit starker Leistungsmotivation, bei beiden in sozial-pflegerischen Berufen — krankheitshalber bisher jedoch nur wenige Jahre praktiziert. Fehlendes Krankheitsbewußtsein. Schwere Charakterneurose mit Partnerlosigkeit, Alibidinie und totaler menschlicher Isolierung. — Überdurchschnittliche Intelligenz.

Fräulein A: Geburtsgewicht 1750 g, Größe 1,54 m, Gewicht bisher zwischen 30 und 60 kg, z. Z. 35 kg; nach Ausbruch der Erkrankung vor etwa 15 Jahren wog sie maximal 45 kg mit Hilfe einer längeren stationären Mastkur. Besondere Komplikationen bei A: In höchster Ambivalenz brach sie auch ihre zweite analytische Psychotherapie ab; bei zunehmender Kachexie, gefördert durch masochistischen körperlichen Arbeitseinsatz, entwickelte sich eine kavernöse Tbc. Unter stationär tuberkulostatischer Medikation trat dann eine eindeutig exogene (!) Psychose mit paranoid halluzinatorischer Symptomatik auf. Das Krankheitsbild ist nach Absetzen der Medikation prompt geheilt und in den 5 Jahren danach nicht rezidiviert. Nach der jetzt insgesamt 10jährigen Beobachtungsdauer ist eine endogene Depression oder Schizophrenie bei der Pat. mit Sicherheit zu negieren.

Oft depressive Verstimmungen und Suicidgedanken. Keine Suicidversuche bisher — abgesehen von dem chronisch autodestruktiven Verhalten in der Hauptsymptomatik.

Primordialsymptomatik: Schwere Enuresis nocturna permanens. Nägelknabbern. Kontakt- und Appetitstörungen.

Nach mehrjähriger krankheitsbedingter Arbeitslosigkeit und Pflegebedürftigkeit ist sie z. Z. katamnestisch wieder gegen ärztlichen Rat in ihrem früheren gehobenen Beruf tätig und damit selbständig existenzfähig. Obgleich das Krankheitsbild augenblicklich (35 kg) nicht vital bedrohlich und somatisch leidlich kompensiert erscheint, beurteilen wir unter dem Gesichtspunkt kumulativer Krankheitserfassung die *Neurosenschwere* mit 23 (kö 6; psy 5; so-ko 8; vit 4).

Die Zwillingsschwester, *Fräulein B*, ist 1,52 m groß, wog zuletzt 38 kg. Maximalgewicht 60 kg, Minimalgewicht unter 35 kg (Geburtsgewicht 1530 g). — Bei sonst im ganzen ähnlich dramatischem Verlauf entstanden zusätzliche Komplikationen bei dieser Probandin durch die deutlich schwächeren Überich-Funktionen: Gehäuftere und früher einsetzende Lebensmittel-Ladendiebstähle. Stärkere und länger dauernde depressive Episoden mit ausgeprägtem Alkoholabusus und mehreren schweren Tabletten-Suicidversuchen. In der Folge Leberschaden. Durch Avitaminose und Eiweißmangel völliger Zahnverlust. — Beruflich erreichte sie nach dem Abitur aufgrund ihrer Ich-Schwäche bisher nur ein mittleres Ausbildungsniveau. Seit Jahren ist sie im Schutze einer karitativen Institution gerade eben lebens- und arbeitsfähig; sie gilt dort offiziell nicht als Pat. Ihre charakterneurotischen Fehlhaltungen sind noch gravierender. — Zu einer Psychotherapie war sie nie bereit. Auch den Zwillingsuntersuchungsgesprächen versuchte sie sich mit allen Raffinessen intelligenter Magersüchtiger — oft erfolgreich — zu entziehen.

Neurosenschwerescore: Unter dem Eindruck eines passager etwas stabileren körperlichen Ernährungszustandes und damals Arbeitsfähigkeit im Vergleich zur Schwester: 21 (kö 4; psy 5; so-ko 8; vit 4).

Die frühkindliche Belastung skalierten wir für beide als mittelschwer: Bei gravierenden emotionalen Einbrüchen, Fortfall und Wechsel der Objektbeziehungen, waren die äußeren Lebensumstände vergleichsweise gut geordnet: Oberste Sozialschicht.

Augenblicklich scheint uns A eine Spur weniger gefährdet zu sein: Sie ist immerhin mit einer eigenen Wohnung erstmalig selbständig hinsichtlich Arbeitssituation und Lebensaufbau; außerdem hat sie ein höheres Berufsziel erreicht als die Zwillingsschwester. Der von uns über ein Jahrzehnt beobachtete Verlauf war jedoch oft komplementär: Wenn die eine Schwester sich etwas wohler fühlte und berufstätig war, lag die andere in desolater Verfassung zur stationären Therapie in einer Klinik und umgekehrt.

Auf charakterologische Details und die Explikation der hochinteressanten Genese müssen wir hier verzichten.

Erb. IV: Paar Nr. 9, 25jährig, männl. gg ZZ. —

Die Zwillinge sahen sich in der Kindheit sehr ähnlich. Auch auf Jugendfotos sind sie kaum zu differenzieren. Sogar die Mutter verwechselt sie bei der Bildbetrachtung noch heute; früher erkannte sie A an einem Naevus. Das für die Beteiligten überraschende Ergebnis der anthropologischen Untersuchung, ZZ, wurde erst nach der abgeschlossenen psychologischen Diagnostik bekannt.

Der Pat. A hatte sich erstmalig mit 22 Jahren in der Poliklinik vorgestellt wegen einer Potenzstörung beim homosexuellen Verkehr. Eine Korrektur seiner ausschließlich homosexuellen Ausrichtung (Neigungshomosexualität [30], Grad 6 [150]) wünschte Herr A nicht. Er litt zwar unter der Isolierung und Diskriminierung seiner Neigung, führte aber jegliche Kontaktstörung und andere Symptome ausschließlich auf die falsche Reaktion der Gesellschaft zurück. Depressiv reagierte er auch auf das geringe Verständnis seiner inniggeliebten Mutter gegenüber seiner homosexuellen Problematik. Wegen fehlenden primären Leidensdruckes, mangelnder Motivation und ungünstiger Prognose erfolgte anfangs keine Vermittlung in eine aufdeckend analytische Psychotherapie. — Erst 2 Jahre später, 24jährig, begann er nach 3 ernsthaften Selbstmordversuchen [79] aus vitaler Indikation eine analytische Therapie.

Ich selbst übernahm sie trotz der nunmehr noch ungünstigeren Prognose, weil in den Aktenunterlagen jeweils von Eineiigkeit der Zwillinge die Rede war und von Heterosexualität des Bruders. Abgesehen von dem besonderen wissenschaftlichen Wert einer diskordanten Homosexualität bei EZ, sah ich in dieser Tatsache auch eine prognostische Chance für die Therapie des Pat., indem es sich vielleicht bei der Perversion doch um eine korrigierbare neurotische Fehlentwicklung hätte handeln können. Eine Überprüfung der beiden Voraussetzungen — Eineiigkeit des Paares und Heterosexualität des Zwillingspartners — waren damals wegen Auslandsaufenthaltes des Bruders nicht möglich.

Der Pat. war nach dem letzten Suicidversuch aus seiner langjährigen Stellung als Graphiker gekündigt worden und bei Therapiebeginn bereits 5 Monate ohne Arbeit. Trotz zeitlicher Unabhängigkeit versäumte er in unbewußtem Widerstand durch Fehlleistungen 8 von 25 vereinbarten Therapiestunden. Er verhielt sich klagsam, erwartete direkt Rat und Hilfe. Regressiv und ich-schwach konnte er die Grundregeln nicht einhalten. Seiner erheblichen Leistungsstörung entsprechend war auch eine Traumarbeit mit ihm nicht möglich. Nach zwei Monaten brach Herr A selbst durch Nichterscheinen die Behandlung ab.

In Erwartung einer künstlerischen Karriere nahm er jetzt keine geregelte Berufstätigkeit mehr auf. Er malte in Öl. Seine Werke zeigten ein gewisses kunsthandwerkliches Geschick, formal und inhaltlich jedoch keine besondere Originalität. Die homosexuelle Problematik und sehr individuelle psychopathologische Züge drückten sich sehr deutlich aus; wohl auch deshalb fanden die Bilder keinen Käuferkreis. Seine Bewerbung auf Zulassung zum Studium an einer Kunsthochschule wurde abgelehnt.

Erst während der Therapie wurde bekannt, daß der Pat. bereits seit längerer Zeit drogenabhängig war (1964!): In der Selbsttäuschung, seine künstlerische Phantasie stimulieren zu müssen, nahm er gewohnheitsmäßig Appetitzügler, was zu Gewichtsabnahme, Schlafstörung, Parästhesien und vegetativen Beschwerden führte. —

[79] Insgesamt ist der Pat. innerhalb 5 Jahren von mindestens 4 psychoanalytisch vorgebildeten und 2 weiteren nichtanalytischen Psychiatern untersucht worden. Ein Verdacht auf eine endogene Depression oder sonstige Psychose war nicht aufgetaucht.

Seine extreme Kontaktstörung erlebte er nicht einmal als besonders leidvoll. Nach der Kündigung hat er keinen beruflichen Ansatz wieder finden können, arbeitete nur ganz sporadisch stundenweise freiberuflich. Er wohnte offiziell bei den Eltern, ließ sich von deren Rente miternähren und erhielt im übrigen wohl auch von einem homosexuellen Freund mäzenatisch Unterstützung.

Drei Jahre nach seinem Therapieabbruch, 27jährig, suicidierte sich der Pat. mit einem Pflanzenschutzmittel. Die näheren auslösenden Umstände waren nicht aufzuklären. Wahrscheinlich gab bei der ausweglos schwergestörten neurotischen Persönlichkeitsentwicklung ein Bagatellanlaß den letzten Anstoß für diesen erneuten und letalen Suicidversuch.

Neurosenschwerescore: 20 (kö 3; psy 6; so-ko 7; vit 4) [80].

Der *Bruder B*, bei der tiefenpsychologischen Zwillingsuntersuchung 25 Jahre alt, hatte nach seinen glaubwürdigen Angaben niemals ernsthafte homosexuelle Impulse oder manifeste Beziehungen, obgleich sich in mehreren Jahren Seefahrt Gelegenheit genug geboten hätte. Geringfügige depressive Verstimmungen waren bei ihm nur ganz passager aufgetreten: als gelegentliche Suicidgedanken. Keine Suicidversuche. Depressive Strukturelemente äußerten sich in Reaktionsbildungen und Ersatzbefriedigungen: in einer kompensatorischen clownenden Abwehrfassade; Nicotinabusus (30 Zigaretten tgl.); sowie zeitweiligem Alkoholabusus, der jedoch in seinen Beruf als Messesteward auf einem Handelsschiff integriert war. Den vorübergehenden Berufswechsel — 4 Jahre zur See — interpretieren wir psychodynamisch als Kompromiß zwischen expansiven Emanzipationsbestrebungen vom Elternhaus und Fortlauftendenzen im Sinne oral-regressiver Muttersuche in Verbindung mit homosexuell getönten Kontaktbedürfnissen. Gelegentlich war er in Schlägereien verwickelt und hatte einen mehrwöchigen Gefängnisaufenthalt im Ausland wegen unerlaubten Waffenbesitzes. In Deutschland keine Vorstrafen. — Ebenso wie bei A besteht auch bei B eine Potenzstörung in Form einer Ejaculatio praecox. Unmittelbar nach dem Tod seines Bruders entschloß sich B zur Heirat seiner langjährigen Freundin; die Ehe ist inzwischen — 5 Jahre später — wieder geschieden. Er lebt jetzt mit einer Stripteasetänzerin zusammen.

Neurosenschwerescore: 8 (kö 1; psy 2; so-ko 4; vit 1).

Genese: Die Zwillinge waren die einzigen Kinder relativ alter Eltern (Vater + 43 Jahre, Mutter + 39 Jahre) und nach 7jähriger Ehe prinzipiell unerwünscht. Die Tatsache der Mehrlingsgeburt mißfiel den Eltern zusätzlich. Normale Schwangerschaft und komplikationslose Entbindung. A ist Z I, wog $5^1/_2$ Pfund, B wog $4^1/_2$ Pfund. — Während des Krieges, etwa 3- bis 5jährig, wurde das Paar zweimal zusammen mit beiden Eltern aus der Geburtsstadt Berlin evakuiert. Die finanziellen Verhältnisse waren karg.

Die Brüder hatten übereinstimmend die Mittelschule bis zur mittleren Reife mit durchschnittlichem Erfolg besucht und dann eine Lehre im graphischen Gewerbe absolviert. A blieb insgesamt 7 Jahre im gleichen Betrieb tätig, bis man ihm kündigte. B verließ seine Stellung bald nach der Lehre und kehrte 4 Jahre später in den ursprünglichen Beruf zurück. — Beide Zwillinge zeigen die Tendenz zu sublimieren: A durch das Malen; B nahm Fremdsprachen- und Sprechunterricht mit der Zielvorstellung eines Fernseh/Rundfunksprechers. Im Gegensatz zu A unternimmt jedoch B

[80] Die Einstufung in den maximalen Gefährdungsgrad 4 für den vitalen Bereich war bereits *vor* dem Suicid erfolgt.

adäquate Lernschritte für seine konkrete berufliche Planung und gefährdete durch die Veränderungswünsche nie seine materielle Existenz oder persönliche Unabhängigkeit. Seit dem Lehrabschluß kommt er für seinen Lebensunterhalt selbst auf. Frühzeitig hatte er sich durch ein eigenes Untermietzimmer auch räumlich von den Eltern gelöst.

Die *Mutter* war nicht berufstätig. Sie dominierte deutlich in der Ehebeziehung. Selbst in einem Offiziershaushalt aufgewachsen, übertrug sie auf die Söhne die spezifische Wertwelt von „etwas Besserem" und hat wohl auch deren künstlerische Ambitionen stimuliert: 10jährig meldete sie die Zwillinge in einem Club an und gab sie später in eine Schauspielgruppe. — Der *Vater*, nichtselbständiger Handwerker, spielte in der Familie eine untergeordnete Rolle. Er stammt aus einer kinderreichen Kleinstadtfamilie. Es charakterisiert die frühkindlichen Objektbeziehungen, daß beide Zwillinge nicht das Alter des Vaters angeben können. — Ich lernte die Eltern 64- bzw. 68jährig als erstaunlich hilflose Menschen kennen. Die Mutter hing an dem — damals noch lebenden — Sohn A in einer ausgeprägt verwöhnenden und overprotektiven Haltung, so daß allein aus dieser Konstellation die späteren Ich-Schwächen beider Zwillinge, insbesondere bei A, evident wurden. In der elterlichen Wohnung hängen große Portraits der Mutter in Öl, vom Pat. A gemalt; — kein Bild vom Vater.

Erb. V: Paar Nr. 29, kindl. männl. EZ. —

Die beiden EZ-Jungen wurden erstmals 9jährig gemeinsam in der kinderpsychotherapeutischen Abteilung vorgestellt. Auch ihre Übereinstimmung im Äußeren und in den neurotischen Verhaltensweisen ist so verblüffend, daß wir sie gemeinsam beschreiben.

Die Zwillinge sind bereits mehrfach umgeschult worden und kamen schließlich in getrennte Beo-Klassen[81]. Es weist auf den Grad der Störung hin, daß sogar die Lehrerin dieser Spezialklasse über eine Ärztin die stationäre Therapie von A erzwang. Aus einem städtischen Kinderhort wurden beide relegiert. Auch das kommt relativ selten vor, da die Betreuerinnen gerade im Hort gewohnt sind, mit Problemkindern umzugehen. Die Eltern bekamen über die Nachbarn polizeiliche Anzeigen wegen angeblicher Kindesvernachlässigung. Auch konnten sie eine Wohnungsräumungsklage, an der die Zwillinge schuld waren, nur mit Mühe abwenden.

Schwere Verhaltensauffälligkeiten treten mit unverminderter Heftigkeit seit mehreren Jahren in der Schule, zu Hause, im Hort und beim Spielen auf: Die Zwillinge stehlen in Warenhäusern, bei den Eltern und bei Kameraden. Vor allem Geld, aber auch Fahrräder. Sie sind mehrfach bei Brandstiftungen ertappt worden und kaufen sich Streichhölzer, sobald sie können. Sie werden verbal und auch manuell aggressiv gegen Kameraden, gelegentlich auch gegeneinander. Auf dem Heimweg von der Schule bummeln sie bis zu 3 Std. Mehrfach schwänzten sie die Schule und liefen für Tage von zu Hause fort. Sachbeschädigungen an häuslichem Mobiliar, Spiegeln, aber auch an Betonmauerwerk sind ebenso an der Tagesordnung wie z. B. absichtlich inszenierte Kellerüberschwemmungen in Nachbarhäusern mit Hilfe eines durch die Luke eingeführten Gartenschlauches — und anderer kleiner Unfug.

---

81 Beobachtungsklasse = Spezialklasse für erziehungsschwierige Kinder an normalen Grundschulen; durch besonders liberale Pädagogik ausgezeichnet, mit niedriger Schülerfrequenz und ausschließlich mit Jungen besetzt.

Bei mehreren Untersuchungen im Institut verhalten sich die beiden Zwillinge sehr wechselvoll. Anläßlich der Erstkonsultation provozieren sie das beaufsichtigende Personal durch Lärm und bringen die Einrichtung des Kinderwartezimmers durcheinander. Eloquent und lautstark entrüsten sie sich sogar, als man sie zur Rede stellt und leugnen jedes eigene Verschulden. — Ein anderes Mal spielen beide ohne Aufsicht lange Zeit im Wartezimmer und beschäftigen sich völlig unauffällig. — Später, bei einer Blutentnahme zur anthropologischen Untersuchung, sträubt sich A außerordentlich heftig, schimpft und bedroht den Untersucher, er solle es bloß nicht wagen, er würde gebissen werden. 100 DM fordert A für seine Blutprobe. — Ihr Verhalten schwankt so extrem, daß man in ruhigen Momenten die verzweifelten und sicher begründeten Klagen der Eltern, Lehrer, Hortnerinnen, Ärzte, Betreuer und Nachbarn für maßlos übertrieben halten möchte.

In ihren Schulleistungen bleiben beide deutlich hinter ihren Möglichkeiten zurück. Durch äußere Umstände erst mit 7¹/₄ Jahren eingeschult, sind sie vergleichsweise überaltert und dadurch bei normaler bis guter Intelligenz unterfordert: A erarbeitet im HAWIK einen Gesamt-IQ 102 ohne nennenswerte Profilschwankung. B erreicht einen Wert von 110; im Rechnen und den Abstraktionsleistungen ist er seinem Bruder überlegen, ebenso im UT Bilderergänzen. Beim Testen ist B munter gestimmt, motorisch etwas unruhig. Im übrigen spiegelt sich aber in dieser Leistungssituation die hochgradige Verhaltensstörung nicht wider.

Neben einer leichten Appetitstörung zeigen die Jungen ebenfalls konkordant eine ausgeprägte Enuresis nocturna et diurna: Sie waren mit 2¹/₂ Jahren trocken und begannen mit 3 Jahren erneut einzunässen — vermutlich als Reaktion auf eine wiederaufgenommene Berufstätigkeit der Mutter und Krippenpflege. — A knabbert an den Nägeln, B pflückt sie. A gilt als Indexfall, weil er (zufällig) die erste Journalnummer trägt; der Vater hält ihn für den Schwierigeren von beiden und auch in der Schule ist er passager wohl etwas schwerer verhaltensgestört. Die Bindung der Mutter an A wird von ihr als etwas intensiver empfunden.

B weist zusätzlich einen gelegentlich leichten Blinzeltic auf. Das ist der einzige Unterschied.

Neurosenschwerescore von A: 14 (kö 2; psy 4; so-ko 7; vit 1).

Neurosenschwerescore von B: 13 (kö 2; psy 3; so-ko 7; vit 1).

Hyperemesis gravidarum bei der Mutter; anamnestisch sonst keine Hinweise auf entzündliche, traumatische oder toxische Hirnschädigung. — Spontane Geburt mit 5 min Abstand. A, = Z II, wog 2500 g; B wog 2700 g. Nicht gestillt (Mastitis). Weitere körperliche Entwicklung unauffällig; Statomotorik synchron. — Psychologische Testuntersuchungen rechtfertigen keinen Verdacht auf eine hirnorganische Ätiologie. Auch im EEG fanden sich bei beiden neben unspezifischen Labilitäts- und Reizzeichen keine Hinweise, die — nach dem Urteil eines erfahrenen EEG-Spezialisten — für die Diagnose eines Hirnschadens ausreichen würden. Dagegen bestehen gravierende psychische Belastungen in der frühkindlichen Entwicklung beider Zwillinge.

Die emotionale und soziale Konstellation in den ersten Lebensjahren der Jungen war so problematisch, daß die jetzt bestehenden Erziehungsschwierigkeiten aus ihr tiefenpsychologisch evident ableitbar sind — und als Erklärung ausreichen würden, hätte man es nicht mit Zwillingen zu tun.

Die Genese in Stichworten: Geburt 1;3 Jahre nach einem Bruder, unerwünscht. Mutter über die Ankündigung der Mehrlingsschwangerschaft „völlig geklatscht". —

Eheschließung wegen erster unerwünschter Schwangerschaft. *Mutter*, + 23 Jahre, bleibt bis zum 9. Ehejahr getrennt vom Mann mit 3 Kindern bei eigener Mutter wohnen, weil sie die Berufssituation des Kindesvaters zu unsicher beurteilt — objektiv unbegründet, aber hinweisend auf ihre eigene bewußt verleugnete Ambivalenz und Vertrauenslosigkeit. Sie ist 4. Kind. 2 Brüder sind Akademiker. Sie selbst hat „nur" die Volksschule besucht, erlebt Sozialprestige und Leistung als besonders hohen Wert. In der Rolle des letztgeborenen Kindes blieb sie neurotisch an die eigene berufstätige Mutter fixiert. — Gelegentlich depressiv, deutlich pedantisch, insgesamt eher zwangsneurotisch strukturiert. Leistungsmotiviert in strammer Haltung mit wenig außerfamiliären Kontakten. Erneut berufstätig seit dem 3. Lebensjahr der Zwillinge, kontinuierlich bis jetzt. In eigener Jugend religiös stark gebunden gewesen; jetzt ohne den Hintergrund eigener Überzeugtheit mit aggressiver Energie eine Traktat-Hefte-Moral kirchlicher Sekten an die Kinder herantragend. — *Vater*, + 28 Jahre, Einzelkind mit Ehrgeizproblem: Gymnasium vor mittlerer Reife verlassen. Bauhandwerker gelernt. Bis 34jährig unstet. Affektisolierend, durchbruchhaft sehr aggressiv. Äußerlich um Familie bemüht, familientherapeutische Gespräche anfangs von ihm selbst gewünscht, dann doch vermieden. — Zwillinge wachsen im Osten mit Bruder bei Mutter, deren Mutter und 2 Onkels auf. In schroffem Wechsel typische Härte- und Verwöhnungseinflüsse, z. B. Verbot/Förderung von Kriegsspielzeug durch Mutter/Großmutter und Kindergarten. Vater nur zu gelegentlichen Besuchen in der Familie; 1- bis 3jährig wegen absoluter Grenzsperre gar kein Kontakt. Kinder entwickeln in dieser Zeit Vaterhaßeinstellung. — Zunahme der Schwierigkeiten seit der Familienzusammenführung; weitere Verstärkung unter erneuten Schulleistungsanforderungen im Westen. Mutter arbeitet weiter mit, Großeltern vs unterstützen bei der Versorgung der 3 Kinder. Ungeschickte Erziehungspraktiken: Taschengeldentzug, Essenssperre, nächtliches Schularbeitenüben; in teilweise recht gepflegter Atmosphäre durchbruchhaft massive Prügelstrafen. Aggressionen auch seitens des älteren Bruders, der die Zwillinge einmal zu erwürgen versuchte.

Katamnese kürzlich, 12jährig: Nach stationärer Therapie (A) und ambulanter Einzeltherapie (A und B) erfolgte eine gewisse Stabilisierung insoweit, als die Familie nicht zerbricht und die Kinder im Elternhaus und für diese tragbar verbleiben können. Dennoch unbefriedigende Entwicklung: A wiederholt eine Schulklasse, bekommt Schulverweis wegen schwerer Körperverletzung eines Mitschülers; beträchtliche Verhaltensstörung beider weiterhin: Kürzlich an einer Brandstiftung beteiligt, Schaden: 40 000 DM. Prozeß läuft noch.

Keine Dominanzposition in der Paardyade. Beide im Wechsel Anstifter und gemeinsam Ausführende, leugnen, decken sich gegenseitig, auch unter dem Schutz ihrer starken äußeren Zwillingsähnlichkeit.

Erb. VI: Paar Nr. 12, erw. weibl. gg ZZ. —

Die 42jährige geschiedene Pat. kommt mit einem ausgeprägten psychosomatischen Symptomenbild nach sorgfältiger stationär-internistischer Untersuchung, die keinen faßbaren primärorganischen Krankheitsbefund ermittelt hatte: rezidivierende Herzsymptomatik mit Schmerzzuständen; Ängste werden nur sekundär gespürt als Befürchtung vor einem erneuten Schmerz- oder Ohnmachtsanfall. Müdigkeit; die Knie werden weich, die Beine rutschen ihr weg, der linke Arm stirbt ab, sie kann nicht denken, muß sich hinlegen. — Seit der Jugend häufigere Kollapszustände, Schwächeanfälle, sog. Kreislaufbeschwerden. Deshalb zahlreiche Klinikaufenthalte, Heilverfahren und Arbeitsunfähigkeit. — Seit 20 Jahren gynäkologische Beschwerden mit Fluor, Frigidität und Cystenbildung, die zu Ovarektomien und Uterusamputation führten — ohne nachfolgende Besserung der Beschwerden; eine unklare Oberbauchsymptomatik löste die gynäkologische Odyssee nach der Totalexstirpation ab. Gallensteine. Chronische Obstipation seit der Kindheit. Starke Ein- und Durchschlafstörung. — Gelegentlich depressiv, „sensibel", kränkbar und leicht beleidigt. Deutliche Agora- und Claustrophobie, Kinobesuch deshalb nicht mehr möglich. Zeitweilig Astasie. — Lebt jetzt isoliert nach zahlreichen mißglückten Partnerschaftsbeziehungen und einer Totgeburt. Sorgt selbst für ihren Lebensunterhalt als Industriearbeiterin; sublimiert etwas in Sängerkameradschaft, Wandervereinigung und Theaterbesuchen. — Neurosendiagnostisch: Mischstruktur mit zwanghaften Zügen (psychosomatische Polysymptomatik).

Neurosenschwerescore: 14 (kö 5; psy 3; so-ko 4; vit 2).

Die Zwillingsschwester, Fräulein B, imponiert schon körperlich als ein ganz anderer „Typ": drall, sthenisch, rundlich (nicht adipös), „gesund". Agil und temperamentvoll. Außer seltenen Verstimmungen bietet sie keine greifbare neurotische Symptomatik. War nie stationär krank oder im Kurverfahren. Hat nicht einmal einen festen Hausarzt. — Unverheiratet lebt sie seit 15 Jahren in einer stabilen Partnerschaft mit einem 14 Jahre älteren Mann zusammen. Von einem anderen hat sie einen unehelichen Sohn, den ihre Eltern aufzogen. Vom Partner ist sie finanziell unabhängig durch stetige Berufstätigkeit als Stationsfrau. — Neurosediagnose: Neurotoid mit hysterischen Zügen.

Neurosenschwerescore: 2 (kö 0; psy 1; so-ko 1; vit 0).

Genese übereinstimmend: Sehr spärliche Existenz im Milieu eines Tagelöhners/Landarbeiters mit häufigem Umgebungswechsel. Die Zwillinge waren als Nachzügler unter 6 Kindern unerwünscht. B hatte in der Jugend die bessere Beziehung zum Vater und gewann sogar zusätzlich Sympathien bei ihren Eltern, indem sie ihnen den Enkelsohn als langersehnten männlichen Stammhalter schenkte.

Bezüglich *weiterer typischer Kasuistik* zur Erbfrage begnügen wir uns mit Hinweisen auf die im *Anhang* (8.3.) aufgezählte Symptomatik einzelner Paare.

Wie bei dem zuletzt skizzierten Paar sind auch bei dem ebenfalls erwachsenen weibl. ggZZ Paar Nr. 4 die Unterschiede beeindruckend. Eine deutliche Intrapaardifferenz der Neurosenschwere — also im quantitativen Aspekt — wird begleitet von erheblicher Diskordanz der neurotischen Symptomatik, des Partnerwahlverhaltens, der Elternablösung, Freizeitgestaltung, des religiösen Erlebens sowie hinsichtlich Berufswahl und Berufserfolg und damit verbunden sozialer Situation. — Die Kinder, weibl. ggZZ, Paar Nr. 19, haben eine derart unterschiedliche Identifikation mit ihrer weiblichen bzw. in deren Verleugnung mit der männlichen Rolle aufgebaut, daß das eine (kränkere) Mädchen (19B) sich über Jahre ausschließlich jungenhaft gerierte mit männlichem Haarschnitt und krachledernen kurzen Hosen. Beide wurden von allen Menschen stets für ein Junge/Mädchen (PZ)-Paar gehalten. —

Ganz anders die EZ: Die erw. männl. Zwillinge, Paar Nr. 15, zeigen als konkordante Hauptsymptomatik seit ihrer Kindheit ein deutliches Stottern. — Bei den 24jährigen EZ-Frauen, Paar Nr. 16, besteht ein depressives Zustandsbild mit phobischen und zwanghaften Zügen; B ist diskordant bezüglich der Ausbildung von Kontrollzwängen. — Betrachtet man nur die Art der Struktur und der Hauptsymptomatik, ein Zwangssyndrom, dann sind auch die 29jährigen EZ-Brüder, Paar Nr. 7, konkordant; der Ausprägungsgrad ist allerdings so divergent, daß sie in Kap. 6.2.6. geschildert und einer Diskordanzanalyse unterzogen werden. — Von den beiden inzwischen 40jährigen Frauen, Paar Nr. 2, entwickelte eine katamnestisch eine manifeste Zwangsneurose; ihre Übereinstimmung betrifft vor allem das neurotische Partnerwahlverhalten (Kap. 6.2.7.) und den allgemeinen Neurotizitätsgrad, weniger die Details in ihrem Beschwerdekatalog. — Das Schwesternpaar Nr. 33, durch einen besonderen Kleinwuchs (1,45 m) ausgezeichnet, ist katamnestisch 28jährig völlig konkordant geworden bezüglich einer schweren Angstsymptomatik.

Sehr beeindruckend ist auch die Konkordanz aller EZ-Paare hinsichtlich ihrer Intelligenz und ihres schulischen/beruflichen Leistungsniveaus. Ein EZ-Paar schaffte nach je 3 Klassenwiederholungen das Abitur und erreichte schließlich mit 30 Jahren auch einen Universitätsabschluß; ein Paar hatte anfänglich Mißerfolge beim Übergang auf die Oberschule und kam dann über absolvierte Lehre und den zweiten Bildungsweg bis zum Hochschulabschluß und in die höhere Beamtenlaufbahn in leitende Positionen; ein Paar blieb fast debil; ein weiteres verharrte ebenfalls im Niveau ungelernter Arbeiterinnen bei unterdurchschnittlicher Intelligenz; ein weiteres Paar mäßig begabter Verkäuferinnen war ebenfalls konkordant; hingegen differiert mindestens das eine erw. ZZ-Paar recht deutlich: gehobene Verwaltungsangestellte/ungelernte landwirtschaftliche Hilfskraft; dasselbe gilt für das oben geschilderte PZ-Paar.

Für die meisten hier dargestellten Krankheitsbilder — auch für das Stottern, die Depressionen, die Homosexualität, die Anorexien — betonen wir ausdrücklich, daß sie uns — und anderen Voruntersuchern — bei der tiefenpsychologischen Untersuchung als aus der Kindheitsgenese verstehbare und ableitbare krankhafte Entwicklungen erschienen waren. Wären dieselben Probanden als Einzelindividuen diagnostisch beurteilt worden, so hätte man an der (überwiegenden) Psychogenese ihrer Symptomatik keine ernsthaften Zweifel haben können.

6.2. Umwelt-Determinanten der Neurose: Manifestationsbedingungen

Die bisher mitgeteilten Belege für die Beteiligung erblicher Faktoren beim neurotischen Krankheitsgeschehen lassen deutlich werden, daß eine *erbliche Determination nicht ausschließlich* wirksam ist, wahrscheinlich nicht einmal überwiegt. Das darf man — bei aller gebotenen Vorsicht in der Interpretation und Abschätzung quantitativer Anteile — aus den Konkordanz/Diskordanz-Raten schließen. Es folgt deshalb nunmehr die Untersuchung der an unserem Material nachweisbaren neurotisierenden Umweltdeterminanten. Die Frage — humangenetisch formuliert als Suche nach den Manifestationsbedingungen — wird bei der folgenden statistischen Analyse jedoch eingeengt auf diejenigen Umwelteinflüsse, die als Entwicklungsbedingungen in der Kindheit, speziell der frühen Kindheit, wirksam waren; demgegenüber werden die nur symptomauslösenden Manifestationsbedingungen an dieser Stelle vernachlässigt.

Diese Zentrierung ist erlaubt, weil die Mehrzahl unserer Indexpatienten diagnostisch keine einfach erlebnisreaktiven Störungen und Konfliktreaktionen zeigt, sondern echte Neurosen, deren pathogenetische Fehlprägungen in der Kindheit zu suchen sind. Die quantitative Relevanz der späteren symptomauslösenden Konfliktsituationen tritt bei den hier beschriebenen Krankheitsbildern vergleichsweise zurück, was den pathognomonischen Stellenwert der jeweils auslösenden Versuchungs- und Versagungssituationen selbstverständlich nicht mindert.

Für die Befundanalyse der 4 folgenden Abschnitte ist das dokumentierte Datenmaterial meist ohne Rücksicht auf die Eiigkeitsdiagnose der Probanden aufgearbeitet. Auch eine Gegenüberstellung der Indexfälle und der Partner wurde nicht vorgenommen. Wir haben vielmehr mit technischer Hilfe von VARTAB-Programmen [291] bivariable Verteilungen aufgestellt und zahlreiche Unterschiedsprüfungen vorgenommen.

6.2.1. Pauschalanalyse der Beziehung von Frühgenese und Neurose

Das Sample von 100 Menschen gliedert sich bezüglich seiner Neurosenschwere in leicht Gestörte (0—8 Punkte) und schwerer Erkrankte (9—24 Punkte). Diese beiden Gruppen lassen sich jeweils in solche Probanden aufteilen, die in ihrer Frühkindheit keine bzw. nur leichte Belastungen (s. 5.1.2.4.) zu verarbeiten hatten und andere, die mittleren bis schweren Umweltbelastungen ausgesetzt waren.

Tabelle 65

Frühkindliche Belastung	Neurosenschwere	
	leicht	schwer
keine o. leicht	36	28
mittl. o. schwere	13	23

n = 100

Der Unterschied ist statistisch signifikant [82], auch mit verschiedenen anderen statistischen Ansätzen, z. B. bei weiterer Aufdifferenzierung der Neurosenschweregrade.

Korrespondierend mit dieser Verteilung zeigen die *Mittelwerte der Neurosenschwere* für die Gruppen ohne, mit leichten, mit mittleren und mit schweren *frühkindlichen Belastungen* eindeutig *ansteigende* Tendenz [83].

Tabelle 66

FG-Belastung [84]	Mittelwerte der Neurosenschwere	
keine	$\bar{X} = 6{,}5$ Pt., $\sigma = 5{,}44$ Pt.	$\bar{X} = 8{,}5313$ Pt., $\sigma = 4{,}5285$ Pt.
leichte	$\bar{X} = 8{,}66$ Pt., $\sigma = 4{,}48$ Pt.	
mittlere	$\bar{X} = 9{,}774$ Pt., $\sigma = 4{,}11$ Pt.	$\bar{X} = 9{,}7778$ Pt., $\sigma = 3{,}9287$ Pt.
schwere	$\bar{X} = 9{,}8$ Pt., $\sigma = 2{,}86$ Pt.	

Statistisch überzeugend [85] waren wir zu demselben Resultat gekommen bei der vorgezogenen Auswertung von 100 Paaren, also 200 Probanden, die aus 40 Paaren des Autors und 60 Paaren der Göttinger stationären Parallelserie bestand [247].

Dasselbe gilt im Prinzip für die *Symptomanzahl* der Probanden mit (keinen bzw.) leichten oder mit (mittleren bzw.) schwereren frühkindlichen Belastungen.

Fazit: *Die Menschen ohne oder mit nur leichten frühkindlichen Umweltbelastungen entwickeln signifikant häufiger nur leichte neurotische Störungen; entsprechend*

[82] Chi^2, 1 α $p<0{,}05$.

[83] Der T-Test für Differenzen der Mittelwerte der Neurosenschwere aller 4 Belastungsgruppen ergibt deutliche Tendenzen: $0{,}10>p>0{,}05$ in derselben (erblichen) Richtung. T-Wert: 1,3838.

[84] FG = Frühgenese; hier immer im Sinne frühkindlicher äußerer Entwicklungs-(einflüsse) verstanden.

[85] Hier war der T-Test für Differenzen der Mittelwerte signifikant: 1 α $p<0{,}05$.

bewirkt eine mittlere oder schwere frühkindliche Peristase gehäuft auch eine schwerere Neurose.

Eine weitere bedeutsame Differenzierung des Materials ermöglicht es, auch die *Mikro-Umwelteinflüsse* in ihrem pathogenetischen Gewicht zu erfassen: Es kommt vor, daß beide Partner eines Paares bezüglich ihrer FG-Belastung zwar in derselben Grobkategorie eingestuft sind, aber dennoch merklich Unterschiede deutlich werden, etwa bezüglich der erhaltenen elterlichen Zuwendung. Ein Vergleich der Neurosenschwere beider Probanden zeigt dann:

In allen 11 betroffenen Paaren hat der — jeweils nur in Nuancen! — schwerer belastete Partner eines Paares auch den höheren Neurosescore. Das Ergebnis ist statistisch hochsignifikant[86]. Von solch einer intrapaarigen frühkindlichen Umweltvarianz war z. B. das unten (6.2.6., S. 142 ff.) beschriebene EZ-Paar Nr. 28 betroffen[87].

An dieser Stelle ist folgender Hinweis wichtig: Eine Auszählung hinsichtlich der Eiigkeit derjenigen Paare, bei denen solche geringfügigen, aber folgenreichen intrapaarigen Umweltunterschiede bestanden, ergibt: 4 EZ, 3 gg ZZ und 4 PZ. Die intrapaarige Umweltvarianz betrifft also nicht etwa bevorzugt die ZZ oder gar nur die PZ-Paare!

6.2.2. Neurosepathogene Umweltfaktoren in der Frühkindheit

Der Psychoanalytiker richtet sein Augenmerk bevorzugt auf die *psychologische* Peristase. Mögliche *organische* Erkrankungen oder Entwicklungsfaktoren hat man jedoch vorab auszuschließen — wie in der alltäglichen Neurosendiagnostik auch —, bevor weitere psychologische Hypothesen über die Ursachen der Neurose expliziert werden.

6.2.2.1. Primär-organische Einflüsse

Mit Hinblick auf die perinatale biologische Sonderstellung der Zwillinge (2.2.) wollen wir unsere Ergebnisse bezüglich der entsprechenden Risikofaktoren hier mitteilen.

Die *Gesamtzahl der Zwillinge* aus einem Grundgesamt von Kranken gilt als wichtiges Kriterium. Wie wir oben (4.2.) zeigen konnten, waren in unserem Ausgangspatientengut *nicht mehr* — sondern etwas weniger — *Zwillinge zu finden als in der Durchschnittsbevölkerung.* Wir können daraus schließen, daß in der Zwillingskonstellation keine generell neurotisierende Noxe zu sehen ist. — Diese Aussage gilt übrigens sowohl für in Frage kommende organische Dispositionen wie für psychische/soziodynamische Ursachenfaktoren.

Eine Reihe von Vergleichen und Unterschiedsprüfungen auch *innerhalb* des von uns genauer *untersuchten Zwillingssamples* soll der Beurteilung einzelner möglicher Schädigungsfaktoren dienen: Wir setzten die *Geburtsrangfolge*, das *Geburtsgewicht*, die *Geburtsreife*, registrierte *Schwangerschaftskomplikationen* sowie *Geburtskomplikationen* jeweils in Beziehung zur neurotischen Morbidität. Das Ergebnis all dieser Fragestellungen lautet: *Für keinen der in Frage kommenden Risikofaktoren läßt sich auch nur eine deutliche Tendenz*[88] *eines Zusammenhanges mit der Neurose finden, statistische Signifikanz in keinem Fall.*

---

[86] Fisher-Yates 1 α $p < 0{,}02$.

[87] Weiterhin die Probanden Nr. 1_A, 3_A, 6_A, 14_A, 18_A, 22_A, 23_A, 24_A, 27_B u. 40_A.

[88] Deutliche Tendenz heißt: $0{,}10 > p > 0{,}05$.

Ein zweitgeborener Zwilling ist durch seine längere Geburtsdauer zweifellos stärker vital gefährdet. In der von uns untersuchten Neurotikerstichprobe jedoch finden sich als Indexpatienten signifikant mehr Erstgeborene (5.2.3.). — Eine Geburtstraumahypothese der Neurosenentstehung im Sinne einer zwillingsspezifischen perinatalen Hirnschädigung wird auch durch folgende Zahlen widerlegt:

Tabelle 67

Geburtsrangfolge	Neurosenschwere	
	leicht	schwer
Z I	22	25
Z II	24	23

n = 94 [89]

Geburtsrangfolge und Neurosenschwere stehen hiernach in keiner Beziehung zueinander.

Ebenso eindeutig spricht die Zahlenkombination der Verteilung von *Geburtsrangfolge und Symptomanzahl* eines Probanden gegen die Hirnschadenhypothese des zweitgeborenen Zwillings.

Der Einfluß des *Geburtsgewichtes* ist zu ermessen an seiner Beziehung zu den Neuroseparametern: Die durchschnittliche Neurosenschwere der 35 Probanden mit einem Geburtsgewicht bis 2250 g liegt bei 8,91 Punkten, $\sigma = 3{,}47$ Punkten; die der 51 Probanden mit einem Geburtsgewicht über 2250 g beträgt 8,705 Punkte, $\sigma = 4{,}37$ Punkte. — Die Differenz ist völlig bedeutungslos [90].

Eine geringfügige Tendenz ergibt sich, wenn man die Kriteriumsgrenze für das Geburtsgewicht erniedrigt und somit die Extremfälle herausgreift:

Neurosenschwere aller 27 Probanden mit einem Geb.-Gew. bis 2000 g = 9,48 Punkte,
$\sigma = 3{,}27$ Punkte,
Neurosenschwere aller 59 Probanden mit einem Geb.-Gew. über 2000 g = 8,47 Punkte,
$\sigma = 4{,}29$ Punkte.

Die Prüfung der Geburtsgewichte aller Kinder gegen alle Erwachsenen wie aller Kinder-Index gegen alle Erwachsenen-Index sowie aller Untergeordneten (unabhängig vom Alter) gegen alle Dominierenden ergibt keine tendenziellen Unterschiede. — Als einzige geringfügige Tendenz besteht ein Unterschied aller derjenigen Kinder (n = 16), die überhaupt eine Dominanz/Unterordnungs-Rollenposition einnahmen im Vergleich mit allen Erwachsenen (n = 27), die eine Rollenverteilung zeigten: Die genannten Kinder wogen im Durchschnitt 2330 g, $\sigma = 832$ g; die Erwachsenen wogen 2659 g, $\sigma = 637$ g. Die Art der übernommenen Rolle ist dabei nicht bedeutsam.

Bei den zuletzt genannten Samplevergleichen aller Probanden war von ihrer Paarzugehörigkeit abgesehen worden. Wir führten deshalb auch intrapaarige Vergleiche durch. Die Ergebnisse fielen ebenfalls negativ aus: Die Frage, wie oft der jeweils mit einem geringeren Gewicht geborene Paarling die vergleichsweise schwerere Neurose hatte, wurde mit einer zufallsbedingten Halbierung der Stichprobe beantwortet.

Soweit für die Mutter *Störungen während der Schwangerschaft* angegeben sind — 20mal — interessiert die manifeste Neurosenschwere der betreffenden Zwillinge und die Zahl der bei ihnen registrierten Symptome: Auch hier besteht kein Unterschied gegenüber den Zwillingen mit Müttern bei ungestörter Schwangerschaft.

---

[89] Von 6 Probanden waren keine sicheren Angaben über die Geburtsrangfolge erhältlich.

[90] T-Test-Wert: 0,2355.

[91] T-Test-Wert: 1,08. Hierfür ist die Irrtumswahrscheinlichkeit $0{,}30 > p > 0{,}20$. Von einer Tendenz zu sprechen, wäre also schon gewagt.

[92] T-Test-Wert: 1,41. D. h.: $0{,}20 > p > 0{,}10$.

Tabelle 68

Beschwerden der Mutter und Komplikationen in der Schwangerschaft	Neurosenschwere	
	leicht	schwer
angegeben	9	11
keine	38	36

n = 94

Die Häufigkeit des Vorkommens von ***Frühgeburten*** sowie von ***komplizierten*** rechtzeitigen *Geburten* zeigt Tabelle 19 (s. S. 69, Kap. 5.1.2.2.). Schlüsselt man sie nach der Schwere späterer Neurose auf, dann sind auch hier die Tendenzen in Richtung der Alternativ-(Hirnschaden-) Hypothese so gering [93], daß man sie faktisch vernachlässigen kann und ebenfalls die Null-Hypothese beibehalten muß. — Der Vollständigkeit halber sei noch die Aufteilung der Probanden je nach *Symptomanzahl* auf die Gruppen ohne oder mit *Geburtskomplikationen* erwähnt. Hier ergab sich eine Verteilung in unerwarteter Richtung: Probanden mit Geburtskomplikationen waren im Durchschnitt leichter neurotisch. Konsequent müssen wir auch das als statistisch irrelevanten Zufallsbefund ansehen. — Dagegen zeigte sich bei der Aufteilung in rechtzeitig und zu früh Geborene (unabhängig von möglichen Komplikationen) je nach Symptomanzahl wieder eine minimale — u. E. ebenfalls zufallsbedingte — Tendenz in Richtung auf die Organhypothese.

Wir interpretieren die errechneten Zahlen, auch wenn sie gelegentlich minimale Tendenzen in Richtung auf die Hirnschadenhypothese zeigen, als bedeutungslos. Die Schilderung erfolgte im Detail, um nicht in den Verdacht zu geraten, wichtige organische Umweltfaktoren geglättet oder vernachlässigt zu haben, die im Falle deutlicher Tendenz oder gar statistischer Signifikanz von großer Tragweite für unsere weitere Fragestellung wären.

Mindestens für unser Probandengut *folgern* wir: *Alle Befunde bewegen sich im Rahmen von Zufallsstreuungen. Die neurosenpathogene Effizienz aller genannten biologisch-organischen Risikofaktoren ist offenbar so gering oder auf ganz vereinzelte Fälle beschränkt, daß auf eine weitere Erörterung verzichtet werden kann.*

Im Zusammenhang mit einer oft beobachteten, aber aufholbaren zwillingsspezifischen Entwicklungsverzögerung verdient jedoch noch eine Folge der biologischen

Tabelle 69

Einschulung	Geburt	
	rechtzeitige Geburt	Frühgeb. oder rechtzeitig mit Komplikationen
sehr früh (<6;0 J.)	12	0
rechtzeitig oder aus äußeren Gründen verspätet (>7;0 J.)	26	35
sehr verspätet aus in der Person liegenden Gründen	0	13

n = 86

[93] Chi²-Wert: 0,39. Die 5%-Signifikanzschranke läge bei 3,84.

Sondersituation Erwähnung: *Besonderheiten der Geburt*[94] führten dazu, daß diese Kinder relativ oft (13mal) *verspätet zur Einschulung* kamen. Sie wurden niemals vorzeitig (= vor 6;0 Jahren) in die Schule gegeben; ein Vorkommnis, das bei den unkompliziert und rechtzeitig Geborenen 12mal registriert worden ist.

6.2.2.2. Psychologisch relevante Einflüsse im Lebensalter von 0 bis 6;11 Jahren

Bei der statistischen Prüfung erweist sich eine große Anzahl von Unterschieden/Korrelationen als signifikant[95]. Auf die tabellarische Zusammenstellung (6.2.5., S. 135 ff.) sei schon an dieser Stelle hingewiesen. Sie erleichtert den Überblick über die verwirrende Vielfalt gefundener Ursachenfaktoren und Auswirkungen. Hier zählen wir zunächst einzelne psychosoziale Umweltfaktoren auf, die nachweislich im 1.—7. Lebensjahr wirksam waren und als neurosepathogen in Betracht kommen.

Zuerst (A) werden solche Faktoren genannt, deren Auswirkungen sich ganz allgemein an den 3 Neuroseparametern (Neurosenschwere, Symptomanzahl, Neurosenstruktur) ablesen lassen. Später (B) (S. 128 ff.) werden die Zusammenhänge derselben Faktorengruppe mit umschriebenen geschädigten Funktionsbereichen dargestellt.

A. Bei einer Gegenüberstellung der Probanden, die in einer vollständigen Familie aufgewachsen sind und der aus anderen Konstellationen (unvollständige, übervollständige Familie, Heim etc.) findet sich *kein* Unterschied hinsichtlich ihrer Neurosenschwere.

Eine weitere Aufdifferenzierung der Befunde zeigt jedoch mit statistischer Signifikanz, daß die übervollständige Familie leichtere Neurosen hervorbringt. Die schwerer Neurotischen wachsen dagegen gehäuft in *Familien* auf, die *unvollständig* oder die zugleich *unvollständig und mit einer Ersatzperson* angereichert waren oder wo mehrere Konstellationen, u. a. auch Heimpflege, miteinander *wechselten.*

Tabelle 70

Vollständigkeit der Familie	Neurosenschwere	
	leicht	schwer
übervollständig	9	3
unvollständig, un- u. übervollständig, Wechsel	11	21

n = 44[96]

Einige weitere gefundene Tendenzen dürften die Interpretation erleichtern und sollen in diesem Zusammenhang genannt werden: Ein *Wechsel der Pflegeperson* in der Frühkindheit bewirkt offensichtlich häufiger eine schwerere neurotische Störung. — *Abwesenheit der Mutter* durch Krankheit, Berufstätigkeit oder Verlassen der Kin-

[94] Im oben definierten Sinne = Frühgeburt oder Geburtskomplikationen bei reifen Neugeborenen.

[95] Ohne nähere Angabe ist im weiteren mit „Signifikanz“ jeweils das 5%-Niveau gemeint; höhere Signifikanzschranken werden besonders erwähnt. Als „Tendenz“ ist ein Prüfungsergebnis $0{,}20 > p > 0{,}10$ bezeichnet, als „deutliche Tendenz“ ein statistisches Prüfergebnis von $0{,}10 > p > 0{,}05$.

[96] Fisher-Yates, 2α $p < 0{,}05$; signif. Die 56 Probanden aus vollständiger Familie sind hier nicht berücksichtigt.

der erhöht deren spätere Neurosenschwere (Kriteriumsdauer: für 1 Jahr oder länger). Entsprechend leichter ist die Neurose bei den Menschen, deren Mutter in der Frühkindheit durchgehend anwesend war.

Konstanz der Objektbindungen und Vollständigkeit der Familie scheinen besonders dann die gesunde Entwicklung zu fördern, wenn noch zusätzliche Personen (meist Großeltern, Tanten etc.) mit im Haushalt leben und die Eltern kontinuierlich bei der Betreuung der Kinder unterstützen.

Unabhängig davon scheint auch das *Alter der Mutter bei der Geburt der Zwillinge* bedeutsam zu sein, wie die folgende Tabelle [97] zeigt:

Tabelle 71

Alter der Mutter bei der Geburt	Symptomzahl	
	0—6	7—14
20—24 Jahre	3	7
30—39 Jahre	31	29
25—29 Jahre	21	7

n = 98

Eine besonders junge Mutter (20—24 Jahre) bietet offenbar die am wenigsten günstigen Voraussetzungen für eine unneurotische Entwicklung, — wenigstens bei Zwillingen. Die Mütter über 30 Jahre scheinen nicht so tragfähig zu sein, um eine gesunde Entfaltung zu gewährleisten wie die Mütter zwischen 25 und 29 Jahren. Dieselbe Tendenz wie bei der Symptomzahl zeigt sich auch anhand der Auswirkungen auf die Neurosenschwere.

Die Existenz von weiteren Geschwistern neben dem Zwillingspaar führt zu schwerer Neurose und auch zu höherer Symptomzahl (deutl. Tendenz). — In diesen Fällen erweist es sich als besonders ungünstig, wenn der zeitliche *Abstand von weiteren vorhandenen Geschwistern groß* [98] ist. Ob hier eine direkte pathogene Wirkung der Geschwister vorliegt oder auf dem Umweg über eine stark belastete Mutter, z. B. bei Nachkömmlingen, sagen die Befunde selbstverständlich nicht. Die mindestens statistische Interaktion zwischen dem Alter der Mutter bei der Geburt der Zwillinge und der Zahl weiterer Geschwister (6.2.4.) ist neurosenpsychologisch nicht unwichtig.

Tabelle 72

Geschwisterabstand	Neurosenschwere	
	leicht	schwer
weit	7	21
kurz	10	5

n = 43 [99]

Die unterschiedlichen Startchancen eines Menschen spiegeln sich schon in der Erwünschtheit seiner Geburt und — bei Zwillingen zusätzlich — in der Vorbereitung

[97] Deutl. Tendenz: Chi^2-Wert erreicht fast die 5%-Signifikanzgrenze.

[98] „Groß" hier definiert mit >2;0 Jahre.

[99] Chi^2, 2 α $p<0{,}025$. Bezüglich der häufigen Zahlenwerte unter 100 s. Anm. S. 81. In diesem Falle fehlen die Probanden ohne Geschwister.

der Eltern auf diesen doppelten Kindersegen: Bereits die *Unerwünschtheit der Schwangerschaft* hat eine schwerere Neurose und auch mehr Symptome zur Folge (Tendenzen). Die *Erwünschtheit eines Probanden* wenigstens von einem Elternteil bewirkt eine leichtere Neurose (deutl. Tendenz). — War die Mutter über die zu erwartende *Geburt von Zwillingen vorher informiert*, dann entwickeln die Sprößlinge eine leichtere Neurose als wenn die Zwillingsgeburt überraschend erfolgte (deutl. Tendenz).

Wie bei vielen Korrelationen sagt die Beziehung allein auch hier nichts über die Art des Zusammenhanges, also eines Kausalnexus und seiner Richtung aus. Ob es lediglich der Überraschungseffekt bei den Eltern ist, der dann auf die weitere kindliche Entwicklung nachhaltig neurotisierend wirkt, möchten wir bezweifeln. Vielmehr darf man annehmen, daß Mütter mit einer höheren emotionalen Aufgeschlossenheit und Interessehaltung gleichzeitig diejenigen sind, die schon während der Schwangerschaft eine Zwillingsgeburt vermuten und auch ihren Verdacht realistisch abklären, im Gegensatz zu den indolenteren oder denjenigen mit neurotischen Wahrnehmungslücken hinsichtlich des eigenen Körpers. Diese genannten Faktoren bei den betreffenden Müttergruppen dürften wahrscheinlich als neuroseinhibierend bzw. neurotisierend in Frage kommen.

Die Probanden, deren Geburt *von der Mutter abgelehnt* worden war, entwickelten häufiger (sehr signif.) eine *hysterische* Charakterstruktur oder *Verwahrlosungszüge.*

Vorsichtshalber muß man wohl präzisieren: Wenn die Probanden angaben und in der Untersuchung den Eindruck zu erwecken verstanden, sie seien abgelehnt worden. Spezifische Projektionsmechanismen im Zusammenhang mit ödipalen Konflikten oder mit depressiven Enttäuschungsreaktionen könnten das Selbstbild prägen, die Reflexion über die eigene Genese bestimmt haben und für die Urteilsbildung mit verantwortlich sein. Der Befund ist allerdings auch an Kindern verifiziert, deren Eltern wir direkt sprachen.

Tabelle 73

Proband von der Mutter	Neurosenstruktur	
	hysterisch oder verwahrlost	übrige Strukturen
akzeptiert	1	10
abgelehnt	29	18

n = 58

Sogar der Nachweis eines Einflusses des *Stillaktes* gelang uns: Wenn ein Proband gestillt worden ist, erweist er sich später in psychischer und auch sozialkommunikativer Hinsicht als signifikant leichter erkrankt.

Bei 14 von 92 Probanden ist eine *Ernährungsstörung im Säuglingsalter* angegeben. 10 dieser 14 gehören der Gruppe schwerer Neurotiker an (deutl. Tendenz).

Folgende Erklärungen bieten sich an: (1) Die Nullhypothese; (2) spezifische, auch emotionale Pflegefaktoren der Mutter provozieren die Ernährungsstörung; dieselben ungünstigen Pflegefaktoren bewirken eine stärkere neurotische Entwicklung im Probanden; (3) die Ernährungsstörung wie die Neurose sind gemeinsamer Ausdruck derselben Labilität, Disposition, beim Betroffenen; (4) die beliebig bedingte Ernährungsstörung führt über Frustrationen des Probanden und/oder der Betreuenden zu einer neurotischen Entwicklung; schließlich (5) wäre eine Hirnschädigung als Folge der Ernährungsstörung denkbar und auf diesem Wege eine Neurotisierung. — Wegen der relativ kleinen Zahl lassen wir die Entscheidung offen.

Frühkindliche *Motorik* und erste *Trotzphase* sind in den psychoanalytischen Neurosentheorien in verschiedener Hinsicht bedeutsam.

(1) Anlagemäßige Hypermotorik wird als möglicher neurosedisponierender Faktor diskutiert; (2) starke motorische Unruhe oder störende aggressive Reaktionen und Frustrationsintoleranz können als neurotisches Frühsymptom Ausdruck einer Fehlentwicklung im analaggressiven Antriebsbereich bzw. der gleichnamigen Libidoentwicklungsstufe sein; schließlich sind wir (3) gewohnt, ein gesundes Mittelmaß an Lebhaftigkeit und auch eine zeitlich limitierte Trotzphase als Kriterium einer bis dahin ungestört abgelaufenen Triebentwicklung anzusehen oder deren Fehlen als neurosenpathognomonisch zu werten.

Leider sind verbindliche Bestätigungen für eine dieser 3 inkongruenten Thesen aufgrund unserer Befunde nicht möglich. Regelhafte Beziehungen zwischen Trotzreaktionen in der Frühkindheit und späterer Neurosenschwere fanden sich nicht. Die Trotzigeren weisen lediglich entsprechend der These 2 etwas häufiger mehr Symptome auf. Andererseits registriert man eine größere Lebhaftigkeit der Partner im Vergleich zu den Indexpatienten. Das weist jene als die Gesünderen aus; die jeweils Stilleren werden eher stärker neurotisch, was der These 1 widerspräche [100].

Ein weiterer Befund: Die *Sozialschicht des Vaters* scheint keinen nachweisbaren Einfluß auf die Symptomanzahl oder die Neurosenschwere auszuüben, insbesondere nicht auf die kindlichen Symptome, was noch am ehesten zu erwarten gewesen wäre.

Von besonderem Interesse ist die Beziehung der frühkindlichen *intrageminellen Rollendifferenzierung* zur späteren Neurose. Bei dieser Fragestellung häufen sich in zahlreichen Vergleichen und Unterschiedsprüfungen statistisch gesichert die Befunde konstant und eindeutig in der Richtung, daß *der früher dominierende Zwilling jetzt leichter neurotisch ist* — soweit eine prägnante Rollenverteilung unter den beiden Zwillingen überhaupt herrschte. Der Dominante ist auch weniger vital gefährdet im Vergleich zu dem untergeordneten Paarling (signif.). Die durchschnittliche Symptomzahl der 24 Dominierenden betrug 6,0, die der 24 Untergeordneten 7,5. Die 52 übrigen Zwillinge — ohne oder mit andersartigen Rollenverteilungen — hatten im Durchschnitt 6,6 Symptome.

Dieses Ergebnis gestattet verschiedene Interpretationen für ZZ und für EZ: Soweit sich ein anlagemäßig bereits unterschiedliches ZZ-Paar weiter polarisierend auseinanderentwickelt, könnte man einer erblichen größeren Vitalität des Expansiven und Dominierenden auch die größere Chance zu unneurotischer Lebensentwicklung zuordnen. Wenn dagegen ein erbgleiches EZ-Paar sich rollenmäßig differenziert, muß man die Dominanz wie die relativ stabilere Gesundheit ausschließlich als eine Folge von sich kumulierenden positiven/negativen Umwelteinflüssen bei dem jeweiligen Paarling ansehen. Im Einzelfall wäre im Sinne einer Diskordanzanalyse danach zu fragen, welche äußeren Einflüsse hier relevant waren. — Daß jeweils überhaupt die Dominanzposition mit besserer Gesundheit gekoppelt ist — und nicht die Untergeordneten-Rolle —, bestätigt noch einmal die Bedeutung, die in der neopsychoanalytischen Neurosentheorie dem Antriebsbereich von Geltungsstreben, Aggression und Expansivität beigemessen wird als gleichrangiger Kategorie neben der Sexualität und dem Besitzstreben.

Untersucht man das Datenmaterial auf eine Beziehung von bestimmten einzelnen neurotischen Symptomen zu dem Rollenverhalten der Probanden, so zeigt sich zuerst einmal eine auffällige Häufung (15 zu 2) der Symptome Schlafhandlungen und pathologisches Schlafbedürfnis (Nr. 16 und 17) bei rollendifferenzierten Zwillingen.

---

[100] In allen genannten Fällen handelt es sich um statistisch nicht gesicherte geringfügige Tendenzen.

Umgekehrt finden sich Suicidversuche (Nr. 4) mit 6 zu 1 ganz überwiegend nur bei denjenigen Paaren, die keine Polarisierung nach Dominanz/Unterordnung ausbildeten. Im einzelnen findet man dann bei den dominierenden Paarlingen das Symptom Kontaktstörung/Fehlverhalten (Nr. 77) deutlich gehäuft, während die Symptome Zwangsgedanken (Nr. 10), Anorexie (Nr. 21), sonstige Urogenitalerkrankungen (Nr. 56), Nägelknabbern (Nr. 58) und Schulschwierigkeiten (Nr. 73) bei den jeweils Untergeordneten prävalieren. — Eine Interpretation halten wir für verfrüht und spekulativ; an dieser Stelle sollte lediglich der Befund mitgeteilt werden.

B. Bis hierher sind die Auswirkungen auf die Neuroseparameter beschrieben. Die Ergebnisse unter A beantworten die Frage, welche einzelnen verschiedenen frühkindlichen Umweltfaktoren nachweislich Einfluß auf die Neurosenschwere oder Symptomatik haben. Im folgenden Abschnitt wird dargestellt, in welcher Weise frühkindliche Umweltfaktoren *auch auf andere Ich-Leistungen einwirken.*

Ohne die relevanten Faktoren der frühkindlichen Peristase im einzelnen aufzudifferenzieren, fand sich eine positive Korrelation der schon erwähnten summarischen Beurteilung der *frühkindlichen Entwicklungsbedingungen* (F) mit der später manifestierten *Intelligenzleistung*[101] (W). Die Gruppe der weniger Intelligenten ist häufiger[102] unter denen mit früher ungünstigen Entwicklungsbedingungen zu finden.

Tabelle 74

FG-Belastung	Intelligenz (in Prozenträngen)	
	1—60	61—100
keine oder leicht	30	34
mittl. oder schwer	27	9

n = 100

Die Interpretation, daß kindliche emotionale Belastungen eine Schädigung der späteren Leistungskapazität bewirken, liegt nahe, ist allerdings nicht ganz stringent. Denkbar wäre vielmehr auch, daß die weniger intelligenten Eltern ihren Kindern ungünstigere Entwicklungsbedingungen bieten und Schaden nicht von ihnen abzuwenden verstehen; daß außerdem — aber weitgehend unabhängig davon — ihre Intelligenz erblich determiniert sein könnte. Vermutlich handelt es sich um sehr komplexe Interdependenzen und keine der Alternativen ist als alleingültig anzusehen. Man wird sich die Zusammenhänge hier keinesfalls als zu geradlinig genetisch vorzustellen haben: via vererbter Intelligenz. Die dargestellten Befunde (5.1.2.) und die gesamte Kasuistik zeigen nämlich, daß es sich bei den Eltern unserer Zwillinge keineswegs um überwiegend sozial randständige Menschen handelt, wie man sie sonst bekanntlich als Eltern von Heim- und Pflegekindern überrepräsentiert findet.

Eindrucksvoll ist auch eine weitere Beziehung: Kein einziger erwachsener Zwilling aus der (F) *frühkindlich stärker belasteten* Gruppe (n = 36) hat bisher *eigene Kinder* (W); von den anderen (n = 64) haben bisher 19 Probanden eigene Kinder. Die Kinderlosen sind nicht etwa überwiegend jüngere Erwachsene mit noch hohen Fertilitätschancen. Vielmehr besteht u. E. ein psychodynamischer Zusammenhang zwischen der

---

[101] Zur besseren Übersicht werden im folgenden jeweils die vermutlichen ursächlichen neurosepathogenen Faktoren durch ein (F), die Manifestation ihrer Wirkungen durch ein (W) gekennzeichnet.

[102] Chi^2, $2\,\alpha$, $p<0{,}025$. Sehr signif.

frühkindlichen Schädigung und dem Fehlen einer unneurotischen Risikobereitschaft, wie sie Partnerschaft und Kinderaufzucht erfordern.

Die *gegenwärtige Sozialschicht* (W) liegt im Durchschnitt bei den Probanden mit stärkerer Umweltbelastung etwas niedriger (nicht signif., geringfügige Tendenz). Wir sehen das als eine Folge neurotischer Leistungsschwäche an, ebenso wie die Tatsache, daß Probanden mit der günstigeren kindlichen Peristase häufiger eine abgeschlossene *Berufsausbildung* (W) zeigen. Liebes- und Arbeitsfähigkeit als klassische psychoanalytische Kriterien psychischer Gesundheit bestätigen sich erneut in diesen Befunden.

Statistische Zusammenhänge von speziellen umschriebenen frühkindlichen Umweltfaktoren mit späteren Entwicklungsdaten stellen sich folgendermaßen dar: Der spätere *Schulerfolg* (W) ist hochsignifikant [103] besser, wenn die *Mutter in der Frühkindheit anwesend* (F), gesund und im Hause war. — Auch der *Schulabschluß* (W), das Niveau des erreichten Schulzieles, korrespondiert sehr signifikant [104] mit der *frühkindlichen Anwesenheit der Mutter* (F).

Tabelle 75

Mutter	Schulerfolg	
	gut oder mittel	knapp, Klassenwiederholungen
abwesend [105]	10	21
anwesend	43	15

n = 89

Diese Ergebnisse lassen offen, ob wirklich der emotional fördernde Einfluß bereits aus den ersten Lebensjahren sich positiv auf das spätere Leistungsniveau auswirkt oder ob vielleicht dieselben Mütter frühkindlich anwesend sind, die auch später die Schulaufgaben ihrer Kinder stetiger betreuen konnten. Kausalnexus sind dann denkbar über soziale und ökonomische Faktoren wie auch über erbliche IQ-Varianten etc.

Probanden, die von einer Pflegeperson gegenüber dem Zwillingspartner *benachteiligt* (F) worden waren, schneiden *schulisch* (W) schlechter ab als ihre Co-Twins. Interessant ist in diesem Zusammenhang, daß sich auch eine Erziehungshaltung der Eltern, die *keine* besondere *Bevorzugung oder Benachteiligung* (F) erkennen ließ, vorteilhaft auf die *Schulleistungen* (W) auswirkt. Eine ausgewogen-neutrale Umgangsform der Eltern ohne besondere Akzente — egal ob Bevorzugung oder Benachteiligung eines Kindes — ist somit nachweislich günstiger als einseitige emotionale Ungleichgewichte. Wahrscheinlich gelangen hier bestimmte Persönlichkeitsfaktoren der Eltern selbst zur Wirkung, wie Ich-Stärke, affektive Ausgeglichenheit, geringe Neurotizität der Übertragungsreaktionen zugunsten „echter“ positiver Gefühlseinstellungen.

Vollständigkeit der Familie (F) in der prägenden Kleinkindphase korreliert (signif.) mit höherem *Schulabschluß* (W). — Auch trägt ein Kind aus einer *nicht vollständigen Familie* (F) das (signif.) größere Risiko, in einer *sozial* niedrigeren *Schicht* (W) zu verbleiben. — Hier weist eine statistisch signifikante Beziehung jeweils auf einen sehr

---

[103] Chi^2, 1 α $p<0{,}00025$.

[104] Fisher-Yates 2 α $p<0{,}05$, Chi^2, 1 α $p<0{,}005$.

[105] Abwesend oder krank oder arbeitet außer Haus, jeweils für mindestens ein Jahr und während der kritischen Entwicklungsphase.

wahrscheinlichen Zusammenhang hin, ohne jedoch etwas über dessen Wirkungsmechanismus auszusagen. — Schließlich ergibt sich noch, daß Menschen aus unvollständiger Familie (F) sehr signif. [106] häufiger schon *mit einer eigenen Familie zusammenleben* (W), während umgekehrt die aus einer vollständigen oder übervollständigen Primärfamilie stammenden Menschen häufig allein leben oder noch bei ihren Eltern. Auch dieser Befund läßt Raum für divergierende Interpretationen.

Dominanz (F) gegenüber dem Zwillingspartner ist häufiger mit guter *Intelligenz* (W) verknüpft (deutl. Tendenz); niedrigere Intelligenz dagegen eher mit Unterordnung in der Paargemeinschaft. — Diese Beziehung gilt übrigens nur für ein Dominieren während der frühkindlichen Entwicklungsstufe; später auffälligerweise nicht mehr. — Die untergeordneten (F) Paarlinge geben häufiger eine negativ getönte *Deckerinnerung* (W) an. Das Tertium comparationis dürfte die gemeinsame Beziehung zur neurotischen Grundstruktur sein.

Es überrascht nicht, daß Probanden, die selbst *unerwünscht* (F) waren, sich später auch seltener bereit finden, *eigene Kinder* (W) großzuziehen (Tendenz). Bei der Auswertung der Antworten auf unsere Frage nach *drei illusionären Wünschen* (W) ergibt sich: Menschen mit stärkerer kindlicher peristatischer *Belastung* (F) nehmen vergleichsweise häufiger alle drei Wünsche in Anspruch (deutl. Tendenz) [107]. Ließe sich solche Reaktion zuverlässig absichern, dann wird man sie im Sinne stärkerer Motivation durch illusionären Wunschdruck bei den frühkindlich mehr frustrierten Probanden ansehen müssen. „Wunschlos glücklich" betrachten wir gewöhnlich als eine neurotische bagatellisierende Antwort von oral gehemmten Menschen. Umgekehrt müßte man es dann auch als neurotisch ansehen, wenn jemand zuviele Wünsche (W) in der von uns konstellierten Stimulussituation sofort äußert. Vielleicht wäre das ein Signal für neurotische Ungeduldshaltungen.

Die *Geburtsrangfolge* (F) wirkte sich weder auf die Lottowunschhöhe aus noch auf die Neurotizität oder das Quantum der drei Wünsche. — Der Sinn solcher Fragestellung könnte bezweifelt werden. Wir haben sie jedoch überprüft mit Hinblick auf die zentrale Bedeutung des Geburtsranges im Erleben von Zwillingen. Selbst debile und sonst autobiographisch sehr schlecht informierte Zwillinge wissen nämlich fast immer auf Anhieb, wer von ihnen der Erstgeborene ist. Auch die Umgangsformen der Eltern mit den Zwillingen könnten durch das Wissen um die Geburtsreihenfolge geprägt sein. Eine unterschiedliche Reaktion der Z I oder Z II auf projektive bzw. provokatorische Testfragen wäre also prinzipiell denkbar.

6.2.3. Neurose und weitere Kindheitsentwicklung im Alter von 7 bis 21 Jahren

Die psychoanalytische Persönlichkeitstheorie basiert auf der Erfahrung, daß die Grundlegung für neurotische Fehlentwicklungen in den ersten 5—6 Lebensjahren erfolgt. In Abhebung von dieser neuroserelevanten frühkindlichen Altersstufe dokumentierten wir zusätzlich einige erfaßbare Umwelteinflüsse auch für die folgenden Entwicklungsjahre, das Alter von 7;0 bis 21;0 Jahren, also die sogenannte Latenzzeit, Präpubertät, Pubertät und Adoleszenz. Hierbei beachteten wir vor allem die familiären und sonstigen partnerschaftlichen Objektbeziehungen. Besonders interessierten uns weiterhin die Schul- und Berufsentwicklung als neurosepathogene Umweltfaktoren und vor allem ihre Signalfunktion als neurotisches Frühsymptom.

---

[106] $p < 0{,}005$.

[107] Chi^2, 1 α, $0{,}10 > p > 0{,}05$.

Die statistisch gesicherten Ergebnisse: *Vollständigkeit der Familie* (F) auch in dieser Altersstufe korreliert signifikant mit der *Niveauhöhe* des erreichten *Schulabschlusses* (W): Kinder aus nicht vollständiger Familie hatten eindeutig häufiger einen niedrigeren Schulabschluß (Hilfs-, Dorf- oder regulären Grundschulabschluß).

Tabelle 76

Familie	Schulabschluß	
	Hilfs- oder Volksschule	höher als Volksschule
vollständig	10	11
nicht vollständig	35	11

n = 67

Übrigens ist in diesem Falle die Atmosphäre in der *übervollständigen Familie* (F) eher hinderlich für den *Schulerfolg* (W). Sie dürfte gelegentlich Ausdruck ungünstiger sozialer, z. B. beengter Wohnverhältnisse sein; einige Male ist sie auch Anzeichen neurotischer Unselbständigkeit der Zwillingseltern selbst, die noch an eigene frühkindliche Beziehungspersonen inadäquat fixiert sind.

Die häusliche *Anwesenheit der Mütter* (F) und ihre physische Gesundheit sind dem *Schulerfolg* (W) sicher [108] hilfreich: Schlechte Schüler und Klassenwiederholer überwiegen in der Gruppe derjenigen, deren Mütter abwesend oder kränklich oder außer Haus arbeitend waren. Übrigens ist bei dieser Korrelation nicht das Niveau, also die Höhe des besuchten Schulzweiges (Haupt-, Realschule oder Gymnasium) berücksichtigt. Die mögliche Sozialschicht-Spezifität des Zusammenhanges von Mutteranwesenheit mit dem Schulerfolg kann man aus diesem also nicht folgern. Die Anwesenheit der Mutter korreliert auch mit einem höheren erreichten *Schulabschluß* (W) (signif.): Konstante Beaufsichtigung und Lernhilfen, ebenso wie die mit der mütterlichen Pflege verbundene emotional stabilere Atmosphäre fördern ganz offensichtlich die Leistungen.

Tabelle 77

Anwesenheit der Mutter	Schulabschluß	
	Hilfs-, Volksschule	mehr als Volksschule
anwesend	17	15
teilweise oder völlig abwesend	27	7

n = 66

Ein *Wechsel der Pflegeperson* (F) während der genannten Altersstufe ist mit einer höheren Zahl von neurotischen *Symptomen* (W) gekoppelt (Tendenz). Auch dieser Befund entspricht den Erwartungen der Neurosentheorie.

Eine Anzahl weiterer statistisch gesicherter Zusammenhänge betrifft auch in diesem Lebensabschnitt die intrapaarige Rollendifferenzierung (F) *Dominanz versus Unter-*

[108] Chi^2, 1 α $p<0{,}0025$.

ordnung: Der jeweils dominante Zwilling ist wieder eindeutig geringer neurotisch (W) im Vergleich zu seinem untergeordneten Partner (signif.), er ist insbesondere körperlich weniger beeinträchtigt (signif.) und zeigt auch weniger neurotische Symptome (deutl. Tendenz). — Der in diesem Alter Dominierende ist häufiger in der Frühkindheit der Lebhaftere gewesen; beim Untergeordneten wird über Erwarten oft *„still"* oder „stiller als der Partner" angegeben (signif.). Dominanz korreliert auch eindeutig mit den besseren *Schulleistungen* (signif.). Sie spiegelt sich auch noch im erreichten *Niveau des Schulabschlusses* wider (Tendenz).

Anders als in dem ersten Lebensabschnitt kann übrigens in diesem Alter eine intrapaarige Dominanzposition nicht einfach mit der Intelligenz identifiziert werden: Die bivariablen Verteilungsmuster von IQ und Dominanzverhalten zeigen keine eindeutige Tendenz. — Der Aufbau entsprechender soziodynamischer Paarkonstellationen und deren Wirkung scheint mit steigendem Alter eher abzunehmen und bei Erwachsenen noch weiter an Einfluß zu verlieren. — Die meisten Beobachtungen zur Rollendifferenzierung von Zwillingen wurden auch aus kindlichen, teilweise vorschulischen Altersgruppen publiziert.

Methodologisch besonders wichtig ist der folgende Befund aus unserem Sample: Es ließ sich *keine Bevorzugung eines Zwillingstyps (EZ oder ZZ) bezüglich der Entwicklung solcher polarisierenden Rollenmuster* aufdecken.

Zu erwähnen ist schließlich noch ein Umweltfaktor von großer Tragweite: Die Eltern praktizieren mit den Zwillingen ein ungewöhnlich konstantes Verhaltensmuster bezüglich des *Einschulungstermines* und des gewählten *Schulzweiges:* Sie erzwingen entweder die Einschulung des zurückgebliebenen Partners vorzeitig oder sie lassen den Begabteren von beiden mit dem anderen zusammen ein Jahr zurückstellen. Nur in einem einzigen Fall wurde das Zwillingspaar unterschiedlich eingeschult. Das ist um so auffälliger, als bei mehreren Paaren eklatante Begabungs- bzw. Entwicklungsdiskrepanzen zwischen den Zwillingen bestehen.

Analog ist das Elternverhalten hinsichtlich der späteren Umschulung auf einen höheren Schulzweig. Das den Zwillingen abgeforderte Leistungsniveau wird von den Eltern unrealistisch konform reglementiert; sei es aus falsch verstandener „Gerechtigkeit" oder aus Bequemlichkeit: Die Hausaufgaben, Unterrichtszeiten etc. von 2 identisch beschulten Kindern lassen sich verständlicherweise leichter beaufsichtigen. In Anbetracht des starken Einflusses, den der Schulalltag als prägender und oft auch neurotisierender Faktor auf ein Kind ausübt, kann man diese Verhaltenskonkordanz der Eltern wohl kaum überschätzen. Sie belegt einmal mehr, wie gleichartig sich die Umwelt auch für ZZ gestaltet, vermutlich noch ähnlicher als sonst für 2 in derselben Familie lebende Geschwister.

6.2.4. Interkorrelation von Daten aus der Frühkindheit

Die Wechselbeziehung einiger frühkindlicher Umwelteinflüsse miteinander sowie mit entwicklungspsychologischen Gegebenheiten soll nun herausgestellt werden. Dabei ist die Richtung des jeweiligen Wirkungszusammenhanges nicht immer eindeutig; auch handelt es sich nicht ausschließlich um psychologische Faktoren.

Zwillinge mit *älteren Müttern* haben signifikant häufiger *Geschwister.* Diese Tatsache ist nicht etwa so zu erklären, daß die bei Geburt der Zwillinge jungen Mütter noch im Fertilitätsalter stünden und als Mütter unserer kindlichen Zwillingsprobanden gekommen wären. Die Vermutung, mit weiter ausgedehnter Verlaufsbeobachtung würde sich die Verteilung noch ausgleichen können, geht also fehl. Vielmehr weist die Statistik hier ganz offensichtlich darauf hin, wie häufig die *Zwillingsgeburt für die Mütter eine schwere Enttäuschung* dargestellt haben muß.

Tabelle 78

Alter der Mutter bei Geburt der Zwillingspaare	Geschwisterzahl	
	keine	1—5 Geschwister
jung (= 20—29 Jahre)	10 (6 E + 4 K) [109]	9 (6 E + 3 K)
alt (= 30—39 Jahre)	6 (4 E + 2 K)	23 (15 E + 8 K)

n = 48 Paare [110])

Die Tabelle ist so zu interpretieren: Die jungen Mütter konnten weiteren Nachwuchs noch verhüten und begnügten sich sehr oft, 10 von 19mal, mit den Zwillingen. Erschienen die Zwillinge jedoch als Nachkömmlinge bei älteren Müttern, dann war keine entsprechende Geburtenplanung mehr möglich: 23 dieser 29 Paare hatten bereits andere Geschwister. Dieser Zusammenhang verdient auch Beachtung wegen der nachgewiesenen neurotisierenden Wirksamkeit seiner beiden Einzelkomponenten: der Existenz von Geschwistern und des Alters der Mütter. — Zwillinge mit älteren Müttern wurden übrigens auch häufiger (Tendenz) als unerwünscht bezeichnet.

Soweit die Pflegepersonen ihre Zuwendung ungleichmäßig verteilten, wurde der *Erstgeborene* häufiger *bevorzugt* (signif.).

Tabelle 79

Geburtsrangfolge	Zuwendung durch Pflegepersonen	
	Benachteiligung	Bevorzugung
Z I	5	14
Z II	13	7

n = 39

Eine enge Verflechtung scheint zwischen der *Motorik* und der *Dominanzposition* zu bestehen, insofern, als der jeweils in der Frühkindheit Lebhaftere auch die Führungsrolle innerhalb der Paarbeziehung einnahm (sehr signif.).

Vermutlich entwickelt der originär motorisch Aktivere auch in der sozialen Interaktion mehr Initiative. Auch umgekehrte Interdependenz ist allerdings denkbar. Für die in der Tabelle 80 enthaltenen EZ muß man ohnehin andere Hypothesen entwerfen, da ihre ererbte

[109] Die Zahlen in Klammern differenzieren die Erwachsenen und die als Kinder/Jugendliche erschienenen Zwillingspaare.
[110] Fisher-Yates, 2α $p<0{,}05$.

Tabelle 80

Motorik	Rollenposition	
	untergeordnet	dominierend
still oder stiller als Partner oder normal	19	10
lebhaft, lebhafter als Partner	2	12

n = 43 [111]

Motorik als konkordant anzusehen ist. Plausibel als Erklärung ist hier allein die Hypothese einer Differenzierung aufgrund außengesteuerter Reinforcements.

Nach unseren Untersuchungen halten wir es für unwahrscheinlich, daß die Führungsposition lediglich aufgrund von Bevorzugung wegen des Erstgeborenenstatus übernommen wird; denn Rollenposition und *Geburtsrangfolge* stehen in keiner regelhaften Beziehung miteinander.

Tabelle 81

Geburtsrangfolge	Rollenposition	
	untergeordnet	dominierend
Z I	12	11
Z II	12	12

n = 47

Dem kindlichen Dominanzverhalten kommt für die spätere Neurosenentwicklung nach unseren Beobachtungen eine hohe Bedeutung zu. Der Vergleich mit einigen weiteren Parametern ist deshalb nötig: Wir errechneten das mittlere *Geburtsgewicht* von 21 Untergeordneten mit $\overline{X} = 2545$ g. Das arithmetische Mittel der Geburtsgewichte von 20 Dominierenden betrug $\overline{X} = 2480$ g. Der geringfügige Unterschied weist nicht einmal in die erwartete Richtung. Er ist im übrigen bedeutungslos. — Eine Gegenüberstellung der Probanden mit/ohne *Geburtskomplikationen* einerseits und der Dominierenden/Untergeordneten andererseits zeigt ebenfalls keine Tendenz. — Auch auf den Beginn des Sprechenlernens hat die Geburtsrangfolge offensichtlich keinen Einfluß.

Diese Befunde belegen erneut, daß der Geburtstraumahypothese für unsere Frage kein besonderes Gewicht beizumessen ist.

Zum besseren Verständnis der Befunde aus diesem Abschnitt (Kap. 6.2.) sei auf 3 Einschränkungen hingewiesen: (1) Bei allen hier durchgeführten Vergleichen mit Umweltfaktoren handelt es sich um Gegenüberstellungen *innerhalb* einer Population mit weitgehend *derselben* Umwelt; nicht jedoch um eine Unterschiedsprüfung gegenüber einer gesunden Kontrollgruppe oder einem Sample aus einer anderen Umwelt. Diese methodische Besonderheit ist bei der Interpretation insofern zu berücksichtigen, als tatsächlich erheblich mehr statistisch signifikante neurotisierende Umweltfaktoren wirksam sein dürften, die — bei der gewählten Stichprobengröße — erst in Erscheinung träten, wenn man eine homogene Neurotikerpopulation einer eindeutig nichtneurotischen Kontrollgruppe gegenüberstellen könnte.

[111] Fisher-Yates, 2 α $p<0,01$.

Den hier bereits positiv nachgewiesenen neurosepathogenen Umweltfaktoren kommt damit eher eine verstärkte Bedeutung zu, und fehlende Korrelationen stützen im allgemeinen noch nicht ausreichend die Null-Hypothese. — (2) Hier haben wir nur solche Daten verwendet, die im Dokumentationsbogen für die EDV aufgenommen worden sind. Die Lochkartentechnik hat eine gewisse Reduktion der Informationen zur Folge, eine Verarmung der Anschaulichkeit und sie bedingt auch einige unkonventionell klingende Datenklassifikationen. — (3) Die Auswahl der in diesem Kapitel mitgeteilten Ergebnisse von Unterschiedsprüfungen beschränkt sich auf eine Mitteilung der statistisch gesicherten Korrelationen und einige deutliche Tendenzen. In der Zusammenfassung (Kap. 7) wird eine sinnvolle Ordnung der erhaltenen Befunde versucht; in den weiteren Unterkapiteln werden spezielle Gesichtspunkte weiter verfolgt und die mitgeteilten Daten an der vorliegenden Kasuistik illustriert.

6.2.5. Tabellarische Zusammenfassung der Umweltfaktoren

Die EDV-technisch ermittelten und statistisch überprüften Umweltauswirkungen sind aus der folgenden Zusammenstellung ersichtlich:

Faktoren		**Wirkung**	
I. (= Kap. 6.2.1., S. 120—121 und 6.2.2.2., B., S. 128—130)			
Frühgenese insgesamt	—	*Neurose und sonstige Daten*	
Die frühkindlichen Entwicklungsbedingungen, pauschal erfaßt und in 4 Belastungsstufen gewichtet, korrelierten mit:	—	Neurosenschwere	(signif.) [112]
	—	Intelligenz	(sehr signif.) [112]
	—	Kinderlosigkeit	(signif.) [112]
	—	Testfragen: 3 Wünsche	(deutl. Tendenz) [112]
	—	Symptomanzahl	(Tendenz) [112]
	—	gegenwärt. Sozialschicht	(Tendenz)
	—	Berufsausbildung	(Tendenz)
II. (= Kap. 6.2.2.2., A., S. 124 bis 128)			
Faktoren in der Frühgenese, Alter 0 bis 6;11 Jahre	—	*Neurosekriterien*	
In Nuancen schwerer belasteter Partner	—	Neur.-Schwere	(sehr signif.)
unvollständige Familie	—	Neur.-Schwere	(signif.)
nicht gestillt	—	Neur.-Schwere (Subskalen psych., sozial-kommunik.)	(signif.)
von der Mutter abgelehnt	—	Hysterische u. Verwahrlosg.-Struktur	(sehr signif.)
Mutter vorher nicht über die Zwillingsgeburt informiert	—	Neur.-Schwere	(deutl. Tendenz)
beide Eltern lehnen Proband ab	—	Neur.-Schwere (Subskala körperlich)	(deutl. Tendenz)

[112] „Sehr signif." bedeutet ein höheres Signifikanzniveau als 5% ($p<0{,}025$ bis $p<0{,}00025$). „Signif." bedeutet hier immer $p<0{,}05$. — „Deutl. Tendenz" bedeutet wie bisher $0{,}10>p>0{,}05$. — „Tendenz" bedeutet weiterhin $0{,}20>p>0{,}10$. Solche Tendenzen sind in der Tabelle durch eine dünne Linie abgehoben.

Faktoren		Wirkung	
weitere Geschwister vorhanden	—	Neur.-Schwere	(deutl. Tendenz)
weitere Geschwister vorhanden	—	Symptomzahl	(deutl. Tendenz)
Abstand vom nächsten Geschwister weit	—	Neur.-Schwere	(sehr signif.)
Mutteralter bei Geburt (bes. jung, bes. alt)	—	Symptomzahl	(deutl. Tendenz)
untergeordnete Rollenposition	—	Neur.-Schwere	(signif.)
untergeordnete Rollenposition	—	Neur.-Schwere (Subskala vital)	(signif.)
untergeordnete Rollenposition	—	Neur.-Schwere (Subskala körperlich)	(deutl. Tendenz)
Ernährungsstörung	—	Neur.-Schwere	(deutl. Tendenz)
Mutter nicht voll anwesend	—	Neur.-Schwere	(Tendenz)
Mutter nicht voll anwesend	—	Symptomzahl	(Tendenz)
Wechsel der Pflegeperson	—	Neur.-Schwere	(Tendenz)
Unerwünschtheit der Schwangerschaft	—	Neur.-Schwere	(Tendenz)
Unerwünschtheit der Schwangerschaft	—	Symptomzahl	(Tendenz)
III. (= 6.2.2.2. B, S. 129 f.) *Faktoren in der Frühgenese, 0 bis 6;11 Jahre*	—	*Sonstige Daten*	
Mutter nicht voll anwesend	—	Schulleistungen	(sehr signif.)
Mutter nicht voll anwesend	—	Niveau d. erreichten Schulabschlusses	(sehr signif.)
nicht-vollständige Familie	—	Niveau d. erreichten Schulabschlusses	(signif.)
nicht-vollständige Familie	—	erreichte soziale Schicht	(signif.)
nicht-vollständige Familie	—	Leben mit eigener Familie	(sehr signif.)
Benachteiligung durch Pflegeperson	—	Niveau des Berufsabschlusses	(deutl. Tendenz)
Differenzierung der Zuwendung durch Pflegeperson	—	Schulleistungen	(deutl. Tendenz)
untergeordnete Rollenposition	—	Intelligenz (geringer)	(deutl. Tendenz)
Schwangerschaft erwünscht (s. Kap. 5.3.4.)	—	Geschlechtsrolle (Junge)	(signif.)
Geburt unerwünscht	—	weniger eigene Kinder	(Tendenz)
untergeordnete Rollenposition	—	negative Deckerinnerung	(Tendenz)
IV. (= Kap. 6.2.3., S. 130 ff.) *Faktoren in der Kindheit, 7 bis 21 Jahre*	—	*Neurosekriterien und sonstige Daten*	
Mutter nicht voll anwesend	—	Schulleistungen	(sehr signif.)
Mutter nicht voll anwesend	—	Niveau des erreichten Schulabschlusses	(signif.)
nicht-vollständige Familie	—	Niveau des erreichten Schulabschlusses	(signif.)
untergeordnete Rollenposition	—	Neur.-Schwere	(signif.)
untergeordnete Rollenposition	—	Neur.-Schwere (Subskala körperlich)	(signif.)

Faktoren		**Wirkung**	
untergeordnete Rollenposition	—	Symptomzahl	(deutl. Tendenz)
untergeordnete Rollenposition	—	stiller	(signif.)
untergeordnete Rollenposition	—	Schulleistungen	(signif.)
Relative Benachteiligung durch Pflegeperson (s. Kap. 5.3.3.)	—	Indexfall	(sehr signif.)
untergeordnete Rollenposition	—	Niveau des Schulabschlusses	(Tendenz)
Wechsel der Pflegeperson	—	Symptomzahl	(Tendenz)
übervollständige Familie	—	schlechter Schulabschluß	(Tendenz)

V. (= Kap. 6.2.4., S. 132 ff.) *Zusammenhänge der Frühgenese-Daten miteinander*

Unterordnung/Dominanz	—	still/lebhafte Motorik	(sehr signif.)
Geburtsrang (Erstgeborener)	—	Bevorzugung durch Pflegeperson	(signif.)
Mutteralter (hoch)	—	Existenz weiterer Geschwister	(signif.)
Geschlechtsrolle (Junge) (s. Kap. 5.3.4.)	—	Sprechbeginn (spät)	(sehr signif.)
Mutteralter (hoch)	—	(Un-)Erwünschtheit der Geburt	(Tendenz)

6.2.6. Kasuistik II: Zur Umweltfragestellung/Diskordanzanalyse

Auch bei dieser ausgewählten Modellkasuistik zur Umweltfrage (Umw. I bis VI) sei betont, daß sie keine Beweise erbringen soll (s. o. 6.1.4., S. 101). Belege für die Wirksamkeit bestimmter Umweltfaktoren sind mit statistischen Methoden überzeugender abgesichert als mit Einzelfallschilderung. Diese kann die Reichweite der Umwelteinflüsse nur andeuten, ohne sie voll auszuloten. — Mit der Diskordanzanalyse einzelner betroffener EZ-Paare bietet allerdings auch die Einzelkasuistik einen einmaligen heuristischen Forschungsansatz.

Umw. I: Paar Nr. 11, erw. männl. EZ. —

Die *53 Jahre alten* Zwillingsbrüder bilden das diskordanteste eineiige Paar unseres Samples. Der ehemalige *Patient A* war 12 Jahre zuvor zweimal in der Poliklinik tiefenpsychologisch untersucht worden. Ein psychogenes Herzleiden hatte den damals 41jährigen so schwer beeinträchtigt, daß bereits eine Aussteuerung durch den Krankenversicherungsträger und das Berentungsverfahren eingeleitet waren. Vorausgegangene Krankenhaus- und Kuraufenthalte hatten keine Besserung erzielen können; trotz sorgfältiger stationär-internistischer Diagnostik war nie ein relevanter organischer Krankheitsbefund erhoben worden.

Die neurotische Herzsymptomatik bestand überwiegend in pectanginösen Schmerzzuständen und anfallsweisen Tachykardien. Eine begleitende Angstsymptomatik erlebte der Pat. jeweils nur sekundär und als Folge der körperlichen Beschwerden. Er entwickelte deutliche Züge einer Herzphobie. Die hypochondrische Komponente nahm im Laufe der Jahre zu, obgleich die ursprünglichen dramatischen „Anfälle“ später gar nicht mehr auftraten.

Weitere psychosomatische Symptome beunruhigen den Pat. weniger: Magenulcera; eine erhebliche Durchschlafstörung; tetanieforme Anfälle und periphere Durchblutungsstörungen besonders bei Witterungsumschlag; Stirn-Augen-Kopfschmerzen; ferner gelegentlicher Tränenfluß unklarer Ätiologie.

Nachdem der Pat. bis dahin als gesund galt, begann die psychosomatische Erkrankung 41jährig in folgender *Lebenssituation:* Ohne äußeren Zwang hatte er sich jahrelang physisch überfordert und glaubwürdig gelegentlich bis zu 16 Stunden täglich gearbeitet. In eindeutig neurotischer ödipaler Fixierung blieb er bei seiner inzwischen berenteten Mutter in einer beengten 1½ Zimmerbehausung wohnen. Er ließ sich hauswirtschaftlich von ihr versorgen und unterstützte sie finanziell. Auf entsprechende Reizdeutungen mehrerer Untersucher äußerte der Pat. verschiedentlich voller Überzeugung, die Mutter würde es nicht aushalten, wenn er heiratete, sie würde sterben, wenn er auch nur aus dem Haus fortzöge. Eine spezifische symptomauslösende Versuchungssituation bedeutete nun die Pubertät einer Nichte, die mit dieser Mutter-Sohn-Dyade zusammenlebte. Man hatte das Mädchen aufgenommen, um es vor einem Heimschicksal zu bewahren. Die Kindesmutter, jüngere Schwester des Pat., lebte sozial etwas randständig mit einem Freund zusammen in einer Laubenkolonie und kümmerte sich um ihren Sprößling wenig. Der Pat. wollte dieses junge Mädchen vor einem ähnlich freizügigen Lebenswandel „bewahren“. Sie gerierte sich aber als unbekümmerter Teenager und begann ihre ersten Männerfreundschaften aufzunehmen, während der sexuell extrem gehemmte Pat., der selbst nie eine befriedigende, dauerhafte oder gar sexuell intime Partnerschaft hatte aufbauen können, in neurotischer Reaktionsbildung härtest arbeitete, um für Mutter und Nichte finanziell zu sorgen.

Neben dem psychosomatischen Krankheitsbild, an dessen überwiegender Psychogenese kein Zweifel besteht, zeigen sich auch im charakterologischen Bereich schwerste neurotische Deformationen. Seiner Abwehrstruktur entsprechend findet er zur eigenen psychischen Verfassung und zu seinem Lebensarrangement kaum einen Zugang; über seine Stimmung und sein übriges Befinden kann er trotz großer Gesprächsbereitschaft und normaler Intelligenz nur sehr blasse Auskünfte geben. Einige harte Daten vermitteln einen Eindruck von der Verkümmerung: A lebt 53jährig noch ohne Partnerin in der dürftigen Wohnung, wo er zu Anfang des Jahrhunderts aufwuchs, im Seitenflügel eines abbruchreifen teilausgebombten Hauses. Noch nie in seinem Leben hatte er Sexualverkehr, ganz selten einmal onaniert und überhaupt nur zweimal vor Jahrzehnten für kürzere Zeit Frauenbekanntschaften. Manifeste Homosexualität wird glaubwürdig negiert. Bis zum Tode seiner Mutter, im 45. Lebensjahr, hatte er mit ihr zusammengelebt und sich nicht einmal mit einem eigenen Zimmer räumlich verselbständigt. Im Kriege war er reklamiert. Auf das Thema einer eventuellen Partnerwahl angesprochen, stellt sich heraus, daß er auch jetzt noch von einer Frau Virginität erwarten würde! — Außerordentlich ängstlich und ohne jegliche Genußmöglichkeit behütet er seine beträchtlichen Ersparnisse, die er durch zähe Überstundenarbeit und asketische Lebensführung angehäuft hat, eine für damals und dort beachtliche Summe. Niemand dürfte davon etwas wissen.

Neurosenstrukturell würde man Herrn A als überwiegend zwangsneurotisch strukturiert mit deutlichen hypochondrischen Zügen klassifizieren. Auch depressive Strukturanteile sind vorhanden. — Eine aufdeckende psychoanalytische Behandlung war für den Pat. derzeit nicht mehr indiziert wegen seiner extrem schweren chronifizierten Charakterpanzerung. Das ihm vermittelte autogene Training brach er nach kurzer Zeit ab.

Neurosenschwere: 18 (kö 5; psy 4; so-ko 7; vit 2).

Der *Zwillingsbruder B* wirkt bei frappierender äußerlicher Ähnlichkeit bereits im Auftreten vitaler, stabiler, etwas agiler und auch im Gesicht und Körperbau ein wenig voller. Seine somatischen Beschwerden: Eine leichte kardiale Insuffizienz mit Atemnot bei stärkerer körperlicher Anstrengung ist sicher primär organischer Genese und ohne medikamentöse Therapie voll kompensiert. Er ist seit je voll berufstätig. Gelegentliche Kopfschmerzen werden von ihm auf einen Sturz im Kriege zurückgeführt. Unsere Beurteilung der Pathogenese ist diesbezüglich unsicher. Beschwerden in den Beinen sind sicher Folgen kleinerer Kriegsverletzungen. Tränenfluß berichtet auch B, nennt jedoch als auslösende Situation Sonnenschein und Hitze.

Nächtliche Zuckungen beim Einschlafen als Bagatellsymptomatik. Außerdem besteht ein leichter Höhenschwindel sowie gelegentlich innere Unruhe geringen Grades, als „Nervosität" von ihm bezeichnet. Weitere nennenswerte neurotische Symptome lassen sich auch bei gründlicher Exploration nicht eruieren.

Mehr als die physische Gesundheit unterscheidet die Brüder ihr Lebensaufbau: Schon 15jährig verläßt Herr B das Elternhaus, um auf dem Lande als Pferdebursche und Kutscher beim Kreistierarzt zu arbeiten. Nach Zeiten konjunkturbedingter Arbeitslosigkeit und Teilbeschäftigung geht er 22jährig freiwillig zur Kavallerie und wird anschließend Privatchauffeur, kommt später in den Kriegsdienst, um dann wieder in Berlin als Kraftfahrer tätig zu sein. — Abgesehen von einem wesentlich expansiveren und vielseitigeren Berufsleben gestalten sich auch die Objektbeziehungen von B erheblich anders als beim neurotischen Bruder: B ist zuerst mit einer 8 Jahre jüngeren Partnerin verheiratet, die ihn im Krieg verläßt. Ohne zu resignieren heiratet er nach dem Krieg erneut und hat mit seiner 13 Jahre jüngeren Frau 2 Kinder, die gut gediehen sind. In der Ehe wird er offensichtlich etwas dominiert, läßt sich auch finanziell kurzhalten, gibt sein verdientes Geld restlos ab und sieht seinen Stolz darin, die Frau nicht mitarbeiten zu lassen. Über die Sexualität von Frauen allgemein philosophiert er etwas besorgt: Es sei ja immer schwer gewesen, vernünftige Mädchen zu finden, aber heute erst recht und man könne doch nie wissen, ob eine nicht geschlechtskrank sei.

Nach dem Kriege versuchte er, eine Berentung und lebenslängliche Versorgung als Enttäuschung für seine Kriegsdienste vom „Vater Staat" zu bekommen. Dieser kurzzeitig praktizierte regressive Protest als Reaktion auf die Belastungen einer langen Freiheitsbeschränkung (Gefangenschaft und Zwangsarbeit in Sibirien) nach einem zuvor freizügig expansiven Lebensablauf dürfte als ein fast unneurotischer Bewältigungsversuch anzusehen sein. Auch stellte er sich sehr schnell wieder realitätsbezogen auf die neuen Nachkriegsverhältnisse ein, was seine psychische Gesundheit kennzeichnet.

Diagnose: Neurotoide Struktur. Hysterische Komponenten stehen im Vordergrund und Strukturauflockerungen (Fortlaufen, Rentenansprüche) bei insgesamt voller sozialer Integration. Zwanghafte Züge äußern sich ebenso wie beim Bruder in einer sehr präzisen Berichterstattung, zusätzlich in sportlichem Leistungsehrgeiz.

Neurosenschwere: 2 (kö 0; psy 1; so-ko 1; vit 0).

Genese: Die Zwillingsjungen wurden ehelich gezeugt und geboren, 2 Jahre vor Beginn des ersten Weltkrieges. Der Pat. A ist der Zweitgeborene. Normale Entbindung. Voll ausgetragen, sollen sie „stramme Jungens“ gewesen sein mit 3000 und 3500 g. Die weiteren extrauterinen Entwicklungsschritte verliefen unauffällig. — Sie waren die ersten von insgesamt 5 Kindern; 2 Schwestern waren anderthalb und 5 Jahre jünger; nach 8 Jahren folgte 1 Bruder. — Der Vater war von ihrem 3.—6. Lebensjahr zum Kriegsdienst eingezogen, die Mutter tagsüber dienstverpflichtet. Eine jüngere Nachbarin beaufsichtigte zeitweilig die Kinder. Sie wuchsen in einem dichtbesiedelten Berliner Arbeiterbezirk auf.

Die *Mutter* war schon 33 Jahre alt bei Geburt der Zwillinge. Sie hatte ihre eigene Mutter 10jährig verloren und wurde dann von einer Stiefmutter sowie ihren 3 älteren Geschwistern weiter aufgezogen. — Beide Zwillinge zeichnen ein übereinstimmendes Bild von ihrer Mutter als einer „treusorgenden Seele der Familie“ mit dem hohen Ich-Ideal „nur arbeiten, arbeiten, arbeiten“. Sie umsorgte nicht nur die siebenköpfige Familie, sondern gewährleistete auch die finanzielle Stabilität, vor allem durch ihre kontinuierliche Berufstätigkeit als Wäscherin, Haushaltshilfe und Hauswartsfrau. In der emotionalen Zuwendung und Betreuung war sie stetiger als der *Vater*. Dieser war ein Jahr jünger. Der Großvater vs übte bereits den Beruf als Kutscher aus; an die Großmutter vs entsinnt sich Herr A noch persönlich: Sie lag lange Zeit in einer Nervenklinik, litt offenbar an einem epileptiformen Anfallsleiden. — Bereits der Vater der Zwillinge hatte einen etwas vagabundierenden Lebensstil in seinen Beruf integriert als Kutscher und später Hippodrombesitzer, Schausteller und schließlich im Luxusfuhrgewerbe als Brautkutschenführer; später zeitweilig arbeitslos trank er auch gelegentlich und starb 59jährig, als die Zwillingsbrüder 27 Jahre alt waren.

Die *frühkindlichen Entwicklungsbedingungen* beider Zwillinge stufen wir zusammenfassend als „leicht belastend“ ein. Kriterien: Vater im Krieg, finanzielle und soziale Verhältnisse wechselhaft und karg; Mutter überwiegend berufstätig, Vater später als Schausteller viel außer Haus, zeitweilig arbeitslos, trinkend.

Von einer Dominanzposition in der Kindheit ist ausdrücklich nicht die Rede. Man könnte A als den Repräsentanten des Paargewissens oder als das Über-Ich der gesamten Geschwisterschar bezeichnen. — Trotz unmittelbarer Wohnnähe ist der Kontakt beider jetzt recht spärlich und auch im Gespräch bei A taucht der Zwillingspartner spontan im Interview nicht auf. Die sonst so häufige „Wir-Form“ fehlt fast ganz.

Diskordanzanalyse

Eine polarisierende Rollendifferenzierung während der Kindheit führte später zu einem sehr divergierenden Lebensaufbau: Der schwerer kranke Pat. A identifizierte sich mit der mütterlichen Rolle und bestand seine Zwillings-Geschwisterkonkurrenz, indem er ihrem Ideal nachstrebte, sich für die Familie aufzuopfern. Schon sehr früh spürte A Verantwortung für seine jüngeren Geschwister und den Zwillingsbruder. Dabei nahm er sogar kollektiv die Prügelstrafe in Kauf, wenn etwa den anderen ein unverschuldetes Malheur passierte. Diese introjizierte weiblich-pflegerische dienende Rolle seiner Mutter behielt A in masochistischer Opferhaltung bis ins hohe Alter bei. Unter völligem Verzicht auf expansive Jungenhaftigkeit in der Kindheit erhielt er sich die Sympathien der übermächtigen Mutter. Mit Rücksicht auf diese wagte er nie eine Bindung an andere Frauen. Im Ausagieren der ödipalen Konstellation entsinnt er sich auch an eine aggressive Auseinandersetzung mit dem Vater, wo er etwa zur Pubertätszeit im Streit von dem Vater fast aus dem Fenster im 3. Stock gestoßen worden wäre.

In der Schulzeit war A jeweils etwas besser, disziplinierter, braver. Beide Zwillinge haben eine etwa normal durchschnittliche Intelligenz, absolvierten die Volksschule ohne Schwierigkeiten. Mit 15 Jahren trennten sich die Wege: A blieb seßhaft, wohnte weiterhin bei seinen Eltern in Berlin und absolvierte eine Lehre im metallhandwerklichen Beruf. Noch 40 Jahre später arbeitet er im gleichen Betrieb und bleibt der Firma des Lehrherrn innig verbunden, auch noch nach dessen Tod. Abgesehen von gelegentlicher sportlicher Betätigung führt A ein extrem arbeitsames kontaktisoliertes Leben ohne Hobby, Freizeitvergnügen, Freundschaften oder heterosexuelle Partner.

Der Zwillingsbruder B dagegen identifiziert sich mit dem Lebensstil des Vaters: 15jährig, nach Schulabschluß, treibt es ihn in die Fremde; in seiner Freizeit reitet er begeistert und bezeichnet sich noch heute als „Pferdenarr“, „wie Vater“. Nach dem Krieg paßt er sich an den technischen Wandel an, lernt Lkw fahren, ist dann bei der Müllabfuhr, Speditionsfirmen und Stadtautobussen tätig und fährt jetzt ein Brauereifahrzeug. — Neben einem weitgehend konfliktfreien, bürgerlich geordneten Familienleben ist er auch in Vereinen, Freundschaften und Bekanntschaften engagiert. — Bezeichnend, daß in der schmalen Behausung des A ein großes Foto der Mutter und mehrere kleinere den Tisch einnehmen, während B an der Wand des Wohnzimmers Pferdebilder hängen hat, Trophäen von Reitveranstaltungen und Fotos mit ihm selbst auf siegreichem Traberwagen.

Zwei wichtige frühgenetische Details verdeutlichen, wie es zu der diskordanten Entwicklung kommen konnte: Die anderthalb Jahre jüngere Schwester wuchs — ohne besondere Gründe — von Schulbeginn bis zur Konfirmation in der Familie einer Tante auf. Offensichtlich war also die Mutter in der geschilderten Lebenskonstellation durch die Existenz der 5 Kinder überfordert. Daß sie auch den Zwillingen, insbesondere gegenüber dem zweitgeborenen A, ambivalent eingestellt war, läßt sich aus folgender Szene rekonstruieren. Die Taufe wurde im 4. Lebensmonat bei Verwandten abgehalten; danach nahm die Mutter aber nur B mit nach Hause. Den A beließ sie noch bei den Verwandten, ohne ihn abzuholen, bis diese schließlich (halb scherzhaft?) der Mutter schrieben, sie würden A nun behalten oder an andere Leute fortgeben, die sich schon für ihn interessiert hätten. Eilends sei die Mutter gekommen, um A zurückzubekommen. Diese Familienstory wirft ein Licht auf die mütterliche Einstellung, die sich wahrscheinlich später im Sinne einer Reaktionsbildung zu einer besonderen Zuwendung und Kooperation mit A verdichtete. Schließlich ließ sie ihn gar nicht mehr aus ihrer „Umarmung“, wovon auch schriftliche Überlieferungen zeugen, und drohte für den Fall seines Fortganges ihren Tod an. — A seinerseits dürfte als Kleinkind diese Ambivalenz der Mutter gespürt haben und seine exponierte Gefährdung, von der Mutter verlassen, abgeschoben zu werden, als Nächstfolgender in der Geschwisterreihe. Sein Verbleiben in der Familie und bei der Mutter erkaufte er sich durch besondere Gefügigkeit und durch Unterstützung der Mutter bei der Übernahme von Verantwortung für die anderen Geschwister. Partiell erfüllte er wohl auch Ersatzpartner-Funktion für die Mutter: Während der ödipalen Entwicklungsphase der Zwillinge war der Vater im Krieg und später zog er beruflich viel umher. — Eine krisenhafte Zuspitzung in der beschriebenen auslösenden Versuchungssituation führt schließlich zum Ausbruch der massiven psychosomatischen Symptomatik des A.

Die von der Mutter offensichtlich geförderte Rollendifferenzierung wurde auch noch dadurch begünstigt, daß die Zwillinge es bei der eigenen Identitätsfindung besonders schwer gehabt haben müssen: Beide wurden oft pauschal als „Max und Moritz“ bezeichnet. A entsinnt sich noch an seine häufige Frage, wer er selbst denn wirklich sei, warum man sie so nenne und ihn nicht mit Gustav anrede.

Gegen eine primär organische Ätiologie der Herzneurose des A spricht auch der weitere *Krankheitsverlauf:* Nach etwa 6 Jahren remittierte diese Symptomatik weitgehend und „spontan“ [113].

Bei der kürzlich erfolgten *Katamnese* sind die Zwillinge 60 Jahre alt. A ist nunmehr 13 Jahre lang weitgehend „gesund“ und arbeitsfähig, von interkurrenten leichten Infekten abgesehen. Hypochondrisch fixiert in Erwartung auf einen neuen Anfall ist er noch immer. Die charakterneurotische Verkümmerung ist geblieben. Er hat weiterhin nur dürftigste Kontakte. Er opfert sich nunmehr, wiederum in der mütterlichen Rolle, für seinen unverheiratet gebliebenen 8 Jahre jüngeren Bruder auf, dem er neben eigener Berufstätigkeit (!) den Haushalt führt. „Über Geld wird nicht gesprochen“, sagt er und ist natürlich der überwiegend gebende Teil. Der Bruder geht in seiner Freizeit tanzen und genießt das Leben. — Als ich mich gezielt nach seinen Ersparnissen erkundige, höre ich, daß er den größten Teil des Geldes an seine Schwester zinslos verliehen hat: Er bewahrte sie damit vor einem Konkurs; sie selbst denkt aber gar nicht an die Rückgabe; sie lebt von Hausbesitz; A wagt nicht einmal eine Rückforderung seiner Außenstände. — Nach einem Hobby befragt, verneint Herr A und nennt als Aktivitäten: „Meine Freizeit ist eben: Hier saubermachen und so...“ Noch einmal darauf angesprochen, weist er darauf hin, daß er doch mindestens 3mal in der Woche an das Grab seiner Eltern in den benachbarten Stadtbezirk fahren müsse. — An der Lebenssituation und Gesundheit des Zwillingsbruders B hat sich nichts geändert. Auch er ist noch voll berufstätig.

Umw. II: Paar Nr. 28, kindl. weibl. EZ. —

Die beiden EZ-Mädchen werden mit fast *6 Jahren* erstmalig in der Poliklinik zur Zwillingsuntersuchung vorgestellt, 7;9jährig erneut untersucht und sind bei der Katamnese 11 Jahre alt. A ist 4 cm größer, wiegt aber 4 kg weniger als B. Dennoch ist die Ähnlichkeit sehr groß. Beide tragen wegen hochgradiger Myopie und Strabismus convergens eine Brille gleicher Stärke. A wirkt schüchterner als die Schwester, die sich munterer, unbefangener, freundlicher gibt. Sind beide Mädchen ins Spiel vertieft, kann man sie kaum unterscheiden.

Die *Pat. A* wird wegen einer schweren Enuresis nocturna permanens von den Eltern gebracht. Die Symptomatik tritt fast jede Nacht zu einer bestimmten Zeit auf, sobald die Mutter versäumt, dem Kind Psychopharmaka zu verabreichen und es pünktlich zu wecken. Bestraft wird A nicht; allerdings dürfte sie die strikt eingehaltene ärztlich verordnete Flüssigkeitsbeschränkung ab spätem Nachmittag als Benachteiligung erleben. — Als Bagatellsymptomatik berichten die Eltern bei A noch Nägelknabbern

---

[113] Eine Aufzählung der Faktoren, unter deren Einfluß sich die Besserung einstellte, gibt weitere psychodynamische Hinweise: Der Tod der Mutter (78jährig); der Fortzug der Nichte; der Tod des Chefs; Reduktion der körperlichen Tätigkeit auf einen normalen vollen Arbeitstag; Drohung der Kasse, ihn auszusteuern; eine von einem Arzt mit Überzeugungsgewißheit geäußerte Diagnose: „Angina pectoris“, gegen die er „vorbeugend“ (phobisch) ständig entsprechende Vasodilatatoren bei sich führt.

und eine deutliche Appetitstörung. Sie ißt seit je weniger und langsamer als die Zwillingsschwester. Konkordant lutschen beide: A am Finger, B am Daumen.

Neurosenschwere: 9 (kö 3; psy 3; so-ko 3; vit 0).

B entwickelt unter Leistungsstreß passager eine orale Ersatzbefriedigung von Symptomwert, das Daumenlutschen. Eine Enuresis liegt bei B nicht vor; sie schläft auch weniger tief als A. Sie muß lediglich jede Nacht einmal zur Blasenentleerung aufstehen. Ob es sich bei dieser „Pollakisurie" schon um ein Symptomäquivalent handelt, sei dahingestellt.

Neurosenschwere: 2 (kö 0; psy 1; so-ko 1; vit 0).

Genealogisch erwähnenswert ist eine Enuresis bei dem Bruder des Vaters der Zwillinge, wie auch bei dessen Sohn.

IQ mit 5;11 Jahren: Im Kramer-Test erarbeitet A einen Intelligenzvorsprung von 2 Monaten, entsprechend einem IQ 103. B bekommt den IQ 100. Die Schwestern unterscheiden sich im Leistungsprofil nur geringfügig. In der Arbeitsweise verhält sich A zügiger und ausdauernder, ohne Leistungsabwehr oder regressive Züge. Diese realisiert A lediglich in der Enuresis-Symptomatik. — B dagegen ist deutlich unruhiger und weniger konzentrationsbereit. Weiß sie eine Antwort nicht, steckt sie den Daumen in den Mund und gibt auf.

Genese / Diskordanzanalyse

A wurde 45 min vor B nach 8 Schwangerschaftsmonaten mit 2000 g geboren. Normale Klinikentbindung. B wog 2500 g. Nach 3 Monaten Klinikaufenthalt und 4 Wochen häuslicher Pflege kam A wegen einer Ernährungsstörung erneut für wenige Monate in stationäre Therapie. B beherrschte die statomotorischen Funktionen früher als A; sprachlich war sie der Schwester etwa 3 Monate voraus. Sie gilt auch als die Lebhaftere. Ein Dominanzverhalten in der Kleinkindzeit wird von keinem der Mädchen ausgeübt. Der Vater meint allerdings, B sei die Schnellere und schiebe sich in den Vordergrund. Ähnlich beurteilt später die Mutter das Rollenverhältnis. — Wegen eines Fehlurteils des Geburtshelfers wurden die Zwillinge von den Eltern bis zu unserer Eiigkeitsdiagnostik als zweieiig angesehen. Sie trugen immer die gleiche Kleidung. — Es besteht kein Anhalt für eine hirnorganische Schädigung bei A. Die geringfügige Entwicklungsverzögerung erklärt ebenfalls nicht die beachtenswerte Diskordanz der beiden EZ. Durch die frühkindliche Familienkonstellation wird sie etwas verständlicher:

Die Zwillinge waren prinzipiell erwünscht, jedoch hätte die Mutter lieber einen Jungen gehabt, da schon eine Tochter (+6 Jahre) existierte. Dem Vater war ein Mädchen recht, aber zwei waren auch ihm zuviel. Bis zur Geburt des Paares hatte Frau D. in einer Fabrik gearbeitet, danach wechselte sie für die nächsten Jahre auf Heimarbeit über. Für die Versorgung der beiden Zwillingskinder entwickelten die Eltern eine eindeutige Funktionenteilung: Der Vater pflegte und fütterte die stabilere, größere, in der Entwicklung etwas fortgeschrittenere B. In einer deutlich ödipalen Bindung avancierte sie frühzeitig zum Liebling des Vaters. A hingegen wurde von der Mutter versorgt und geriet gegenüber der Zwillingsschwester in eine etwas unterlegene Position insofern, als die Mutter ihrerseits eine unterprivilegierte Stellung in der Familie einnahm. A war also das Vorzugskind des schwächeren Elternteils. — Mutter und A wirkten gleichmäßig still und etwas gedrückt, im Gegensatz zu B und dem Vater. Die Genese der Eltern selbst paßt hierzu:

Die Zwillings*mutter*, + 27 Jahre, war ihrerseits ein uneheliches Kind. Eine Legitimationsehe ihrer Mutter mit einem anderen Mann wurde kurzfristig wieder geschieden. Die Zusammenhänge um ihre Herkunft erfuhr Frau D. erst als sie 7jährig einen zweiten Stiefvater und eine jüngere Halbschwester bekam. Dieser gegenüber wuchs sie in dem Gefühl ständiger Benachteiligung auf. Man ließ sie keinen Beruf lernen. In der Verwandtschaft wegen ihrer Abstammung diskriminiert, mußte sie sich sogar noch während der Ehe gegen den ständigen Widerstand ihrer Schwiegereltern behaupten. Ihren „Mangel" versuchte sie durch besondere Akkuratesse und langjährig volle Berufstätigkeit zu kompensieren. Auch während der Ehe gestattete sie sich nicht die nötige Regression und Entspannung. Analog reagiert in Identifikation A, die sich lediglich mit Hilfe der Enuresissymptomatik im Schlaf verströmend gehen läßt, während sie im Wachverhalten, z. B. auch im Intelligenztest, gegenüber der Schwester als die Diszipliniertere erscheint und stärker leistungsbezogen ist. — Frau D. hat, neben depressiven Verstimmungen, früher unter Magenbeschwerden und Überforderungskopfschmerz gelitten. Sie verhält sich eigentümlich reserviert. Aus einer tiefgehenden Ambivalenz gegenüber A kann sie keine der vielseitig angebotenen Therapiemöglichkeiten annehmen: Eine verabredete Klinikaufnahme sagt sie wieder ab; gegen eine angebotene ambulante frequente Einzeltherapie äußert sie die Befürchtung, daß dort eigene Probleme angerührt würden und sie von den aufgewühlten Emotionen überflutet werden könnte.

Die 6 Jahre ältere *Schwester* der Zwillinge wird übrigens von der Großmutter ms sehr bevorzugt, und Frau D. konkurriert hier gegen die eigene Tochter und wiederholt damit früher erlebte Rivalitäten gegenüber der eigenen jüngeren Halbschwester. — Die ausgeprägte Geltungsproblematik von Frau D. fand bereits im Anmeldebüro Ausdruck, indem sie als Fehlleistung den Dienstgrad ihrers beamteten Mannes zu niedrig angab.

Der *Vater*, 5 Jahre älter als seine Frau, stammt aus einer Offiziersfamilie. Seine Kindheit war durch die kalte Aggressivität seines Vaters belastet, der von seinen Sprößlingen bei der Begrüßung einen Diener abverlangte, keinen Fauxpas duldete und ihre Verfehlungen durch eine hohe Prügelstrafe am Wochenende pauschal zu ahnden pflegte. Nach solcher Genese verständlich blieb Herr D. stark mutterfixiert, entwickelte latent-homosexuelle Züge, lernte Koch und war in erster Ehe mit einer Krankenschwester verheiratet. — Nach abgebrochener Schule, freiwilligem Kriegsdienst und mehrjähriger Gefangenschaft in sehr jungem Alter war für ihn die familiär tradierte Militärkarriere verschlossen. Ein Kollektivschicksal zwang ihn zu einem relativ unterprivilegierten Beruf. — Längere Zeit hatte Herr D. eine Magensymptomatik. Die orale Thematik mit extremer Sparsamkeit, Genußunfähigkeit und spezifischen finanziellen Mogeleien hatte in seiner Familie eine beträchtliche Rolle gespielt.

Beide Eltern waren hinsichtlich Lebensgenuß zu kurz gekommen, frühzeitig auf Selbständigkeit und überkompensatorische Leistung angewiesen, mit dürftigem Sozialprestige ausgestattet und in ihrer Rolle als Eltern überfordert.

Katamnese 11jährig: Die Enuresissymptomatik von A sistierte 1 Jahr nach der Einschulung, die rechtzeitig 6½jährig erfolgte. A und B besuchen derzeit die 6. Grundschulklasse mit befriedigenden Leistungen. Eine Realbeschulung ist geplant. — Beide entwickelten eine Bronchitis, die mehrfach Kuren erforderte. A ist noch immer die Ruhige, B dominiert heute eindeutiger; die inzwischen 15jährige Schwester reagierte auf familiäre Belastungen mit Schulversagen. — Der Vater hatte vor einigen Jahren, 41jährig, wegen einer anderen Frau die Familie verlassen. Ressentiments der mit 3 Kindern zurückgelassenen Zwillingsmutter und ihre erneute Halbtagsfabriktätigkeit kennzeichnen die familiäre Situation. Eine Balanceänderung zugunsten von A und eine konkordantere Entwicklung der Zwillinge zeichnet sich ab. Die weitere Längsschnittbeobachtung der Familie verdient besonders aufmerksames Interesse.

Umw. III: Paar Nr. 45, männl. EZ. —

Die 19jährigen jungen Männer sehen sich äußerlich relativ unähnlich und sind es auch charakterologisch und hinsichtlich ihrer neurotischen Symptomatik. Biologisch zweifelsfrei EZ.

Der *Pat. A* war mit dem Gesetz in Konflikt geraten durch ein Delikt im Zusammenhang mit einer fetischistischen Perversion: Er hatte mehrfach Damenunterwäsche von einem parterre gelegenen Balkon gestohlen. — Diese Triebdurchbrüche und entsprechende Masturbationspraktiken mit dem Fetisch korrespondieren mit einer im sexuellen wie auch im aggressiven Erlebnisbereich stark gehemmten Persönlichkeit. Erste Pollution 14/15jährig. Onaniefrequenz nur etwa 2- bis 3mal monatlich; begleitende Phantasieinhalte sind eindeutig heterosexuell. Keine manifeste Homosexualität. Ausgeprägte Kontaktstörungen jungen Frauen gegenüber. — Im übrigen nur Bagatellsymptomatik: Selten Herzstiche, die zusammen mit den ersten Delikten und dem Kennenlernen eines Mädchens auftraten. Geringfügiges Stottern. Passager Ekzeme. — Als Kind: Nägelknabbern bis zum 10. Lebensjahr.

A wirkt sensibler und differenzierter als sein Bruder B. Im HAWIE erarbeitet er einen Gesamt-IQ 126 (= Prozentrang 97).

Auslösende Versuchungs/Versagungssituation: Der Bruder B war mit einer Lehre fast fertig; Herr A stand erst am Beginn seiner Ausbildung als Krankenpfleger. Er hatte die Schule länger besucht und noch ein vorbereitendes Praktikantenjahr absolviert. Sein neurotisches Berufsarrangement war durch geringere expansive Möglichkeiten, niedrigeres Einkommen und erheblich höheres geistiges Anforderungsniveau gekennzeichnet. Freiwillig hatte er sich eine spezifisch matriarchalische und betont sexual-restriktive Ausbildungsstätte gewählt, wo er der einzige junge Mann war, ausschließlich weibliche Vorgesetzte hatte und durch den Kontakt mit vielen jungen Schwesternschülerinnen in erhebliche sexuelle Versuchung geraten mußte. Aufgrund seiner neurotischen Gefühls- und Wahrnehmungslücken wurde ihm dieser Konflikt nicht einmal bewußt. Nach einem flüchtigen Ekzem als Signalsymptom begann die perverse Ersatzhandlung mit den sekundären Verhaltensauffälligkeiten, die dann in masochistischer Selbstbestrafungstendenz auch zur Entdeckung kamen. — Seine Zielplanung: Abitur und Medizinstudium mit einer durch höchstes Sozialprestige ausgezeichneten Spezialisierung. Bezeichnend für die oral gehemmte Wunschwelt von A (bei neurotischem Diebstahlsdelikt), daß er bei seinem Zukunftsentwurf ausdrücklich ablehnt, ein Stipendium einzukalkulieren, sich vielmehr das ganze Studium durch Arbeit selbst verdienen will.

Neurosenschwere: 8 (kö 1; psy 3; so-ko 4; vit 0).

Der *Bruder B* ist deutlich vitaler, hat sich in seinem Lebensaufbau mit einer bereits abgeschlossenen Lehre frühzeitiger konsolidiert. Schon die expansivere Berufswahl des B, Kfz-Schlosser, betont die motivationalen Unterschiede gegenüber der pflegerisch-dienenden Rolle des A. — Psychosomatische Bagatellsymptomatik: Gelegentlich Diarrhoen und Magenbeschwerden. — Auffällig ist weiterhin eine Unfallneigung: Er fährt riskant-leichtsinnig Moped. — B ist kontaktfreudiger und findet leichter Anschluß an Mädchen. — Auch er ist noch relativ gefügig und elternfixiert, erträgt z.B. kaum, wenn die Mutter ein paar Tage lang nicht mit ihm redet. Streit gibt es um seine — keineswegs provokatorisch ungepflegt getragene — Beatlefrisur.

IQ im HAWIE: 92. Der Schulerfolg von B war schlechter mit Leistungsabfall in der 5./6. Klasse und „nur“ Volksschulabschluß, während A die mittlere Reife mühelos erreichte. B ist deutlich weniger leistungsmotiviert, wirkt fast uninteressiert, „lahm“. Allerdings entspricht die Diskrepanz zwischen A und B in dieser Hinsicht nicht ganz dem erheblichen Testwert-Unterschied von 34 IQ-Einheiten.

Neurosenschwere: 5 (kö 0; psy 2; so-ko 2; vit 1).

Genese: B war der Zweitgeborene, Forceps. Zeitdifferenz: 3 Std. Die Reaktion beider Eltern auf die Zwillingsgeburt war negativ. Erstaunlich ist, wie wenig die 50jährige *Mutter* heute über die Zwillinge und deren Entwicklung weiß, obgleich es ihre einzigen sind. Sie war bei Geburt der Zwillinge 31 Jahre alt. Heirat 2 Jahre zuvor. — Der *Vater* ist wesentlich besser informiert. Er hat offensichtlich die pflegerische Rolle mit Engagement übernommen, ist 5 Jahre jünger (!) als seine Frau, zudem durch einen Kriegsschaden äußerlich entstellt und deutlich behindert. Er war also hinsichtlich sozialem Status, Körperbau und Alterskonstellation der Frau unterlegen und somit als Vorbild und „männliche" Identifikationsfigur wenig geeignet. Von B wird er in einem Gespräch, das ich gemeinsam mit B und beiden Eltern führe, ostentativ depotenziert und läßt sich das auch gefallen. In der Frühkindheit der Zwillinge fand die Familie ohne zwingende Notwendigkeit bei der Großmutter ms Aufnahme und Unterschlupf.

Diskordanzanalyse

Auch als Kleinkind soll A schon immer der Bravere gewesen sein. Die Rollenverteilung in der Zwillingsdyade habe häufig gewechselt. Die Familie bezog nach einiger Zeit eine eigene Wohnung. Auffällig ist nun, daß A mit 9 Jahren wieder zu seiner in der Nähe wohnenden verwitweten Großmutter ms übersiedelte, nachdem diese ihre Berufstätigkeit aufgegeben hatte. A war schon immer der Liebling dieser Oma gewesen. Die von den Eltern genannten beengten Wohnverhältnisse waren sicher nur ein Vorwand, der ihre ablehnende Haltung gegenüber den Zwillingen verdeutlicht; außerdem erklärt er nicht, warum man gerade A fortließ. Der offensichtlich robustere, expansivere B hatte seinen Bruder A aus dem elterlichen Nest gedrängt. Er sagt über seinen Bruder A heute etwas abfällig, der habe „zwei linke Pfoten" und über die vermutliche Motivation des Bruders, fortzuziehen, meint B: „Möcht ick ooch wissen..., vielleicht hat Oma ihn leidjetan." Die spezifisch fürsorgliche Haltung von A kündigt sich hier bereits wie auch später in der Berufswahl an. A unterhielt im übrigen weiterhin enge persönliche Kontakte mit seiner Familie und besuchte noch 3 Jahre eine gemeinsame Schule mit dem Zwillingsbruder.

Bekanntlich disponiert gerade ein Wechsel von Härte- und Verwöhnungsfaktoren in der Kindheit zu Antriebssteuerungsschwächen. Eine entsprechende neurotische Entwicklung mit Triebdurchbrüchen fand sich nur bei A. Nur A traf die emotionale Härte des Verstoßenwerdens aus dem Elternhaus, nur er genoß die exzessive Verwöhnung durch eine ihn besonders protegierende Großmutter, für die er umsorgter Zögling und libidinöses Ersatzobjekt gleichzeitig war. Offensichtlich wurde A auch durch die stetige Betreuung betont auf Leistung hin entwickelt, während B bei den Eltern weniger konstante Beaufsichtigung fand: Sie waren beide berufstätig. So brachte es A zu eindeutig besseren Schulleistungen, fertigte für sich und den Bruder die Hausaufgaben an und trainierte sich im intellektuellen Bereich, während der Bruder lieber spielen ging. 12jährig trennten sich beide auch schulisch: A kam auf das Gymnasium, B blieb in der Volksschule (OPZ). — Außer der Geburtsverzögerung von B fand sich anamnestisch oder testpsychologisch kein Anhalt für einen frühkindlichen Hirnschaden, der die Begabungsdifferenz hätte erklären können. — A muß passager körperlich überlegen gewesen sein: Einmal soll er B auf den heißen Ofen gesetzt haben; B hat davon noch heute ein Brandmal. In der Schulzeit entwickelte sich eine ausgeprägte Dominanz von A: Er war vermutlich auch wegen seiner höheren Intelligenz führend. In der Adoleszenz hingegen schloß sich der Pat. A mehr dem expansiveren und genußfreudigeren Bruder B an, der ihn mit auf Tanzvergnügen nahm.

A dazu: „Jetzt steht er im Vordergrund, er kennt alle Leute, ich gehe mit. Er kennt sie alle!"

Katamnese: 22jährig sind beide ohne nennenswerte Symptomatik. Kein Rezidiv bei A, der eine feste Freundin hat mit regelmäßigen Intimbeziehungen. Nach Abschluß der ersten Ausbildung arbeitet er jetzt zielstrebig weiter und hat sich mit einer eigenen Wohnung verselbständigt. — Zu B, der noch in der elterlichen Wohngemeinschaft lebt, unterhält er jetzt wenig Kontakte. Beruflich hat sich bei B nichts geändert. — Beide haben schwere Autounfälle überstanden: A einen, B zwei Totalschäden. — Bei zunehmender Diskordanz im Bereich beruflicher Leistung erfolgt eine deutliche Annäherung bezüglich der Neurotizität.

Umw. IV: Paar Nr. 46, weibl. EZ. —

Dieses Schwesternpaar ist trotz gemeinsamer Kindheitsentwicklung ziemlich diskordant. *Die 26jährige Frau A* hatte sich nur auf Drängen ihres Mannes als Pat. im Institut vorgestellt, weil sie bei einer Familienfeier einen motorischen Erregungszustand mit verbalen und manuellen Aggressionen gegen ihn bekommen hatte. — Hinter der vieldeutigen zusammenfassenden Diagnose „neurasthenische Struktur" verbirgt sich ein schillerndes Bild körperlicher, psychischer und vor allem charakterologischer Auffälligkeiten. Neurosenstrukturell prävalieren hysterische Züge; Ich-Schwächen im Lebensaufbau werden deutlich.

Zum Zeitpunkt der ersten Zwillingsuntersuchung ist Frau A bereits geschieden und berufstätig, im Moment allerdings gerade wieder einmal für längere Zeit „krankgeschrieben". — Körperliches Hauptleidensymptom sind rezidivierende Rückenschmerzen ausstrahlend im Thorakalbereich. Bei minimalen medizinischen Befunden versucht sie, ursächliche Zusammenhänge mit einem Unfall zu konstruieren, an dem ein Vorgesetzter schuld war. Projektionen und spezifisch libidinös-orale Versorgungserwartungen werden deutlich. Auf die Unstimmigkeiten der Zeitabfolge hingewiesen, will sie dann die Geburt ihrer Tochter für die Beschwerden verantwortlich machen. — Bezüglich sogenannter Kreislaufbeschwerden hat sie das Gefühl, von einem Arzt anläßlich einer gynäkologischen Operation geschädigt worden zu sein. Auch dieser Kausalnexus klingt tendenziös. Sie kollabiert gelegentlich wirklich einmal; im übrigen verbirgt sich hinter den „Kreislaufbeschwerden" ein depressiv-neurasthenisches Syndrom: Sie sei ständig müde, fühle sich auch nach täglich 12 Std Schlaf nicht frisch; tagsüber beschäftigt sie sich stundenlang mit Rätselraten und Radiohören. Im Wechsel mit Überschlaf besteht eine Ein- und Durchschlafstörung. — Seit der beginnenden Pubertät leidet sie — konkordant mit der Schwester — unter einem Da-Costa-Syndrom, das sich vor allem in seufzender Tiefatmung äußert. — Schmerzen beim Wasserlassen, die man als „Reizblase" diagnostizierte. — Ein halbes Jahr lang bestanden auch Kopfschmerzen. Mehrmals Gastritiden. — Menarche 13jährig (1 Jahr früher als B (!)). Menses immer unregelmäßig. Häufige Follikelabbruchblutungen mit 14tägigem Cyclus. Seit je Frigidität. Meist Schmerzen beim Verkehr.

Psychische Symptome treten vergleichsweise zurück: Sie gibt stärkere Ängste an. Schon als Kind bestand eine Spinnen- und Hühnerphobie sowie allgemeine Ängstlichkeit und eine phobische Reaktion gegenüber einem Voyeur, der häufig durch den Briefschlitz geguckt haben soll. „Man kann gar nicht mehr ohne Angst leben...", meint die Pat. schließlich resigniert-wehleidig und weltanklägerisch. Auch Angst gegenüber Vorgesetzten gibt Frau A als Symptom an. Hier handelt es sich vorwiegend um Realängste bei einem gesunden Überich-Rest: Die Pat. nutzt Privilegien und Arbeitnehmerrechte allzu großzügig aus und bekommt entsprechende Schwierigkeiten mit Vorgesetzten und Kollegen. — Die Ernsthaftigkeit der angegebenen Suicidgedanken und die Häufigkeit ihrer depressiven Verstimmungen sind schwer zu beurteilen, da sie in Bequemlichkeitshaltungen, Arbeitsbummelei und sexuelles Agieren als Ersatzhandlungen ausweicht.

Charakterneurotische Manifestationen prägen das Erscheinungsbild wesentlich: Die Partnerproblematik ist durch ein konfus hysterisches und inkonsequentes Verhalten gekennzeichnet, wobei die Pat. die Schuld naiv auf den Partner projiziert und sich über dessen Unzuverlässigkeit beschwert. Der Ehemann war mehrere Jahre inhaftiert, schon bevor sie sich kennenlernten. Das wußte sie bei der Heirat. Auch ihre Schwängerung macht sie ihm zum Vorwurf: „Mich hat er nicht gefragt!" Nach der Scheidung nahm sie ihn wieder auf und stöhnt zugleich, daß er sich von ihr aushalten läßt. Andere Intimbeziehungen mit überwiegend sehr viel älteren Vateräquivalenten gingen jeweils nach kürzerer Zeit auseinander. Offenbar erwies sich die Pat. weder emotional noch sexuell oder in gemeinsamer Arbeit als stabil und gesund. Das Übertragungsverhalten kennzeichnet auch die Untersuchungssituation, wo sie sich in spezifisch-hysterischer Weise werbend anhänglich, hilflos und verführerisch verhält: Mein erster Hausbesuch war zeitlich angekündigt; trotzdem sitzt sie an einem Wochentag/Spätvormittag im Negligé auf ihrem ungemachten Bett und legt sich nach einiger Zeit während des Gespräches wieder hin. Bei einem zweiten ausführlicheren Interview dehnt sie das Gespräch mit mir über 4 Std aus, während sie uns von Radiomusik berieseln läßt.

Eine handwerkliche Lehre als Friseuse wurde erst nach mehreren Stellenwechseln im dritten Ansatz beendet. In den folgenden 6 Jahren hielt sie es maximal ein halbes Jahr bei einer Arbeit aus, ließ sich regelmäßig nach einigen Monaten krankschreiben, — sicher oft ohne zwingende somatische Notwendigkeit. Vielfach wurde sie gekündigt, weil man mit ihrer Leistung nicht zufrieden war. Vagabundierend wechselte sie Stellungen, Orte und auch die Art der Tätigkeiten. Eine mußte sie aufgeben, weil ihr unter Alkohol der beruflich erforderliche Führerschein entzogen wurde. Das hindert sie übrigens nicht, ohne Lizenz weiterzufahren. Eine vorübergehende Verselbständigung mit einer kaufmännischen Tätigkeit ging in Schulden unter. Eine Unterschlagung, die sie beging, ist strafrechtlich nicht verfolgt worden.

Auffällig ist auch eine Häufung von Unfällen: Schon als 6jährige geriet sie beim Spielen unter die Walze eines Sprengwagens; später hatte sie einen Totalschaden mit einem Auto und weitere Unfälle mit leichten Körperverletzungen, jeweils ohne Commotio. Bei einem Fahrradunfall durch eigenes Verschulden zog sie sich eine Fingerfraktur zu: Sie hatte den Fahrradlenker nur locker gehalten und stolperte dabei. Mit einem Anflug von Selbstironie formuliert sie treffend: „Wenn ich schon mal den Lenker halte, tue ich mir garantiert etwas, — sonst fahre ich ja immer nur freihändig!" „Freihändig" agiert sie offenbar auch sonst im Leben; für Pannen sucht sie die Schuld bei anderen. — In Aussehen und Aufmachung hat sie etwas Zerfließendes. Alkohol- und Nicotinabusus zeigen ihre Wirkung. Ihre Umgebung ist bezeichnend: Bei keinem der 100 Zwillingsprobanden sah ich eine derart unaufgeräumte Wohnung — in einem sonnigen Neubau in einer Satellitenstadt.

Ihrer einzigen Tochter, die Anlaß zur Eheschließung war, gab sie den Vornamen der Zwillingsschwester. Das 4jährige Mädchen lebt zwar bei ihr, führt aber eine etwas kümmerliche Existenz am Rande. Frau A zeigt im Umgang wenig emotionale Beteiligung. Das Kind beeindruckte mich als depressiv-schizoid. Es kommt während meines Untersuchungsgespräches mit der Pat. mehrmals in den Raum und begrüßt mich dreimal erneut, nicht merkend, daß wir uns schon bekannt gemacht haben.

Körperlich: 21jährig GO. Mehrmals Adnexitiden. 23jährig gynäkologische OP. Angeblich Eileiterresektion bei Uterusabknickung.

Eine analytische Psychotherapie fand nicht statt.

Neuroseschwerescore: 14 (kö 4; psy 2; so-ko 6; vit 2).

Beide Zwillinge sehen überdurchschnittlich gut aus. Nach Fotos zu urteilen, war die Schwester B schon in der Kindheit hübscher. Sie hat ein etwas zarter geschnittenes Gesicht und wirkt besser gepflegt. *Frau B* ist in ihrem Lebensaufbau ausgesprochen geordnet, sie verkörpert fast das antithetische Ideal.

An psychosomatischen Beschwerden hat sie seit der Kindheit ein Da-Costa-Syndrom, das jedoch zu keiner intensiveren Behandlung Anlaß gab. — Konkordant besteht auch die Miktionsstörung; bei B etwas stärker ausgeprägt als bei A. — Leichte Obstipation. Geringer Schwankschwindel. Keine Magensymptomatik, keine Schlafstörung. Ihrem ebenfalls starken Schlafbedürfnis gibt sie nie nach. — Gelegentliche Cephalgien interpretieren wir als Überforderungskopfschmerz bei dieser ehrgeizigen Frau. Die angegebenen Ischialgien könnten psychodynamisch in denselben Zusammenhang gehören. Prägnant formuliert sie ihre Devise, durch die sie sich auch im Selbstbild von der Schwester deutlich abhebt: „Ich kann nicht, gibt es nicht!“

Leidvoll erlebt sie als Symptom ein häufiges inadäquates Lachen bzw. Lächeln, das verschiedentlich zu Komplikationen führt. Sie empfindet sich als unter einem Zwang stehend, freundlich zu lächeln. Das Ausdruckssymptom hat etwas Werbendes und erweckt sicher auch Sympathien; nur merkt Frau B wohl jetzt mit zunehmendem Alter, wenn es für eine reife Frau in Situationen ernsthaften Gefordertwerdens nicht mehr angemessen ist.

Frau B raucht nicht, trinkt nur in Gesellschaft gelegentlich. — Ihre Berufsentwicklung verlief stetig und komplikationslos: Auf Anhieb absolvierte sie eine Lehre, qualifizierte sich durch einen Zusatzkursus, wechselte einmal die Firma und ist jetzt seit 12 Jahren in demselben Betrieb ununterbrochen tätig, zur Zeit im Akkord mit körperlich relativ schwerer Arbeit. In mehreren Untersuchungsgesprächen, jeweils nach einem anstrengenden Berufstag, beeindruckt sie durch ihre erstaunliche Frische und Zielstrebigkeit. Ihr Hobby: Aktive Auto-Rallye-Fahrerin. — Durch konsequentes Sparen und eine besser gelungene Partnerwahl hat sie sich schon beachtliche finanzielle Rücklagen erarbeitet. Ihre Kontakt- und Genußmöglichkeiten sind etwas auf den engen häuslichen Bereich eingeengt. Die Ehepartnerschaft mit einem fast ein Vierteljahrhundert älteren Mann ist zweifellos als Fortsetzung nicht adäquat verarbeiteter ödipaler Beziehungen, als Vaterübertragung im klassischen Sinne aufzufassen. Sie wünscht sich ausdrücklich keine Kinder, weil sie deren Konkurrenz um den Partner bewußt fürchtet. Die Trieb- und Abwehrkonstellationen zwischen beiden Ehepartnern sind augenblicklich annähernd ausbalanciert und stabil. Dekompensation wäre allerdings zu erwarten, wenn der Mann frühzeitig hilflos und pflegebedürftig werden sollte, ohne dann auch rechtzeitig zu sterben.

Menarche 14;2jährig, Menstruation regelmäßig. Gelegentliche Leibschmerzen werden auch bei B auf eine Gebärmutterknickung zurückgeführt. — Gemeinsam teilt sie mit der Schwester eine Schuldprojektion auf einen Arzt für eine angeblich nicht ganz gelungene Kieferhöhlenoperation, wo der Therapeut falsch perforiert habe. — Keine venerischen Infekte. Chronische Otitis nach Scharlach; geringfügige Schallleitungsschwerhörigkeit einseitig.

Neurosenschwere: 7 (kö 3; psy 1; so-ko 3; vit 0).

Genese: Die Zwillinge sind nach 2 Brüdern in der zweiten Kriegshälfte geboren. Schon der 14 Monate ältere Bruder sollte nicht sein. Beide Eltern waren über die Zwillinge nicht erfreut: Vater fühlte sich durch sie finanziell beengt und meinte später oft, ohne sie mehr vom Leben gehabt zu haben; auch die Mutter erlebte sich durch die Kinder in ihrer Freiheit beschränkt und in einer unbefriedigenden Partnerschaft festgehalten. Vater war im Krieg. Mutter wurde mit ihren 4 Kindern evakuiert, nachdem die frühgeborenen Zwillinge (Geburtsgewicht übereinstimmend 3³/₄ Pfund) den Inkubator verlassen konnten. Statomotorische Funktionen nur unwesentlich verzögert, keine Trotzzeit. — Die Mutter war zuerst nicht berufstätig. 5jährig erlebten sie die Rückkehr des Vaters aus der Gefangenschaft; in der Pubertätszeit der Zwillinge begann er stärker zu trinken; als diese 20 Jahre waren, ließen sich die Eltern scheiden.

Diskordanzanalyse

Der *Vater* (+ 31 Jahre) ist Handwerker. Offenbar streng und rigoros schlug er besonders A. Der Trinkerpersönlichkeit entsprechend kam es auch früher schon in schroffem Wechsel mit den Aggressionen zu durchbruchhaften libidinösen Annäherungen und freundlicher Weichheit. Inwieweit manifest inzestuöse Handlungen Realitätswert — besonders bei A — haben oder im Sinne hysterisch fundierter Pseudologien als überwertige Phantasie bei beiden Zwillingen eine Rolle spielen, ist nicht zu entscheiden, psychodynamisch aber auch wenig relevant. A muß sehr ambivalent an ihm gehangen haben. Insbesondere auch für ihre eigene Berufsentwicklung dürfte es prägend gewesen sein, daß gerade sie regelmäßig von der Mutter dazu bestimmt wurde, den Vater auf seiner Arbeitsstelle zu entschuldigen, ihn krankzumelden, wenn er wegen Trunkenheit nicht in den Dienst gehen konnte. Daß sie für ihre eigene und die Existenzerhaltung ihrer Familie lügen mußte, wußte wohl auch sie. Die Geübtheit in entsprechenden Ausweichhandlungen kam ihr bei ihrem späteren Lebensaufbau in zweifelhafter Weise zugute. — Der Vater selbst ist inzwischen wieder verheiratet, mit einer Trinkerin. Er sorgt nicht für die Mutter. — Das Vorzugskind der *Mutter,* (+ 30 Jahre), war offensichtlich B. Und B konnte sich auch mit ihrer verzichtsbereiten, arbeitsamen Lebensform identifizieren. — Unklar bleibt die Rolle eines weiteren Mannes in der Familie während der Frühkindheit der Zwillinge; die späteren Verwahrlosungsreaktionen von A könnten mit einer häufigen Betreuung durch einen Großvater ms in einer Laube gebahnt worden sein. — Beide Schwestern haben zu dem ihnen altersmäßig am nächsten stehenden *Bruder* die bessere Beziehung. — Der ältere Bruder ist beruflich etwas unstet, konflikthaft verbal-aggressiv und fiel während der Pubertätszeit der Zwillingsschwestern durch eine spezifische libidinöse Steuerungsschwäche auf, insbesondere gegenüber A. Finanzielle Fehlkalkulationen der Eltern erforderten Umzüge der Familie und prägten wohl entscheidend das Verhalten beider Zwillinge, auch bezüglich Geldumgang und Seßhaftigkeit. Allerdings in polarer Divergenz: Mit antithetischer Idealbildung gegen den Vater und übertriebener Sparsamkeit als Reaktionsbildung bei B, die eher dem Vorbild der Mutter folgte; in deutlicher Identifikation mit dem etwas verwilderten Vater bei A.

Zwillingsbeziehung: In der Frühkindheit war B etwas kleiner, aber trotz ihrer Zartheit der Schwester körperlich überlegen; vielleicht durch größere Zähigkeit und geschickte schnellere Motorik. B sei als Kleinkind deutlich ruhiger gewesen, habe sich friedlich alleine beschäftigen können, war wohl etwas mehr sach- als personenbezogen und möglicherweise auch wegen ihrer leichteren Lenkbarkeit von der Mutter bevorzugt; A galt schon in der Kindheit als Lebhaftere und lud durch vielfältiges Agieren den Zorn der Eltern auf sich. Sie habe unter den Geschwistern die meisten Prügel bezogen, oft von der Mutter und abends nach Denunziation beim Vater von diesem noch einmal. Ihr Selbstportrait: „Wenn sie mich suchten, war ich irgendwo auf dem Baum. Ich habe öfter mal Dresche bekommen."

Offenbar übte A schon immer einen libidinösen Sog auf die männlichen Familienmitglieder aus. Der Vater soll schon frühzeitig Eifersuchtsreaktionen ausdrücklich gegenüber A geäußert haben. Angeblich schon im Babywagen habe er vorwurfsvoll die Beobachtung gemacht: „Die greift immer nach den Männern." A bekam ihre Menarche 1 Jahr früher und war offensichtlich weniger widerstandsfähig gegen sexuelle Versuchungen. Fremden Menschen gegenüber soll sie energischer gewesen sein, übernahm die Außenbeziehungen des Paares und knüpfte auch als erste eine Jungenfreundschaft an. — B hingegen repräsentierte ganz ausgesprochen das Paargewissen in der Zwillingsdyade und dominierte als moralische Instanz über ihre Schwester. Noch heute macht sie sich um die Entwicklung von A große Sorgen. In meinem letzten Gespräch versucht sie mich einzuspannen, der Zwillingsschwester doch auf den rechten Weg zu helfen. — Bis 16jährig waren sie sehr fest aneinander gebunden ohne weitere Freundinnen; danach brach A aus dieser Zwillingsgemeinschaft aus.

Zur Wunsch- und Phantasiewelt beider: Responce von Frau A auf die 3-Wunschring-Frage: „Daß mein Mann in Ruhe weggeht ..." — Sie möchte die Entscheidung zur erneuten Trennung von ihrem Mann abgenommen bekommen, möglichst ohne eigene emotionale Verzichtsleistungen. Masochistischerweise gewährt sie ihm derzeit Unterschlupf und Kost, während sie noch für sich und das gemeinsame Kind sorgt. — Beim Lotto-Wunsch-Stimulus möchte sie nur 50 000 DM, will damit aber ein Eigenheim kaufen. — Auf beide Testfragen reagiert die Schwester B mit sehr viel besserem Realitätsbezug: Sie würde sich anstandslos 500 000 DM wünschen und dafür ein Hotel oder ein rentables Mietshaus kaufen. — Auch die Traumwelt unterscheidet sich spezifisch: Frau B träumt von ihrer Firma, daß sich 2 neue Kollegen um ihren Arbeitsplatz gestritten hätten. Frau A träumt, „daß mein Vater mit uns in Urlaub gefahren ist, und wir mußten seine Frau anrufen, daß er auf Firmenfahrt unterwegs sei". — Hinweisend ist schließlich auch die Deckerinnerung beider mit einem je charakteristischen Erleben desselben Ereignisses: Frau A weiß noch, daß sie 3jährig auf dem Laubengrundstück beim Großvater in eine Wassertonne gefallen ist; Frau B hat die gleiche Szene spontan in Erinnerung, wie sie die Schwester festgehalten und nach der Oma gerufen hat, damit A nicht ertrinkt.

Katamnese 29jährig: Die *Pat. A* ist z. Z. nicht erreichbar, arbeitet als Serviererin mit häufig wechselnden Stellungen und derzeit unbekannter Adresse im Ausland. Die Schwester B setzt hinter „arbeitet" ein Fragezeichen. Ihr Kind hat A zur Großmutter vs in Pflege gegeben. Ihre Wohnung hat sie unerlaubt untervermietet, flüchtete wohl auch wegen Verschuldung und/oder Geld/Haftstrafen ins Ausland. — *B* lebt in Ehe- und Berufssituation unverändert. Bei Freizeitaktivitäten scheint sie genußfähiger geworden zu sein und hat auch andere expansive Schritte gewagt. Etwas versöhnlicher als früher unterhält sie einige Kontakte zu den Brüdern und den Eltern, die übrigens jetzt beide trinken.

Umw. V: Paar Nr. 7, erw. männl. EZ. —

An der folgenden Krankengeschichte interessiert die eindrucksvolle Übereinstimmung der Symptomart und der Neurosenstruktur bei erheblicher Diskordanz in der Ausprägung und im Leidensgrad. Besondere Einblicke in die Dynamik gewann der Autor durch die frequente analytische Einzeltherapie des Indexpatienten A, 26 bis 29jährig in über 250 Std. Die Brüder waren am Stichtag der Zwillingsuntersuchung 29 Jahre alt; katamnestisch konnte der Verlauf bis zum 37. Lebensjahr verfolgt werden.

Symptomatik von Herrn A: Quälende Zwänge hatten zu einer erheblichen Beeinträchtigung der beruflichen Leistungsfähigkeit geführt, zu weitgehender menschlicher Isolierung und verhinderten jegliche befriedigende Freizeitaktivität: Zwangsgrübeleien seit über 9 Jahren über technische Probleme; Memorierenmüssen aller Details des Tagesablaufes; gotteslästerliche anal-aggressive verbale Zwangsimpulse beim Beten; ausgedehnte stundenlang agierte Ordnungs- und Kontrollzwänge. — Phobisch-hypochondrische Befürchtungen über Läsionen seines Genitales sowie die Überzeugung, einen zu kleinen Penis zu haben. Dunkel-, insbesondere Leichenphobien. — Miktionshemmung in Gegenwart anderer Männer. — Ferner bestanden leichte Obstipation, gelegentlich Kopfschmerzen, funktionelle Magensymptome und einmalig Kreislaufkollaps. — Erhebliche neurotische Kontaktstörungen, besonders im heterosexuellen Bereich, ermöglichten ihm erst 30jährig die Aufnahme sexueller Beziehungen nach erfolgreich abgeschlossener Psychotherapie. — Dauer der einzelnen Symptome: 10—20 Jahre.

Neurosenschwere: 12 (kö 2; psy 6; so-ko 4; vit 0).

Symptomatik des Zwillingsbruders B: Anamnestisch erurierbar hatte auch er passager für 1—2 Jahre Zwangsgrübeleien, die ihn aber wenig beeinträchtigten und die inhaltlich sehr realitätsnahe und antriebsfreundlich waren: Lotto-, Toto-Gewinnsysteme. Deutlich zwanghafte Charakterzüge wie bei A. Keine Zwangshandlungen. — Dunkelphobie seit der Kindheit. — Miktionshemmung auf öffentlichen Aborten und die Penishypochondrie bestehen konkordant. — Die heterosexuelle Kontaktstörung ist bei B weniger ausgeprägt als bei A vor dessen Therapie. B meinte allerdings, es nur einem Zufall zu verdanken, daß er schon mit 25 Jahren eine Freundin hatte. Der weitere Verlauf scheint diese Selbsteinschätzung zu bestätigen.

Neurosenschwere: 7 (kö 1; psy 3; so-ko 3; vit 0).

Frühgenese: B war der Erstgeborene, Geburtsgewicht 3000 g, voll ausgetragen, Forceps; Geburtsgewicht des zweitgeborenen A: 3200 g, ebenfalls Forceps. Beide wurden nicht gestillt. Anamnestisch muß eine leichte intellektuelle Entwicklungsverzögerung der beiden konstatiert werden: Am Einschulungsstichtag mit genau 6 Jahren wurden sie wegen fehlender Schulreife noch zurückgestellt, bestanden auch 11jährig nicht die Aufnahmeprüfung in die Realschule. Später holten sie auf: Akademisches Abschlußexamen. Auch andere Funktionen waren retardiert: Sprechbeginn erst mit 2 Jahren; Arztkonsultation deshalb.

Die Paarbeziehung beider Zwillinge war bis in ihre späten 20er Jahre ungewöhnlich eng, mit gemeinsamem Wohnraum an das Elternhaus fixiert, gegenseitig aneinander denkend, den Bruder wohlwollend in die Nachtgebete wie in eigene Wünsche und Besorgnisse einschließend. Im Erleben fühlen sie sich beide als identisch und meinen, sich gegenseitig so gut zu verstehen, wie man sonst nur sich selbst versteht. B verteidigt auch die pathologischen Zwänge des Bruders gegen jegliche Kritik von außen.

Für die inhaltliche Ausgestaltung der neurotischen Zwangssymptome und Phobien fanden sich sinnerhellende Belege in der Frühkindheit mit interessanten Beziehungen zu dem emotionalen Familienhintergrund und zur Genese der beiden Eltern. Direkte und häufige Kastrationsdrohungen der Mutter, wie sie der Autor mit dieser spezifischen Nuance noch nie beobachtet hat, sind von pathogenetischer Relevanz für die sexuelle Gehemmtheit, die Genitalhypochondrie und die Mutterbindung der beiden: Die Mutter pflegte im Zorn die Drohung auszustoßen: „Ich zieh' ihn dir lang!" (den Penis). In dieser Formel offenbarte sie ihre neurotische Ambivalenz: Die männerdepotenzierende Einstellung wie die hysterische Faszination über die Erektion.

Diskordanzanalyse

Nach dem Schulverlauf, ihren Interessen und der allgemeinen Lebensbewältigung zu urteilen, stimmen beide sehr weitgehend überein. Lediglich soll B in seiner Motorik wie in seinen verbalen Reaktionen und Entschlüssen jeweils eine Spur schneller gewesen sein. Er galt in der engen Familie als der „kluge Dieter". B als Erstgeborener bekam den eigentlich für einen Jungen vorgesehenen Namen. Die Zwillingsschwangerschaft war vorher nicht bekannt und deshalb möglicherweise der zweitgeborene A weniger erwünscht. A war als Kind ein wenig korpulenter, etwas schwerfälliger, langsamer, körperlich aber nicht unterlegen. Die insgesamt nur geringfügigen Unterschiede haben offensichtlich eine bestimmte konstante Rollendifferenzierung gebahnt: Der führende B eröffnete die Kontakte mit Außenstehenden und pflegte auch die Entscheidungen z. B. über Spiele zu treffen. Er hatte etwas mehr Übersicht und bestimmte die Richtung gemeinsamen Handelns. A hingegen übernahm es, für eine präzise Durchführung zu sorgen, alles im Detail zu vollenden. Mit den Hausaufgaben, besonders dem Rechnen, war B meist etwas eher fertig. Eine Spezialisierung zugunsten größerer Genauigkeit bis zur zwanghaften Pedanterie bei A hatte sich schon in der Vorschulzeit herausgebildet. Auch eine gewisse Unterwerfungstendenz von A gegenüber elterlichen Anordnungen. Partiell sei er als Kleinkind mädchenhaft gekleidet und frisiert worden und man drohte ihm auch an, Ohrringlöcher zu bohren. Sein ständiger Beinamen unterstreicht diese Erziehungseinflüsse: „der brave, ruhige Wolfgang".

Katamnestisch, 8 Jahre nach Therapieabschluß, erweist sich der Behandlungserfolg von A als stabil. Beide Zwillinge sind weitgehend symptomfrei, zwanghafte Strukturelemente noch deutlich erkennbar. A entfaltete nach seiner Therapie eine dauerhafte und befriedigende Partnerschaftsbeziehung, während die von B früher geschlossene Ehe nicht von Dauer blieb. Aufgrund seiner nicht aufgearbeiteten neurotischen Hemmungen ist er jetzt ohne Partnerin relativ isoliert. Beide Brüder sind in identischer gehobener Stellung als Akademiker tätig. Wegen ihrer Exponiertheit gebietet die Publikation besondere Rücksichtnahmen.

Umw. VI: Paar Nr. 22, kindl. männl. EZ. —

Bei der von mir vorgenommenen Erstuntersuchung waren die EZ-Jungen 11 Jahre alt. Danach betreute ich die Familie weitmaschig bis zum 13. Lebensjahr der Probanden.

Der zweitgeborene *Pat. A,* Gunter, fällt seit einem Jahr durch eine Reihe von Tics und Stereotypien auf: Facialistic, Lippenlecktic, Grimassieren und Mundaufreißen. Abfuhr von motorisch-aggressiven Erregungsspannungen äußern sich in stereotypen Bewegungsabläufen mit wechselnder Lokalisation: Fingertrommeln, Fußwippen etc. — Appetitstörung seit etwa 5 Jahren. Gelegentlich leichte Kopfschmerzen. Lärmempfindlichkeit. Schüchternheit, Aggressionsgehemmtheiten und Kontaktstörung.

Neurosenschwere: 6 (kö 2; psy 1; so-ko 3; vit 0).

Bruder B hatte passager auch einen Blinzeltic, zur Zeit nicht. Leichte Appetitstörung.

Neurosenschwere: 2 (kö 1; psy 1; so-ko 0; vit 0).

Konkordant besteht ein numuläres Ekzem gleicher Größe und Lokalisation. Auch der IQ im HAWIK ist identisch: 111; bei A: Verb.-IQ 101, Handl.-IQ 120; bei B: Verb.-IQ 103, Handl.-IQ 118.

Im Kontakt- und Gesprächsverhalten ist B eindeutig der Dominierende. Wenn ich beide Zwillinge gemeinsam anspreche, antwortet B. Für die — konkordante — Ticsymptomatik finden sich plausible psychogenetische Hypothesen in der eindeutig karg einengenden häuslichen Atmosphäre mit sexual-repressiven Zügen und einer sehr autoritär ungeduldigen Mutter, die die jungenhafte Expansivität spezifisch einengt. Das ist in der zu beobachtenden Interaktion objektivierbar. Es interessiert hier, wie es zu der graduellen *Diskordanz,* dem Persistieren der Ticsymptomatik bei A kam:

Die unterschiedliche Vornamensgebung repräsentiert eine differente Einstellung und Motivationslage seitens der Mutter: Zwar tragen beide Zwillinge germanische Namen, in Korrespondenz mit der früheren Wertwelt des Vaters als aktiven Soldaten im Dritten Reich. B gab man jedoch den extrem seltenen Namen Kunibert, der ihn unter Jungen auffallend hervorhebt wie einen Sprößling uralten Rittergeschlechtes. Die Mutter benannte den erstgeborenen B so in Erinnerung an ein Kind dieses Namens, das sie früher als Hausmädchen in einer herrschaftlichen Familie großgezogen und liebgewonnen hatte. Diese daran geknüpften spezifischen Übertragungsmechanismen gegenüber B entziehen sich — wie üblich — ihrer bewußten Reflexion. Eine Bevorzugung von B als ihres irgendwie gehobenen Kindes mußte sie leugnen, obgleich eindeutig beobachtbar war, daß A von seiten der Mutter noch weniger expansive Jungenhaftigkeit gestattet wurde; einmal ganz abgesehen von der Zirkelwirkung zwischen Ticsymptomatik und mütterlicher Kritik daran: Auch nach mehreren Beratungen pflegte Frau V. die Symptome des Jungen noch immer als „Schabernack“ zu bezeichnen. Trotz der nachweislich identischen Intelligenzleistung von A und B kostete es mich viel therapeutisches Bemühen, zu erreichen, daß beide auf die gleiche Oberschule gegeben wurden: Hartnäckig wollte die Mutter unbedingt B höher beschulen als A.

Bei der *katamnestischen* Untersuchung, 18jährig, sind beide derzeit frei von neurotischen Symptomen.

Schlußbemerkung

Die Diskordanzanalyse bei den EZ sowie der Vergleich der männlichen mit den weiblichen Paaren ließ einige *Tendenzen* erkennen: Den männlichen EZ-Paaren 7, 11, 22 und 45 ist in ihrer Frühgenese gemeinsam die Konstellation einer emotional ziemlich kargen Familienatmosphäre und ein vergleichsweise sehr strenger häuslicher Erziehungsstil. Hiervon ist übrigens keineswegs etwa nur die ältere Patientengeneration (Nr. 11) betroffen. Bemerkenswert scheint uns auch, daß in all diesen Fällen die sicher vorhandenen intrafamiliären Konflikte — insbesondere der Eltern untereinander — nicht mit einer Ehescheidung beantwortet wurden, sondern auf verschiedene Weise ausgetragen, gelöst (?), durchlitten, ausgetrocknet wurden. Allgemein läßt sich sagen, daß eine Identifikation eines Probanden mit dem expansiveren, dominierenden Elternteil offenbar günstige Wirkungen hat. Dasselbe gilt für die Position, Vorzugskind des stärkeren Elternteils zu sein. Für die Entwicklung eines Jungen/eines Mannes scheint es im übrigen förderlich, wenn er der Risikofreudigere ist. Seine personellen Kontakte können oberflächlicher sein, wenn sie nur überhaupt vorhanden sind. Das wurde bei den jeweils gesünderen EZ-Brüdern der Paare Nr. 5 [114], 7, 11, 22 und 45 sehr deutlich. — Bei den weiblichen eineiigen Zwillingen waren die Verhältnisse komplizierter, entsprechend der weniger geradlinig ablaufenden Entwicklung ihrer libidinösen Objektbesetzungen in der Frühkindheit. Hier, bei einem Mädchen/einer Frau, korreliert offensichtlich eine betont expansive, „phallische“ Persönlichkeitsstruktur, eine kontaktfreudige und wenig stetige zwischenmenschliche Beziehung, eher mit der stärker neurotischen Entwicklung, wie wir an den EZ-Patientinnen Nr. 8_A [114], 18_A [114], 28_A und 46_A sehen konnten. — Bei den weiteren EZ bestanden nur minimale Diskordanzen. Ihre Genese: Sie wuchsen ohne Familie auf (Nr. 39) oder die Väter waren nicht im Hause (Nr. 15 [114], 16 [114], 20 [114], 29, 33 [114] oder 43 [114]).

Jeder weitere Versuch einer Zusammenfassung riskiert bei dem reichhaltigen kasuistischen Material eine voreilige Simplifikation.

6.2.7. Partnerwahlverhalten

In Ergänzung der mitgeteilten Kasuistik konnten wir unter dem speziellen Gesichtspunkt des vergleichenden partnerschaftlichen Verhaltens der Paarlinge einige interessante Entwicklungen, während der Dekade unserer Erhebungen beobachten.

Die Wahl von *Spielpartnern* während der Kindheit (bzw. bei den Kinderzwillingen) registrierten wir routinemäßig: Die gemeinsam aufgewachsenen Zwillinge — EZ wie ZZ — begnügten sich sehr oft miteinander und suchten keinen außerfamiliären Anschluß. Bestanden Spielfreundschaften außerhalb der Zwillingsdyade, dann waren diese häufig als gemeinsamer Freund(in) beider Paarlinge angegeben. Auch getrennte und individuelle Freundschaften jedes Paarlings sahen wir, und zwar bei EZ ebenso wie ggZZ und PZ.

Partnertausch im Sinne konsekutiver oder synchroner länger währender Dreiecksbeziehungen von Zwillingen mit einem gemeinsamen Sexualpartner kamen in unserer Untersuchungsstichprobe nicht vor. Überhaupt nur 2mal wurde berichtet, daß ein Zwilling zu irgendeiner anderen Zeit kurzfristig sexuellen Kontakt mit demselben Partner hatte wie sein Zwillingsgeschwister. Es waren in beiden Fällen weibliche Zwillingspaare mit je einem Mann. Von den mindestens ebenso aufgeschlossenen männlichen Zwillingen wurde uns kein derartiges Erlebnis bekannt. Der Intimpartner des Zwillingsgeschwisters war für einen EZ in aller Regel tabu. Lediglich libidinöse Zärtlichkeiten wurden bei einigen Paaren mit großer Naivität im Dreieck ausgetauscht. — Auch notierten wir keine Beobachtung, wo ein PZ den gleichgeschlechtlichen Freund des Zwillingspartners zum heterosexuellen Intimpartner genommen hätte. — Einmal heirateten männliche ggZZ (!) [115] 2 verschiedenaltrige Schwestern; die weibl. EZ Nr. 8 heirateten Männer, die schon zuvor miteinander befreundet waren; weibl. EZ 18_A wurde während eines Auslandsaufenthaltes von ihrem Arbeitgeber intensiv umworben, wich der Beziehung aus und vermittelte ihre Zwillingsschwester in diese Position; es kam kurzfristig zur Heirat; die Ehe wurde später wieder getrennt.

---

[114] Die markierten Paare konnten hier nicht ausführlich dargestellt werden. Ihre Neurotizität ist als Symptomskizze jeweils im Anhang (8.3.) verzeichnet.

[115] Paar Nr. 44.

Über ihre sexuellen Intimbeziehungen *wissen Zwillinge voneinander* oft sehr Detailliertes. Gegenseitige Information ist aber nicht nur bei EZ häufig, sondern kommt auch bei sehr symbiotisch empfindenden PZ vor wie dem Paar Nr. 48, das unbedingt auch sein Zwillingsinterview gemeinsam bei mir machen wollte, ohne Scheu voreinander, auch bei sehr intimen Fragen. — Weibliche Zwillinge scheinen verbal offener miteinander umzugehen und zeigen häufiger als Männer eine sehr intensive Zwillingspaarbeziehung und Kommunikation mit täglich langen Telefonkontakten auch noch bis in das späte Erwachsenenalter (40jährig) hinein und ungeachtet jeweils eigener ehelicher Bindungen. Einige männliche EZ waren hingegen trotz engen Zusammenlebens gegenseitig relativ wenig über ihr Sexualverhalten informiert.

Besonders eindrucksvoll war die langfristige begleitende *Beobachtung* des neurotischen *Partnerwahlverhaltens* von 2 EZ-Schwestern. Sie schienen ihre arrangierten Fehlentscheidungen jeweils mit einer mehrjährigen Zeitverschiebung zu imitieren: 2_A hatte als Jugendfreund einen 20 Jahre älteren Partner, der ihr Vater hätte sein können; sie trennte sich von ihm, bevor es zu einer Eheschließung kam und heiratete einen mehrere Jahre jüngeren Mann. Zum Zeitpunkt der ersten Zwillingsuntersuchung kannte ich sie in diesem Entwicklungsstadium. Die Zwillingsschwester 2_B hatte ihren ersten Partner, einen 25 Jahre älteren Mann, sofort geheiratet, besaß von ihm ein Kind, lebte derzeit aber bereits getrennt von ihm. Jetzt, 10 Jahre später, hat sich 2_A inzwischen von ihrem Mann scheiden lassen und lebt nunmehr allein; sie kämpft wegen starker psychosomatischer Beschwerden 40jährig um eine Invalidenrente. 2_B ist nach Scheidung von dem älteren Partner nunmehr mit einem ebenfalls jüngeren (—11 Jahre!) Mann verheiratet. Die Eheschließung hat bei ihr eine erhebliche Zwangssymptomatik ausgelöst. Diese Ehe ist noch nicht wieder geschieden, ihre Prognose aber entsprechend dubiös.

Bei einem anderen weibl. EZ-Paar hat sich eine deutliche ödipale Bindung beider an den Vater mit entsprechender Haßeinstellung gegen die Mutter bis heute, zum 38. Lebensjahr, erhalten. A war Vorzugskind des Großvaters mütterlicherseits, bei dem sie oft im Bett geschlafen hat; dieser Großvater stand mit der eigenen Tochter, also der Zwillingsmutter, in einer problematischen Beziehung, was noch einmal eine Verstärkung der ödipalen Rivalität von Frau A gegenüber ihrer Mutter bedeutete. B hat das intensivere Verhältnis zu dem Vater aufbauen können. Beide unterscheiden sich im Partnerverhalten deutlich: A ging früh aus dem Elternhaus und band sich an einen etwa gleichaltrigen Mann, was trotz starker Ambivalenz und erheblicher neurotischer Symptomatik zu einer stabilen und langjährigen Ehe führte. B hingegen verweilte länger im Elternhaus, beruflich und emotional an den Vater fixiert, der in seiner Ehe der Führende war. B übernahm dann eine von Anbeginn offensichtlich problematische Liaison der Schwester und heiratete einen ausländischen, wohlhabenden, trinkenden, prominenten, aber wesentlich älteren Mann. Nach Scheitern dieser Beziehung ist sie nunmehr mit einem erheblich jüngeren Mann verheiratet, der von Beruf, Prestige und Status deutlich unter ihrer Herkunftsfamilie steht. Auch diese Ehe läßt noch Überraschungen erwarten.

Vielleicht ist es kein Zufall, daß alle diejenigen weiblichen EZ-Paare mit einer hochgradig neurotisch agierenden Partnerbeziehung — die beiden zuletzt beschriebenen wie auch Nr. 46 (= Umw. IV) — aus geschiedenen bzw. getrennt lebenden Ehen stammen. Statistisch noch nicht signifikant, aber immerhin auffällig ist, daß weibliche Zwillingspaare (unabhängig von ihrer Eiigkeit) 7mal aus geschiedenen Ehen und 9mal aus stabilen Ehen abstammen, männliche Zwillinge nur 2mal geschiedene Eltern haben, 10mal nicht geschiedene und die Eltern der Paarzwillinge in keinem Fall geschieden sind [116]. Vielleicht hängt die höhere Scheidungsquote der weiblichen Zwillinge selbst auch mit der höheren Scheidungsquote ihrer Eltern zusammen. Alle Werte sind jedoch statistisch nicht signifikant.

6.3. Weitere Ergebnisse

Das von uns erhobene Datenmaterial und die Kasuistik erlauben nicht nur die bisher diskutierten Aussagen über die Neurosenätiologie im Sinne der Erbe/Umwelt-Frage. Sie können auch zur Psychologie der Zwillinge und speziell ihrer Neurosen (6.3.1.) beitragen, einer nicht ganz verschwindend geringen Population von rund 2% der Neurotiker. Vor allem aber ist unser Material in einzigartiger Weise nicht-vorausgelesen, abgesehen von dem Kriterium der Zwillingsgeburt. Es bildet also die Klientel der Ausgangstherapieinstitution sehr äquivalent ab: Es ist in seiner Selektion unabhängig von Fragen der prognostischen Beurteilung, der Therapievermittlung, des Behandlungserfolges, der individuell unterschiedlichen Klagsamkeit der Patienten, der Therapeutenvariable etc. Aussagen über Häufigkeitsverteilungen (6.3.2.) und Spontanverläufe unbehandelter Neurosen und Katamnesen Behandelter (6.3.3.) sind somit in dieser, wenn auch nicht sehr umfangreichen Stichprobe mit hoher Repräsentativität erfaßt. Die nunmehr mitzuteilenden Beobachtungen vom Rande unserer Arbeit beanspruchen deshalb ein gewisses Interesse für die deskriptive Phänomenologie und Epidemiologie der Neurosen.

6.3.1. Zwillingsspezifische Besonderheiten

Ein Beitrag zur differentiellen Psychologie des gesunden Zwillings ist nicht unser Ziel. Dennoch mußte verschiedentlich auf Zwillingstypisches eingegangen werden, da eine zwillingsspezifische psychologische Abweichung gegenüber Einlingen jede weitere generalisierende Schlußfolgerung in methodologischer Hinsicht tangiert. Die wesentliche Frage, ob es zwillingsspezifische Besonderheiten hinsichtlich der Neurose gibt, ist aufgrund unserer Befunde (4.2.2.) vor allem so zu beantworten:

1. Unter Neurotikern sind Zwillinge nicht häufiger und auch nicht seltener. Die Zwillingssituation prädisponiert also weder biologisch noch psycho-soziodynamisch zu einer Neurose; sie inhibiert sie auch nicht.
2. Auch die verschiedenen Kategorien von Zwillingen — EZ, ggZZ und PZ — erweisen sich nicht in irgendeiner Weise unterschiedlich bezüglich ihrer Neuroseanfälligkeit.
3. Nur ein Teil unserer Zwillingsstichprobe zeigt in der Kindheit polarisierende Rollenmuster des Verhaltens. Soweit von uns Rollendifferenzierungen gefunden wurden, war der in der Kindheit Dominierende später in der Regel weniger neurotisch.

A. Heigl-Evers [118, 119] hat die neurotischen EZ-Paare aus ihrem Sample ausgewertet, der Serie parallel mit uns untersuchter 50 Paare aus einer Neurosen-

---

[116] Bei den restlichen Paaren fehlt ein Elternteil durch Tod, Unehelichkeit etc.

klinik. Danach gibt es sehr verschiedene Muster intrapaarigen Rollenverhaltens, die als Triebabwehrformen aufzufassen sind und mit jeweils unterschiedlichem Neuroseschweregrad gekoppelt zu sein scheinen. HEIGL-EVERS analysiert die individuelle Relevanz der Rollenmuster für die Auslösung der neurotischen Symptommanifestation. Soweit prägende frühkindliche Umweltfaktoren dabei berücksichtigt werden, kann man diese Bemühungen in Analogie zu unserem Versuch einer Diskordanzanalyse bei EZ ansehen. Die Auswertung weiterer Beobachtungen insbesondere an ihren neurotischen ZZ ist in Arbeit. — Die gefundene intrageminelle Rollensoziodynamik und ihre Korrelation mit der Neurotizität bedeutet jedoch nicht, daß Zwillinge sich prinzipiell gegenüber Einlingen bezüglich ihrer Neurosepathogenese unterscheiden würden.

Wiederholt beobachteten wir eine *Entwicklungsverzögerung*, deren zwillingstypische Eigenart darin besteht, wirklich echt aufholbar zu sein im Gegensatz zu den in der Kinderpsychiatrie nur allzu oft euphemistisch sogenannten Entwicklungsrückständen, die meist echte und bleibende Minderbegabungen sind.

Mit oder ohne begleitende Psychotherapie verfolgten wir in mehreren Kinderfällen (Nr. 20_A und $_B$, 23_A[117]) den Verlauf mit testpsychologischer Kontrolle. Bei einigen erwachsenen Zwillingen (Nr. 7_A und $_B$, 49_B) war das Phänomen ebenso eindeutig retrospektiv nachweisbar. Weiterhin auch bei einigen anderen einzeln aufgewachsenen Zwillingen, die wegen eines früh verstorbenen Zwillingspartners nicht in unser Sample aufgenommen worden sind.

Als praktisch klinische Folgerung ergibt sich: Ein gewisser prognostischer Optimismus bei schulischen Leistungsminderungen und/oder testpsychologisch eindeutig nachgewiesener Intelligenzminderung von Zwillingsgeborenen ist noch bis zum Alter von etwa 10 oder 12 Jahren gerechtfertigt. — Das widerspricht selbstverständlich nicht der Tatsache, daß auch in unserem Sample eindeutige und bleibende Minderbegabungen (Nr. 39_A und $_B$) bis zur Debilität (Nr. 16_A und $_B$) vorkamen: Ist mit Ende der Pubertät das Intelligenzwachstum definitiv abgeschlossen, wird man im allgemeinen nicht mehr spontan mit einer wesentlichen Anhebung der Intelligenzleistung rechnen können.

6.3.2. Häufigkeitsverteilungen

Die Frage nach der *Häufigkeitsverteilung der verschiedenen Neuroseformen* ist aufgrund unseres Samples mit gewisser Vorsicht zu beantworten. Zwar kann man voraussetzen, daß keine zwillingsspezifischen Symptome die Zahlenwerte verschieben. Auch müßte unser Zwillingssample als repräsentative Stichprobe aus dem Patientengrundgesamt des Zentralinstitutes anzusehen sein (s. o. Kap. 4). Jedoch sind der Überweisermodus und das Therapiesuchverhalten schwer einschätzbare Fehlervariablen, wenn man epidemiologische Rückschlüsse auf die Gesamtwohnbevölkerung ziehen wollte. Mit dieser Einschränkung kann die Frequenztabelle im Anhang (8.2.) eine annähernde Übersicht über die Häufigkeitsverteilung der einzelnen neurotischen Symptome vermitteln. Für einen Vergleich mit anderen Statistiken ist hierbei die jeweils gewählte klassifikatorische Untergliederung zu berücksichtigen. — Eine Aufzählung der 14 häufigsten Symptome findet sich auf S. 78 (Kap. 5.1.3.2.). Die Tabelle

[117] Hier haben wir den Verlauf von den ersten Schuljahren über die Pubertät bis zum aufgenommenen Universitätsstudium beobachten können. Der anfängliche IQ lag bei 92, später betrug er 107.

im Anhang (8.2.) enthält auch Angaben über die Verteilung der Symptome nach Geschlechtern und Altersklassen.

6.3.3. Spontanverläufe unbehandelter Neurosen; Katamnesen behandelter Patienten

Es bietet sich nicht oft die Möglichkeit, eine Patientenstichprobe nachzuuntersuchen, die für die gesamte Breite[118] einer psychotherapeutischen Institution repräsentativ ist: Meist werden nur die erfolgreich Behandelten oder die chronifiziert Ungebesserten oder die Therapieabbrüche erfaßt, ausgeschlossen bleiben in der Regel die zahlreichen Patienten, die nur ein einziges Mal die Institution konsultiert hatten, ohne je wieder mit ihr in Kontakt getreten zu sein. Das einzige Auswahlkriterium, das die Zuweisung eines Individuums zu unserer Stichprobe bestimmte, war die Zwillingseigenschaft und einige damit zusammenhängende zusätzliche Bedingungen. Einen weiteren Informationsgewinn bedeutet es, daß wir die Zwillingsprobanden aus einem Erhebungszeitabschnitt von 2 Dekaden gewannen. Die Zeitdistanz zwischen der ersten Vorstellung in der Poliklinik mit einem Therapieanliegen und der Zwillingsuntersuchung sowie der insgesamt lange Beobachtungszeitraum ermöglichen eine fundierte Beurteilung, die unabhängig von ggf. akut verstärktem Leidensdruck ist oder von einem zufälligen Wohlbefinden in einer Remissionsphase: Die Zeitdistanz zwischen der ersten aktendokumentierten poliklinischen Untersuchung und der Zwillingsuntersuchung durch uns betrug maximal 19 Jahre — bei Paar Nr. 49 —; hinzu kommt in diesem Falle noch eine 3jährige Nachbeobachtungszeit. Unsere eigenen Untersuchungen erstrecken sich über nunmehr 10 Jahre, so daß wir zahlreiche Zwillingspaare auch selbst über einen längeren Zeitabschnitt katamnestisch verfolgen. Verlaufsbeobachtungen durch Mehrfachuntersuchungen während unseres Forschungsprogrammes betragen maximal 8 Jahre. Sie sind besonders eindrucksvoll bei den Paaren Nr. 2, 3, 4, 7, 9, 11 und 18. Mehrfach war auch eine Überprüfung unserer eigenen anfänglichen prognostischen Einschätzung möglich. Überzufällig oft traf unsere Prediktion bezüglich des Verlaufes von Partnerschaften unserer Zwillinge wirklich ein. Hinsichtlich einer erneuten Beurteilung der Neuroseschwereeinstufung ergaben sich nie nennenswerte Veränderungen. In einem Fall fand die Gewichtung mit dem höchsten Schweregrad bei der Subskala vitaler Beeinträchtigung in dem späteren letalen Suicid ihre Bestätigung, s. a. S. 113 ff.

Im folgenden soll zur Frage des Verlaufes von unbehandelt gebliebenen Neurosen und zur Katamnese der Therapieverläufe das Ergebnis aus unserer Stichprobe etwas impressionistisch zusammengefaßt werden:

Viele *nicht(analytisch-)behandelte* Patienten *behielten* ihre *Symptome* bei: 2_A, 3_A, 12_A, 14_A, 16_A und $_B$, 17_A, 25_A, 39_A und $_B$, 50_A. Diese Patienten nahmen die mit der Neurose verbundenen Unbequemlichkeiten in Kauf, wenn ihr subjektiver Leidensdruck nicht allzu stark war. Oftmals genügte ihre Motivation nicht für eine Therapie oder es fehlten die für einen langfristigen Therapieprozeß erforderliche charakterliche Bindungsfähigkeit, Differenziertheit oder Intelligenz. Nicht selten war die Symptomatik so chronifiziert, daß eine aufdeckende Therapie keinen Erfolg versprach. Auch formale Gründe (Entfernung, inkompatible Dienstzeiten, zu versorgende Kinder) standen gelegentlich einer Therapievermittlung entgegen.

---

[118] Außer den 11% sog. diagnostischen Irrläufern.

Trat ein *Stottern* als Haupt- oder Monosymptom auf, so erwies es sich im allgemeinen als hochgradig umweltstabil und konstant; nur eine leichte Besserung im Laufe der Beobachtungszeit zeichnete sich ab. Wie bei diesem Symptom allgemein üblich, zeigt sich eindeutig ein Prävalieren der männlichen Probanden mit diesem Symptom. Von den folgenden 5 Probanden, die ein ausgeprägtes und typisches Stottersymptom aufwiesen, standen 4 im Erwachsenenalter, einer war jugendlich: PZ 1_A und 10_A, gg ZZ 42_A sowie konkordant die EZ 15_A und $_B$.

Weitere unbehandelt gebliebene Patienten klagen zwar jetzt nicht mehr über das damals bestehende, sehr gravierende oder lärmende Hauptsymptom, behielten aber die *begleitende erhebliche Charakterneurose* bis ins höhere Lebensalter: Bei der Zwillingsuntersuchung hatte die gg ZZ Nr. 4_A ihre mehrjährige hysterische Lähmung und Blindheit inzwischen „spontan" verloren. Ich schätzte jedoch ihren künftigen Ehepartner als sehr problematisch ein. Später erfolgte die Eheschließung und führte nach einigen weiteren Jahren inzwischen wieder zu einer Scheidung, begleitet von einer erneuten anderen neurotischen Symptomatik. — Ein Patient mit einer schweren Herzneurose (EZ 11_A) und eine Frau mit hochgradiger neurotischer Depression (PZ 49_A) verloren zwar ihre Hauptsymptomatik weitgehend und spontan. Sie blieben jedoch bis ins hohe Lebensalter erheblich charakterneurotisch beeinträchtigt ohne Lebenspartner und menschlich sehr isoliert. — Eine junge Frau (EZ 46_A) ließ sich bald nach der poliklinischen Untersuchung scheiden, lebt bei der Zwillingsuntersuchung erneut in neurotischer folie à deux und in masochistischem Wiederholungszwang mit ihrem Problempartner zusammen, während die organ- und charakterneurotische Symptomatik persistiert und hat inzwischen erneut Partner und Kind verlassen, um mit unbekannter Adresse in das Ausland zu ziehen. — Eine Enddreißigerin (gg ZZ 31_A) hatte vor 17 Jahren unter einer mittelgradigen Anorexia nervosa gelitten. Das Krankheitsbild ist weitgehend spontan geheilt, ihre damals konflikthafte berufliche Situation hat sich erheblich verbessert; sie schloß ein Universitätsstudium ohne fremde Hilfe ab. Charakterneurotische Fehlhaltungen im oralen und sexuell-partnerschaftlichen Lebensbereich sind jedoch noch so offensichtlich, daß wir das Risiko einer erneuten somatischen oder psychischen Dekompensation bei dem vorauszusehenden Verlust des Partners als beträchtlich ansehen.

Positive Entwicklungen hinsichtlich der neurotischen Symptomatik und Charakterstruktur verzeichnen wir einerseits bei leichteren Neurosen mit einem *spontan* günstigen Verlauf (24_A, 43_A u. 45_A) oder als Besserungen nach einer psychotherapeutischen *Fokal- bzw. Familientherapie* — meist bei kindlichen Neurosen — bei den Probanden 19_A, 20_A und $_B$, 21_A und $_B$, 22_A, 26_A, 28_A und 37_A.

Therapieerfolge nach längerer intensiver *analytischer Behandlung* waren zu verzeichnen bei 6_A[119], 8_A, 23_A und 47_A. Auf den EZ 7_A, einen Erwachsenen mit einer relativ schweren Zwangsneurose als einen therapeutisch befriedigenden kasuistischen Beitrag des Verf. sei auch hier noch einmal hingewiesen, zumal der anfangs offensichtlich gesündere und nicht behandelte Co-Twin 7_B später eine problematischere Entwicklung genommen hat. — Ein *Teilerfolg* im Sinne einer deutlichen Stabilisierung der Persönlichkeit und Besserung der Symptomatik durch die Psychoanalyse konnte erreicht werden bei 5_A, 13_A, 18_A, 34_A und 40_A.

[119] 6_A, 23_A und 5_A sind Kinderpatienten, die der Autor selbst behandelt hat, die anderen sind erwachsene Patienten.

Ob man bei dem schwergestörten EZ-Jungen-Paar Nr. 29_A und $_B$ (s. S. 115 ff.) von einer Besserung sprechen kann, ist schwer zu entscheiden. Nach dem anfänglichen Zustandsbild zu urteilen, ist es wohl doch dem intensiven therapeutischen Einsatz zuzuschreiben, daß die Zwillinge wenigstens ohne größere Komplikationen im Elternhaus verbleiben konnten. — Allen therapeutischen Bemühungen mehrerer Analytiker *zum Trotz persistiert* bei der Indexpatientin 32_A die vital höchst gefährdende Anorexia nervosa weiterhin ebenso wie bei ihrer unbehandelten eineiigen Zwillingsschwester 32_B. Nach dem neuesten katamnestischen Bericht sind beide Zwillinge bei minimalem Körpergewicht derzeit wieder arbeitsfähig in einem differenzierten Beruf. — Auch gg ZZ 9_A (s. S. 113 ff.) hatte einen Psychotherapieversuch selbst abgebrochen und suicidierte sich 3 Jahre später.

Nicht über alle Paare liegen katamnestische Notizen vor; bei einigen nicht erwähnten ist die Beobachtungszeit noch zu kurz, um nennenswerte Veränderungen zu erwarten oder es handelte sich um Kinderpatienten aus der letzten Untersuchungszeit.

Einige nicht vorherzusehende Symptombildungen stärkeren Ausmaßes traten bei *Zwillingspartnern* auf: Es sind die EZ 2_B, 13_B und 33_B, die einen Therapeuten aufsuchten und bezüglich der Neurosenschwere dem Indexpatienten ähnlicher sowie in zwei Fällen auch bezüglich der Symptomatik konkordanter wurden.

Über den Verlauf unbehandelter Neurosen ergibt sich *zusammenfassend* folgender Eindruck: Ohne Therapie gab es bei schwereren und chronifizierten Störungen keine überraschenden Spontanheilungen. Günstige Verläufe waren bei leichteren Erkrankungsformen auch ohne Therapie möglich oder es genügte — besonders bei kindlichen Patienten — eine kurzfristige Fokaltherapie. Der Erfolg langfristiger analytisch-therapeutischer Bemühungen bei ausgesprochen schweren neurotischen Erkrankungen war häufiger nachweisbar als ein Mißerfolg. Überraschende und massive Verschlechterungen bei den Indexpatienten — spontan oder unter Therapie — fanden wir nicht. Wo gravierende neue Symptome oder Rezidive auftraten, kamen sie nicht ganz unerwartet, wie z.B. bei der einen desolaten Entwicklung des obengenannten Suicidpatienten.

Bei der bunten Vielfalt von Symptomenschweregraden und Altersgruppen, der Mischung von Nichtbehandelten, Fokaltherapierten und analytisch langfristig behandelten Patienten konnte dieses Unterkapitel nur kursorische Streiflichter aufleuchten lassen. Gerade die breite Streuung von Symptomatik und Patientengut in dieser städtischen ambulanten Neurotikerpopulation mit dem Vorzug einer quasi auslesefreien Stichprobe dürfte das Interesse manchen Allgemeinarztes und vieler Psychotherapeuten beanspruchen.

6.3.4. Kinderneurose/Erwachsenenneurose

Die in der wissenschaftlichen Diskussion bisher noch nicht gelöste Frage des Verhältnisses von Kinderneurose und Erwachsenenneurose berührten wir bereits (6.1.2.1.) durch die Mitteilung der unterschiedlichen Symptomkonkordanzraten von Kindern und von erwachsenen Zwillingen. Auch die kindliche Symptomatik jetzt erwachsener Probanden wurde als Vergleichswert herangezogen. Dabei stand jeweils der humangenetische Aspekt im Blickfeld. — Die Problematik Kinderneurose versus Erwachsenenneurose berührt jedoch ganz unmittelbar auch neurosentheoretische Grundkonzepte: Sind es genau dieselben Menschen, die als Kind und als Erwachsene neurotische Symptome entwickeln? Wandelt sich gegebenenfalls nur ihr Symptombild? Oder muß man nicht die Konzeption einer einheitlichen Neurosentheorie für kindliche und für erwachsene Symptommanifestationen in Frage stellen, wenn die Korrelation unter 1,0 liegt? — und sie liegt sicher darunter. — Auch wenn wir einen wesentlichen Beitrag zur Klärung des Problemes nicht bieten können, wollen wir die Frage wenigstens streifen und eigene Ergebnisse hierzu mitteilen, da das vorliegende Datenmaterial und das psychotherapeutische Erfahrungsfeld des Autors beide Altersgruppen-Bereiche abdecken.

Bei der kumulativen Symptomerfassung eruierten wir von den jetzt erwachsenen Zwillingen auch ihre neurotische Symptomatik aus der Kindheit. Setzt man die Zahl der so registrierten kindlichen Symptome in Beziehung zu dem Neurosenschwerewert, so findet sich eine Tendenz [120] in der erwarteten Richtung: Die erwachsenen Probanden mit nur wenigen kindlichen Symptomen sind häufiger die leichter Neurotischen. Das Ergebnis überrascht uns nicht: Der stärker neurotisch Präformierte entwickelt mit größerer Wahrscheinlichkeit bereits in der Kindheit Symptome. Diese Hypothese läßt allerdings offen, ob unter „präformiert" ein frühkindlicher Umweltschaden im Sinne der psychoanalytischen Neurosentheorie verstanden wird oder eine stärkere erbliche „konstitutionelle" Belastung, die sich bereits im Kindesalter durch Symptome manifestiert.

Die meisten Neurosentheorien sind bisher nicht in der Lage, ohne die Unterstellung „konstitutioneller" geschlechtsspezifischer Faktoren oder unklarer Entwicklungseigengesetzlichkeiten 2 Phänomene zu erklären: (1) Die Alters- und Geschlechtsspezifität einzelner bestimmter Symptome und (2) die epidemiologisch gesicherte Tatsache der erheblich höheren Neuroseprävalenz von Jungen im Vergleich zu Mädchen [200, 246, 262], während die Erwachsenen eine annähernd gleiche Geschlechterverteilung aufweisen [121].

Die beiden spezifisch kindlichen Neurosesymptome, Enuresis und Stottern, werden bei Jungen häufiger beobachtet. Soweit man nicht unter der Hypothese einer Phänokopie die erbdeterminierten und die ausschließlich umweltbedingten Manifestationsformen voneinander abgrenzen will, muß man komplizierte multifaktorielle Modellvorstellungen entwickeln: Spezifische Anlagedispositionen führen unter regelmäßig nachzuweisenden belastenden Umweltfaktoren zu einer Störung bestimmter komplizierter Funktionssysteme (Blase-Darmbeherrschung, Sprache) während einer spezifisch alters-entwicklungsbedingten Labilität dieser Funktionen. — Psychosoziale (aber auch humangenetische) Hypothesen, die auf die besondere Geschlechtsrolle Bezug nehmen, müßten den Überhang von Jungen bei den neurotischen Verhaltensauffälligkeiten und neurotischen Schulleistungsschwächen erklären. Da diese Störungen einen großen Prozentsatz aller kindlichen Neurosen ausmachen und die Prävalenz von Jungen gegenüber Mädchen mitverursachen, seien beide gemeinsam hier erörtert: Die anlagemäßig größere motorische Bedürftigkeit der Jungen und ihre stärker expansiv-aggressive Vitalität ist als Ursache — u. E. zu Recht — diskutiert worden. Offenbar vertragen Jungen den in der Kindheit besonders starken konformistischen (Schul-)Leistungszwang und die damit verbundenen disziplinarischen Dressate weniger gut als Mädchen. Vermutlich tragen Eltern und Lehrer an Jungen sogar generell noch höhere

---

[120] Chi^2, 1 α, $0{,}20 > p > 0{,}10$.

[121] Das Problem der Epidemiologie von Neurosen kann hier nicht einmal gestreift werden [214, 215, 262]. Unabhängig von divergenten Untersuchungsergebnissen müßte auch eine differenziertere Betrachtung der verschiedenen Erwachsenen-Altersstufen und der einzelnen Symptomengruppen erfolgen, bei denen durchaus regelhafte und geschlechtsbetonte Verteilungsmuster nachweisbar sind.

Leistungserwartungen heran, was eine weitere neurosedisponierende Komponente ist. Kulminationspunkt für Anpassungsschwierigkeiten wird die Pubertät mit ihrem erneut verstärkten Triebdruck, der spezifisch beim männlichen Geschlecht konflikthafte Spannungen evoziert. Neben die Motorik tritt in diese Altersstufe die besondere Dynamik sexueller Aktivität gerade beim Jungen hinzu. Das eindeutig größere Risiko des männlichen Geschlechtes, die kulturellen Anpassungsleistungen nicht zu bewältigen, findet seinen Ausdruck auch in der erheblich höheren Zahl männlicher Fürsorgezöglinge unter Jugendlichen und Adoleszenten. Auch bei den Erwachsenen überwiegen die männlichen Vorbestraften und Gefängnisinsassen signifikant (die Geschlechtsrelation männlich zu weiblich beträgt lt. Statist. Jahrb. 5 : 1 bzw. 15 : 1), was um so mehr nachdenklich stimmen muß, als die Gesetze fast ausschließlich von Männern geschaffen und angewandt werden. Unseres Erachtens findet sich ein Teil des kindlichen männlichen Neurotikerüberhanges später im Erwachsenenalter unter der Gruppe der Verwahrlosten, Kriminellen und Alkoholiker wieder, während ein anderer Teil der männlichen Kinder-Neurotiker-Population spontan remittiert, und zwar aus folgendem Grund: Der erwachsene Mann hat im Gegensatz zum Jungen eher die Möglichkeit, seinen Triebdruck, seinen geschlechtsspezifischen Antriebsüberschuß in den von Männern eindeutig bevorzugten Aktivitäten zu sublimieren und zu kompensieren: wie Politik, Sport, Verein, Hobby, Beruf etc. Nach einiger Zeit stereotyp konformistischen Schulleistungsdruckes in der Kindheit hält unsere traditionelle Sozialordnung für den erwachsenen Mann einen höheren Freiheitsgrad bereit: Er kann sich differenzieren, seine spezifischen Interessen, Begabungen und Fähigkeiten anwenden oder sie auch gemäß eigener Entscheidung vernachlässigen und ohne Sanktionen seinen individuellen Genußmöglichkeiten nachgehen, wenn er nur den Minimalanforderungen kollektiver Leistungspflicht nachkommt.

Die gesamte Problematik wird noch einmal verdeutlicht durch einen bisher nicht mitgeteilten Nebenbefund: Die Intrapaardifferenz der Neurosenschwere lag bei unseren kindlichen PZ mit 5,4 Punkten über der für erwachsene PZ (nur 4,2 Punkte) und über der für die kindlichen ZZ ingesamt (4,5 Punkte) [122]. Ein geschlechtsspezifischer Faktor beim männlichen Geschlecht dürfte also gerade in der Kinderneurose wirksam sein. Ob das Schwergewicht hier auf erblichen oder auf sozialkulturellen Faktoren liegt, ist aus diesen Zahlen nicht ablesbar.

6.3.5. Psychopathologie der Eltern und Geschwister

Systematische Familienuntersuchungen führten wir nicht durch; eine genealogische Fragestellung war nicht intendiert. Die folgenden Befunde über Auffälligkeiten bei Eltern und Geschwistern ergaben sich während der gründlichen tiefenpsychologischen Anamnesenerhebung bei den Probanden. Sei es, daß anläßlich der Untersuchung der Zwillinge auch die Eltern persönlich exploriert wurden (4.3.2.) wie bei den Kindern/Jugendlichen regelmäßig; oder daß wir über die Eltern indirekt Auskünfte erhielten.

Unserer Neurosentheorie entsprechend beachten wir die frühkindlichen Objektbindungen als Faktoren von besonders hoher psychologischer Relevanz. Zu einer Neurosendiagnostik gehört deshalb ein möglichst umfassendes und präzises Bild von der Persönlichkeitsstruktur auch der Eltern, Geschwister und ggf. anderer frühkindlicher Beziehungspersonen eines Patienten.

---

[122] Für eine statist. Prüfung sind die Zahlen zu gering.

Dabei genügt es im allgemeinen nicht, die Bezugspersonen im Blickwinkel jetziger Gefühlsreflexionen des Probanden beschrieben zu bekommen — oft genug durch die Optik neurotischer Übertragungsmechanismen verzerrt oder durch klischeeartige Redewendungen verschleiert wie mit dem aktuell besonders beliebten „autoritären Vater". Vielmehr versuchen wir, neben der Alterskonstellation der Eltern, ihrer beruflichen Entwicklung und körperlichen Gesundheit auch ihre Genese, ihre vermutliche neurotische Konfliktproblematik und ggf. Symptomatik zu erfahren. Daß die Erfassung der neurotischen Symptomatik der Angehörigen auf diesem oft indirekten Wege nicht so gründlich sein kann wie die Diagnostik bei den Zwillingen selbst, ist verständlich. Ein echter Vergleich mit den Zwillingsbefunden ist deshalb kaum möglich.

Hinreichend verläßlich dürften unsere Informationen über das Auftreten der großen psychiatrischen Krankheitsbilder sein: Unter den 97 [123] bekannt gewordenen Eltern fand sich nur eine fragliche *Psychose:* Die Mutter von Paar Nr. 19 leidet wahrscheinlich an einer paranoiden Schizophrenie und steht laufend in ambulanter fachärztlicher Behandlung. Allerdings war selbst diese Diagnose in der Krankenakte des PLK psychiatrischerseits nicht gesichert; die Frau ist überwiegend berufstätig; wir lernten sie nicht kennen.

Die Mutter des Vaters von Paar Nr. 8 hatte eine Schizophrenie, der Vater des Vaters vom selben Paar starb durch Suicid. Bei einem anderen PZ-Paar, das wegen Untersuchungsverweigerung des männlichen homosexuellen Partners nicht in unser Sample aufgenommen werden konnte, war die Mutter schizophren. — Übrigens gehören die 4 Zwillinge der beiden genannten Paare mit psychotischen Müttern keineswegs zu den besonders schwer neurotisch Gestörten. — Von den erwachsenen Geschwistern der Zwillinge war keines psychotisch. — Daß bei keinem Zwillingspartner unserer 32 erwachsenen neurotischen Indexpatienten auch nur entfernt der Verdacht auf eine Psychose bestand, sei hier noch einmal erwähnt; — besonders auch im Gegensatz zu den methodisch doch wohl zweifelhaften und sensationellen Mitteilungen von TIENARI [292].

Die Rate an Psychotikern unter den Eltern unserer Zwillinge entspricht somit etwa dem Mittelwert in der Bevölkerung.

Die Erfassung von *Debilität* bei den Eltern ist wohl erheblich unsicherer: Mindestens eine Mutter (Nr. 16), die wir persönlich kennenlernten, war sehr schwach intelligent, übereinstimmend mit ihren erwachsenen Zwillingstöchtern, deren IQ mit 68 und 61 im HAWIE gemessen wurde. Weitere vier Mütter waren deutlich unterbegabt. Angesichts der starken genetischen Determination intellektueller Funktionen [250] überrascht die überzufällig häufige Übereinstimmung zwischen Eltern und Zwillingskindern nicht. Jedoch fanden wir bezüglich intellektueller Begabungsschwäche keine besondere Häufung bei den Angehörigen unseres Samples im Vergleich mit der Gesamtpopulation. Das war auch nicht zu erwarten, da das Zwillingskollektiv selbst hinsichtlich des IQ nicht erheblich von der Gesamtpopulation abweicht und kein wesentlicher Zusammenhang zwischen Neurose und Schwachbegabung besteht.

Organische Nervenkrankheiten bei Eltern unserer Probanden wurden 4mal registriert: ein Vater starb an einer MS (Nr. 8), einer wurde wegen einer Hemiparese nach apoplektischem Insult vorzeitig berentet (Nr. 10), ein weiterer wegen eines Morbus Parkinson (Nr. 16). Die Mutter dieses Zwillingsvaters litt an derselben Krankheit. —

[123] Über die Eltern des Findelkind-Paares Nr. 39 wissen wir nichts, ebenso wie über den Vater des unehelich geborenen Paares Nr. 21; über die Paar 21-Mutter ist nur wenig bekannt. Die Wahrscheinlichkeit des Vorkommens von psychisch oder sozial devianten Personen gerade unter diesen 3 Unbekannten ist sicher etwas erhöht.

Eine Zwillingsmutter (Nr. 44) starb vermutlich an einem Hirntumor. Ein epileptisches Anfallsleiden wird von der Mutter des Vaters vom Paar Nr. 11 berichtet.

Über die *neurotische Morbidität der Eltern* ergab unsere Auszählung zusammenfassend folgendes: Bei 49 Müttern wurden insgesamt 44 neurotische Symptome erfaßt, bei 48 Vätern 21 Symptome. Die doppelt so hohe Symptomanzahl bei den Müttern ist u. E. ein diagnostisches Kunstprodukt. Es entstand durch 3 Umstände: (1) Wir haben wesentlich mehr Mütter als Väter persönlich kennengelernt, besonders bei den kindlichen Zwillingen; (2) mehr Väter als Mütter waren bereits tot und dadurch auch den Zwillingsprobanden selbst nicht mehr so bekannt; (3) über die Mütter und ggf. ihre neurotische Reaktionsweise in der Frühkindheit eines Zwillings erfährt und exploriert man Genaueres.

Sollte der Befund dennoch real sein und auch nicht einer überhaupt höheren Prävalenzrate neurotischer Symptomatik bei Frauen entsprechen (s. COOPER, zit. bei [262]), dann böte sich als Erklärung hier das Analogon zur Psychose an. Dort fand man ebenfalls mehr psychotische Mütter als psychotische Väter unter den Eltern der Psychotiker. Die plausibelste Erklärungshypothese liefert jedoch nicht die Genetik, sondern folgende Überlegung: Manifestationsalter und das bei Frauen frühere Heiratsalter überschneiden sich derart, daß mehr Frauen als Männer noch vor Ausbruch ihrer Psychose Partner finden und Kinder zeugen können [67].

In bemerkenswerter Übereinstimmung mit der Geschlechterverteilung bei den Zwillingsprobanden selbst (5.2.4.) finden sich die Symptome Nr. 60—80, charakterologische und Verhaltensstörungen, 17mal bei den Vätern, aber nur 11mal bei den Müttern vermerkt; das Schwergewicht der mütterlichen Symptommanifestationen liegt dagegen im psychoneurotischen und psychosomatischen Bereich: 33mal bei Müttern, dagegen nur 4mal bei den Vätern. — Auch die Häufigkeitskurve des Vorkommens der einzelnen Symptome in der Elternpopulation entspricht ungefähr der bei den Zwillingen selbst. Allerdings mit einer Ausnahme: Alkoholabusus ist bei den Eltern mit 6mal vermerkt und stellt damit fast 10% aller Elternsymptome. Bei den Zwillingen selbst entfallen nur 0,5% aller angegebenen Symptome auf dieses Fehlverhalten. Die Problematik dieser Prozentvergleiche wird jedoch deutlich bei Mitteilung der absoluten Zahlen: 6 alkoholische Eltern unter 100 und 3 alkoholische Zwillinge unter 64 Erwachsenen. Die scheinbaren Unterschiede schrumpfen so wieder zusammen. Auf eine Interpretation verzichten wir.

Von besonderem Interesse sind die *Symptomkonkordanzen* von einem Elternteil mit einem *Zwilling*. Insgesamt 21mal konnten wir solch ein Zusammentreffen beobachten, und zwar

4mal bei Depressionen,
je 3mal bei phobischen Zuständen und Kontaktstörungen/Fehlverhaltensweisen (Sympt. Nr. 77)
je 2mal bei Migräne, Alkoholabusus, neurotischer Hyperphagie sowie
in je 1 Fall von Suicidversuch, Fortlaufen, oraler Verwahrlosung, Enuresis und Herzsymptomatik.

Die 4 konkurrierenden Interpretationen für diese Übereinstimmung lauten:

1. hohe Penetranz bei erblichen Merkmalen;
2. psychogene Mechanismen wie Symptombildung durch neurotische Identifikation mit einem Elternteil, Symptomtradition, familiäre Gewohnheiten etc.;
3. zufällige Kombination; denn gerade die häufigsten Symptommanifestationen zeigen auch diese Eltern/Kind-Koppelung, und zwar betreffen sie offenbar auch die nichterblichen Symptome (Phobien, Herzneurosen etc.);
4. schließlich ist zu erwägen, ob vielleicht übereinstimmende Symptome häufiger erfaßt, erfragt, berichtet werden.

Da die Größen nicht echt kommensurabel sind, begnügen wir uns ohne weitere Diskussion mit ihrer Aufzählung.

Die Häufigkeit des Vorkommens von sozialen, neurotischen und anderen *Auffälligkeiten bei Geschwistern* wurde bereits (5.1.2.1.) erwähnt: 13mal bei insgesamt 61 Geschwistern. Die Erfassung aufgrund unserer Untersuchung ist hier vermutlich unvollständiger als bei den Eltern, stehen doch viele Erwachsene nur noch in lockerem Kontakt mit ihren Geschwistern; auch ist deren spätere neurotische Entwicklung weniger entscheidend für die Neurosepathogenese unserer Zwillingsprobanden und wird deshalb nicht so genau erfragt wie die Persönlichkeitsentwicklung der Zwillingseltern. — Im übrigen stützt die bloße Information über eine erhöhte neurotische Morbidität bei Geschwistern ebenso die Erb- wie die Umwelthypothese. —

7. Zusammenfassung und Diskussion

KAPITEL 1: Die vorliegende Untersuchung soll zur Erforschung der Ätiologie von Neurosen beitragen. *Ihre Fragestellung* lautet, den Einfluß von Erbdeterminanten und Umweltfaktoren bei der Entstehung von Neurosen zu eruieren. Das Forschungsziel wird durch die tiefenpsychologische Diagnostik neurotischer Zwillinge erarbeitet. Das Patientengut einer seit mehreren Jahrzehnten in Diagnostik und Therapie psychoanalytisch-psychotherapeutisch tätigen Großstadtpoliklinik bietet dafür die empirische Grundlage.

KAPITEL 2: Eine umfassende Erörterung der *Problematik psychologischer Zwillingsuntersuchungen* erfordert zuerst die Beschreibung der verschiedenen *Zwillingsmethoden* sowie ihrer unterschiedlichen Zielsetzung und wissenschaftlichen Aussagekraft. Die *statistische, biologische* und *psychologische* Sonderstellung des Zwillings gegenüber einem Einling ist zu berücksichtigen, wenn man ein Sample gewinnt, Schlußfolgerungen auf Einlinge generalisierend erweitert und die psychopathologischen Forschungsresultate interpretiert.

Eine gelegentlich allzu naive Anwendung der Zwillingsmethode in den letzten Jahrzehnten schadete ihrem Ruf. Umgekehrt nährt neuerdings aber auch ein verbreitetes antibiologisches Vorurteil oft die überspitzte Kritik an ihr. Wir meinen, daß man auf die Zwillingsmethodik als Forschungsinstrument nicht verzichten kann, weil sie durch kein gleichwertiges anderes ersetzbar ist. Vielmehr erweist sie sich bei Befolgung bestimmter methodischer Grundsätze auch heute noch als brauchbar.

KAPITEL 3: Die *Literaturübersicht* zu unserem Thema führt zahlreiche empirische Untersuchungen auf, deren Ergebnisse sich jedoch teilweise widersprechen. Fundamentale Mängel in der Neurosendiagnostik sowie bei der Gewinnung der Untersuchungsstichproben kennzeichnen die vorliegenden Arbeiten. Keine der zitierten Zwillingsstudien geht von einem umfangreicheren Patientengut einer neurosenpsychologisch-psychotherapeutisch arbeitenden Klinik oder Poliklinik aus, die über eine zugriffbereite Befunddokumentation verfügt. Der Untersuchungsansatz unserer Arbeit ist in vielerlei Hinsicht grundlegend neu.

KAPITEL 4: Die von uns angewandte *Methode* setzt ein *neurosentheoretisches Konzept* voraus: Unser *Neurosebegriff* umfaßt die psychoneurotischen ebenso wie die psychosomatischen und charakterneurotischen Manifestationen. — Eine *Neurosendiagnose* per exclusionem erachten wir nicht als ausreichend. Die positive Diagnostik erfordert den Nachweis der von der Psychoanalyse erarbeiteten Kriterien: Frühkindliche Schädigung, Entwicklung einer prämorbiden neurotischen Persönlichkeitsstruktur sowie das Vorliegen einer neurotischen Symptomatik, die in einer auslösenden Versuchungs-/Versagungssituation entstanden ist. — Entsprechend der Neurosendefinition war es nötig, bei der Erstellung eines differenzierten *Symptomenkatalogs* den Symptombegriff ziemlich weit zu fassen, um auch Verhaltensdeviationen miteinzuschließen. — Wir betrachten die Grenze zwischen gesund und neurotisch als *kontinuierlich* und halten daher eine Alternativklassifikation der Probanden in neurotisch/nichtneurotisch für inadäquat. Damit entfällt auch eine Einstufung der Zwillingspaare nach dem Konkordanz/Diskordanz-Schema. Um die Zwillinge dennoch miteinander vergleichen zu können, entwarfen wir ein quantifizierendes Modell für die neurotische Gestörtheit mit Hilfe einer Skalierung der Neurosenschwere. Hierzu wurde der Leidens- und Beeinträchtigungsgrad eines Probanden durch seine neurotische Symptomatik in vier Bereichen (körperlich, psychisch, sozialkommunikativ, vital) für jeden einzelnen Menschen gewichtet und zu einem Neuroseschwerewert zusammengefaßt. Dieser kann von 0 Punkten beim völlig Gesunden bis zu 24 Punkten beim extrem schwerstgestörten Neurotiker variieren. Das Verfahren ermöglicht die Errechnung der Intrapaardifferenz und damit einen sinnvollen Vergleich. — Wir gewichteten die neurotische Beeinträchtigung *kumulativ,* über den gesamten bisherigen Lebensabschnitt hinweg, um die Abhängigkeit der Beurteilung vom vielleicht therapiebedingten augenblicklichen Zustand auszuschließen.

Die *Gewinnung unseres Samples* hatte den Anforderungen nach *Repräsentativität* und nach *Auslesefreiheit* der Serie zu genügen. Möglichst sollte auch das Manifestationsalter erreicht sein. Wir ermittelten die Zwillinge aus 2 Untersuchungsdekaden (1. 1. 1950—31. 12. 1969) mit einem *Grundgesamt* von 26 799 Patienten. 19 900 Erwachsene und 6899 Kinder waren mit tiefenpsychologischer Technik diagnostisch abgeklärt. Dieses Ausgangskollektiv dürfte annähernd repräsentativ sein für den Neurotiker, der heute und hier ambulant ärztlich-psychologische Hilfe sucht. Auch bei einem Vergleich mit der Gesamtbevölkerung besteht in wichtigen Parametern Übereinstimmung. Die Altersstruktur folgt etwa der Neuroseincidenz. Nach den methodischen Ansprüchen der Humangenetik handelt es sich bei unserem Sample jedoch nur um eine „begrenzt repräsentative Serie“. „Begrenzt“ deshalb, weil wir von Merkmalsträgern als Grundgesamt ausgegangen sind, von neurotischen Patienten aus einer Behandlungsinstitution, und nicht von der „gesunden“ Durchschnittspopulation. — Es galt, jegliche Vorauslese nach Interessantheit, nach Konkordanz/Diskordanz oder hinsichtlich der Neurosenschwere oder der Neurosentypen strikt zu vermeiden. Aus diesem Grunde beschränkten wir uns auch ausdrücklich auf Zwillinge, die dem genannten Grundgesamt der Poliklinik entstammen. Andere Paare zogen wir nicht heran. — 260 Mehrlingsgeborene fanden sich nach Aktendurchsicht (= 240 Paare). Voraussetzung für die *Aufnahme* in unsere *Untersuchungsstichprobe* war das Vorliegen einer Neurose. Dadurch entfielen 10% sog. Irrläufer: Das sind Debile, psychotisch oder primär-organisch Erkrankte etc. Ferner mußten beide Partner noch am Leben und auch persönlich erreichbar, d. h. noch in Berlin wohnhaft sein. 159 Primärindexfälle schieden auf diese Weise aus; weitere wurden mit Erreichen der gesetzten Stichprobengröße vorläufig zurückgestellt. Methodisch besonders wichtig ist, daß uns von den in Frage kommenden 81 Paaren nur 7 (= 8,6%) durch Weigerung eines der beiden Partner entgingen. Diese außerordentlich befriedigend hohe Quote von Probanden, die in eine persönliche Untersuchung einwilligten, ist das Resultat zeitaufwendiger Bemühungen, breiter Erfahrung im Umgang mit dieser Patientengruppe und vernünftiger Rücksichtnahmen auf die „Versuchspersonen“ bei der Auswahl des diagnostischen Instrumentars.

Tiefenpsychologische Untersuchungstechnik: Alle 50 Indexzwillingspatienten und ihre 50 Zwillingspartner wurden im Rahmen dieses Forschungsprogrammes persönlich vom Verf. untersucht. Informationen aus Akten, medizinisch-psychologische Befundberichte und Auskünfte Dritter zogen wir, soweit möglich, heran. Sie ersetzten aber in keinem Falle eine direkte und ausführliche Diagnostik. Alle 100 Probanden wurden in wiederholten mehrstündigen Gesprächen untersucht. Eine gründliche Erfassung des neurotischen Krankheitsbildes in Symptomatik und Genese galt uns als Minimalziel, ein psychoanalytisches Interview als Optimum. Die Motivation, der aktuelle Leidensdruck und auch der Differenziertheitsgrad der Klienten war unterschiedlich. Die psychoanalytische Explorationstechnik mußte deshalb gelegentlich etwas modifiziert werden. — Bei allen Kindern und vielen erwachsenen Zwillingen sprach der Verfasser zur Objektivierung der Anamnese auch ausführlich mit den Müttern. Die tiefenpsychologische Diagnostik ergänzten wir bei den Kindern durch projektive Testverfahren (Scenotest und freie Zeichnung) und gaben einen standardisierten Intelligenztest (HAWIK, bei Jüngeren Binet-Kramer). Auch diejenigen erwachsenen Zwillinge, bei denen eine unterdurchschnittliche Intelligenz zu vermuten war, prüften wir mit einem Intelligenztestverfahren (IST, HAWIE oder mindestens Raven). Eine Serie von psychoanalytischen Standardtestfragen stellten wir fast allen Probanden: 3 illusionäre Wünsche, Lotto/Toto-Wunsch, Tieridentifikation, Deckerinnerung, Traum. — Die vorerst sparsame Anwendung psychologischer Tests sollte das Risiko eines vorzeitigen Untersuchungsabbruches durch die zeitlich überforderten Zwillinge vermindern. — Die humangenetisch/anthropologische *Eiigkeitsdiagnostik* wurde jeweils erst nach Abschluß der psychologischen Untersuchung durchgeführt und lag in Händen von P. E. Becker/Göttingen.

Neben der ausführlichen Klartext*dokumentation* legten wir je einen zwölfseitigen *Untersuchungsbogen* an. Er enthält zwecks Übertragung auf Lochkarten möglichst viele der quantifizierbaren und „harten“ Daten über den Patienten. Der Entwurf dieses Bogens und der entsprechenden Schlüsselverzeichnisse ist eine Gemeinschaftsleistung des Teams. Umfangreiche Fehlerprüfprogramme dokumentationstechnischer Art gingen der eigentlichen *elektronisch-maschinellen Datenauswertung* voran. G. Wagner/Heidelberg beriet unser Team von Anbeginn auf diesem Sektor. Bei der EDV-gerechten Formulierung unserer Fragen und in der Technik half uns C. O. Köhler.

Die meisten Zwillingspaare verfolgen wir kontinuierlich in Longitudinalstudien. Die längsten Zwillingskatamnesen des Autors selbst umfassen einen Beobachtungszeitraum von 12 Jahren, der Durchschnitt liegt bei etwa 5 Jahren.

KAPITEL 5: Die in diesem Kapitel mitgeteilten *Befunde* beschränken sich auf die im Untersuchungsbogen dokumentierten und auf Lochkarten übertragenen Informationen: Die Daten zur Person und zur Sozialstruktur des Samples; die erfaßbaren Angaben zur Kindheitsentwicklung in ihren neuroserelevanten Ausschnitten; den Überblick über die neurotische Morbidität des Samples und ihre Inter-Korrelation.

Das *Untersuchungsgut* besteht aus 21 EZ-Paaren, 16 gleichgeschlechtigen ZZ-Paaren und 13 PZ-Paaren. Von den 100 Probanden sind 64 Erwachsene und 36 Kinder oder Jugendliche.

Das leichte Überwiegen der EZ gegenüber den gg ZZ im Vergleich zum Erwartungswert dürfte zufallsbedingt sein; die erwachsenen Paarzwillinge sind unterrepräsentiert, weil wir sie anfangs absichtlich zurückstellten. Die Chance der Kinder, in unsere Stichprobe zu geraten, war relativ etwas erhöht, weil sie häufiger als die erwachsenen Zwillinge noch miteinander zusammenleben. Erwachsene Pärchenzwillinge, die man sonst bei Zwillingsuntersuchungen wegen des störenden und unberechenbaren Geschlechtsfaktors gelegentlich eliminiert, nahmen wir zur Erweiterung der Serie schließlich doch noch auf. Die Möglichkeit des Vergleiches der gg ZZ mit den PZ erwies sich dann bei der Auswertung gerade als besonders wichtig im Hinblick auf eine an der Zwillingsmethode oft geübte Kritik.

Das zusammengestellte Datenmaterial erörtern wir auch unter dem Blickwinkel der Repräsentativität unseres Samples. Die Verteilungen der Altersgruppen und der beiden Geschlechter entsprechen den epidemiologisch bekannten Verhältnissen. Die Einkommenshöhe, die Altersrelationen der Ehepartner, die Konfessionszugehörigkeit der Probanden, ihr Schulabschluß sowie Berufskategorien und andere weitere das Sample charakterisierende Personal- und Sozialdaten werden beschrieben und mit der Gesamtpopulation verglichen. — Schon die Zuweisung von Probanden in eine psychotherapeutische Institution unterliegt oft einer Selektion und führt zu einer einseitigen Auslese bestimmter Bildungs-, Berufs- und Religionsgruppen. Im Gegensatz dazu repräsentiert unser neurotisches Grundgesamt in diesen Variablen ziemlich genau die Stammpopulation. — In einigen weiteren dokumentierten Personaldaten unterscheidet sich jedoch unser Sample von der Gesamtbevölkerung deutlich und wird damit als neurotisch charakterisiert: Der Familienstand läßt überzufällig viele Ledige erkennen; die Kinderzahl der erwachsenen Probanden liegt auffällig niedrig; auch in den Besitzverhältnissen und der Art der partnerschaftlichen Kommunikation zeigen sich Abweichungen.

Unser Befundmaterial enthält weiterhin Angaben über das *perinatale Schicksal* und die weitere *Entwicklung der Probanden* in den ersten Lebensjahren: Die biologisch-statomotorischen Reifungsschritte und die frühkindliche Familiensituation sind dokumentiert. Das — im Vergleich zu Einlingen — niedrigere Geburtsgewicht, die wesentlich häufigeren Geburtskomplikationen und die speziellen emotionalen Reaktionen der enttäuschten Eltern auf die Schwangerschaft und die Zwillingsgeburt werden diskutiert. Hervorzuheben ist in diesem Zusammenhang unser Ergebnis, daß der biologischen perinatalen Sonderstellung der Zwillinge offenbar *keine* neurosenpathogene Bedeutung zukommt.

Das ergibt sich bereits aus der Tatsache, daß in dem Grundgesamt von fast 27 000 Patienten nicht mehr Zwillinge gefunden wurden als zu erwarten waren. Auch wird damit zugleich der neurosentheoretischen Annahme empirisch begegnet, die spezielle sozialpsychologische Konstellation der Zwillinge sei als solche neurotisierend. — Das gleiche gilt für die relativen Anteile der drei Arten von Zwillingen — EZ, gg ZZ, PZ — in dem neurotischen Grundgesamt: sie entsprechen dem Erwartungswert. Diese beiden wesentlichen Tatbestände wurden von uns erstmalig an einem größeren neurotischen Patientengrundgesamt nachgewiesen.

Bei der Beschreibung der *Neurosemorbidität* des Samples wandten wir 3 Verfahren an: die Neurosenschwereskalierung, die Symptomklassifikation und die Neurosenstrukturdiagnostik. Trotz der relativ kleinen Probandenzahl verläuft die Kurve ihrer *Neurosenschwere* annähernd normalverteilt (s. S. 76). Das wäre für ein multifaktorielles Geschehen auch zu erwarten gewesen. Gesonderte Frequenztabellen für die Indexpatienten und die Partnerfälle zeigen analoge Verteilungsmuster, jedoch mit höheren Mittelwerten bei der erstgenannten Gruppe. Dasselbe trifft für die drei Subskalen der körperlichen, der psychischen und der sozialkommunikativen Beeinträchtigung zu. Lediglich die Subskala für die vitale Gefährdung nimmt eine Sonderstellung ein. Wegen ihres insgesamt geringen Gewichtes beeinträchtigt diese Ausnahme jedoch die Symmetrie der Gesamtkurve nicht nennenswert. Die Brauchbarkeit des angewandten Neurosenschwerescore ist somit erwiesen und seine weitere Verwendung bei Unterschiedsprüfungen befriedigend gerechtfertigt. — Als zweites Kriterium für das Vorliegen einer Neurose gilt die *Symptomatik*. Sie mußte kumulativ erfaßt werden, d. h. über den gesamten bisherigen Lebensablauf hin, wegen der Heterogenität des Probandengutes: behandelte und unbehandelte Neurotiker, Patienten mit aktuellem Leidensdruck und solche aus früherer Zeit sowie Zwillingspartner, die gar nicht als Patienten das Behandlungsinstitut aufgesucht hatten. Die Häufigkeit des Vorkommens der verschiedenen Symptomengruppen und der Einzelsymptome in unserer Serie wird beschrieben (5.1.3.2. und 8.2.).

Als drittes Neurosenkennzeichen diente die *Neurosenstrukturdiagnose*. Wie üblich stoßen allerdings auch wir hierbei auf die Schwierigkeiten des häufigen Vorkommens von Mischstrukturen und die Unmöglichkeit, sich bei jüngeren Kindern zwanglos auf eine Strukturdiagnose festzulegen. — Bei der Beurteilung der Neurotizität eines Probanden berücksichtigen wir schließlich auch noch die Reaktion auf bestimmte projektive Testfragen. Diese Befunde werteten wir jedoch nur gelegentlich EDV-technisch aus.

Die beiden Parameter *Neurosenschwere* und *Anzahl der Symptome korrelieren* miteinander hochsignifikant positiv: $r = 0{,}756$. Das weist auf einen engen Zusammenhang hin, zeigt jedoch auch, daß unsere Neurosenschweregewichtung nicht einfach durch eine Auszählung eruierter Symptome zu ersetzen ist. — Wir fanden, daß die zwangsneurotisch strukturierten Probanden signifikant leichter neurotisch sind als die mit anderen Neurosenstrukturen. — Statistisch signifikant sind auch zahlreiche weitere Zusammenhänge zwischen Neurosenschwere sowie der Symptomzahl eines Probanden einerseits — und seinem neurotischen Verhalten bezüglich des Besitzes, seinem Berufserfolg, seiner sozialen Stellung, seiner pathologisch auffälligen Reaktion bei den Testfragen sowie seiner Deckerinnerung andererseits. Diese früheste Erinnerung weist bei den schwerer neurotisch Kranken ein Überwiegen pessimistisch-unerfreulicher Inhalte auf.

Wir haben die *Indexpatienten* mit ihren *Zwillingspartnern* über viele Variablen verglichen. Dabei zeigte sich mit hoher statistischer Signifikanz, daß die Indexpatienten im Durchschnitt schwerer neurotisch waren, mehr Symptome angaben, sich durch neurotische Partnerlosigkeit oder pathognomonische Partnerwahlen sowie eine deutlich häufiger neurotische Reaktion auf die Testfragen auszeichneten. Während der Kindheit waren die Indexpatienten stiller als ihre Zwillingspartner und in ihrer soziodynamischen Rollenbeziehung innerhalb der Zwillingsdyade in der Kindheit häufiger die Untergeordneten.

Hingegen hat das höhere/niedrigere Geburtsgewicht keinen Einfluß darauf, ob ein Proband später zum Indexpatienten wird oder gesünderer Nichtpatient-Partner bleibt. Auch ist es ausdrücklich nicht vom Geburtsgewicht abhängig, wer später in der Zwillingspaarbeziehung die dominierende Rolle übernimmt. Die These eines perinatal erworbenen Hirnschadens als Ursache für eine jeweils größere Neurotizität wird auch durch die gefundene Geburtsrangfolge widerlegt: Die Zweitgeborenen sind nicht nur nicht gehäuft Patienten; vielmehr finden sich sogar unter den Indexpatienten statistisch signifikant häufiger die Erstgeborenen.

Wir wollen jedoch dieses Faktum nicht in umgekehrter Richtung überinterpretieren, da wir einen Zufallsbefund durchaus für möglich halten. Uns lag vor allem an einer Widerlegung der Geburtstrauma-Hirnschadenhypothese als methodischer Störquelle. Die so zum Indexfall gewordenen Erstgeborenen zeichnen sich übrigens nicht durch eine besonders schwere Neurose aus. Das spricht wiederum gegen die These einer besonderen psychischen Dauertraumatisierung durch eine pathogene Überbelastung via Verantwortung des in Vorzugsstellung erstplazierten Zwillings.

Geschlechtsunterschiede: Wir sahen ein signifikantes Überwiegen der männlichen Probanden mit charakterologischen Symptomen, während die psychischen und somatischen Symptombildungen bei der weiblichen Stichprobe häufiger sind. Die weiblichen Probanden zeigen insgesamt etwas mehr Symptome, was mit der Altersstruktur unserer Patienten zusammenhängen dürfte. — Für die männlichen Probanden ist signifikant häufiger ein gestörter Verlauf der Schwangerschaft ihrer Mütter angegeben; überraschend wurde bei ihnen die Schwangerschaft signifikant öfter von den Müttern nachträglich als erwünscht bezeichnet. Dieses Phänomen ist wahrscheinlich nur psychologisch zu erklären: Mit einer emotional gesteuerten Fehlerinnerung, einer nachträglich verfälschten Beurteilung bezüglich der früheren Gefühlsreaktionen im Zusammenhang mit Geburt und Geschlecht der Zwillinge. — Schließlich läßt sich auch in unserem Material die von der Entwicklungspsychologie her bekannte geschlechtsspezifische Verzögerung des Sprechbeginnes bei Jungen aufweisen.

In einer Gegenüberstellung der *Erwachsenen* und der *Kinder* registrierten wir mehr Symptome bei den Erwachsenen (signif.), was schon in Anbetracht unseres kumulativen Erfassungsmodus nicht überrascht.

KAPITEL 6: Um häufigen Mißverständnissen vorzubeugen, möchte der Verfasser an dieser Stelle betonen, daß es nicht seine Intention war, um jeden Preis „die“ Erblichkeit „der Neurosen“ zu belegen. Ebensowenig sind wir allerdings auch bestrebt gewesen, zur Unterstützung einer Umwelttheorie jegliche Erbeinflüsse zu widerlegen. Es hat den Anschein, als ob viele humangenetisch interessierte Forscher sich vorschnell zufrieden geben, wenn sie für ein Krankheitsbild Erblichkeit nachgewiesen haben. Umgekehrt zeigen Umwelttheoretiker — besonders aus dem sozialpsychologischen Bereich — oftmals eine geradezu phobische Abwehrhaltung gegenüber jeder möglichen Erbhypothese. Emotional bestimmte Kontroversen werden besonders bei solchen psychopathologischen Manifestationen deutlich, die ganz offensichtlich nicht ausschließlich erblich determiniert sind, wo aber auch den Umwelteinflüssen in Genese und Therapie Grenzen gesetzt sind. — Uns lag daran, die einmalig günstige Gelegenheit zu benutzen, ein umfangreiches kasuistisches Zwillingsmaterial empiriebezogen, vorurteilslos und nach beiden Seiten hin kritisch zu untersuchen.

Um die folgenden Resultate zur *Erblichkeitsfragestellung* (Kap. 6.1.) vor Mißdeutungen zu schützen, sei noch einmal auf 3 Prämissen hingewiesen: 1. Unter „erblich“ wird hier nicht irgendeine allgemein-menschliche Disposition zur Neurose verstanden, sondern die Frage, ob oder inwieweit an der tatsächlich vorkommenden *Varianz* der phänotypisch manifestierten Neurosen Erbfaktoren mitbeteiligt sind. — 2. Alle Aussagen aus Zwillingsuntersuchungen über Erb- und Umwelteinflüsse können sich nur auf die *Population* beziehen, aus der das Sample gewonnen worden ist, also nur auf die hiesige und heutige Bevölkerung. — 3. Für den Fall des Nachweises der Erblichkeit einer Störung ist damit weder über das Gewicht von Erbfaktoren, also ihren relativen *quantitativen Anteil* im Vergleich zu den Umweltfaktoren etwas gesagt, noch spricht erwiesene Erblichkeit prinzipiell gegen Therapierbarkeit.

Ergebnisse mit Hilfe des *Intrapaardifferenzenvergleiches* der Neurosenschwere: Die mittlere Intrapaardifferenz aller EZ-Paare beträgt 3,809 Skalenpunkte, die aller ZZ-Paare 5,00 Punkte. Dieser Unterschied liegt außerhalb der Zufallsstreuung (U-

Test, Signifikanzniveau 3%). Die EZ und ZZ unterscheiden sich also statistisch signifikant hinsichtlich des beurteilten Merkmales und wir folgern, daß die interindividuelle Varianz neurotischer Beeinträchtigung und Krankheitsmanifestation, wie wir sie mit Hilfe des Neurosenschwerescore erfaßten und beschrieben, auch erblich determiniert ist. — Dabei verdient das Wort „auch" im Sinne einer Konditionalität hervorgehoben zu werden. — In den ZZ sind die PZ enthalten. Die Intrapaardifferenz dieser PZ-Paare liegt im Durchschnitt sogar noch unter der für alle ZZ. Ein geschlechts-chromosomal gekoppelter Faktor als methodische Fehlerquelle kann also nicht ausschlaggebend für die größere Intrapaardifferenz der ZZ gewesen sein.

Eine Mitwirkung erblicher Faktoren bei der Entstehung neurotischer Erkrankungen folgt auch aus den kumulativ registrierten neurotischen *Symptommanifestationen:* 657 neurotische Symptome verteilen sich auf die 21 EZ- und die 29 ZZ-Paare in einer Vierfeldertabelle so, daß 32,76% der Symptome bei den EZ konkordant auftreten, aber nur 16,7% bei den ZZ. Der Unterschied dieser beiden Gruppen ist statistisch sehr hoch signifikant. Wir sehen deshalb für die Manifestation neurotischer Symptomatik ebenfalls eine erbliche Komponente als erwiesen an.

Dieses Ergebnis gilt bei getrennter Berechnung sowohl für die Erwachsenenstichprobe wie für die Kinder, für die männliche Stichprobe ebenso wie für die weibliche. Auffälligerweise liegen die Konkordanzraten der Kinder-EZ noch deutlich höher. — Wichtig ist auch hier eine Gegenüberstellung der gg ZZ und der PZ: Die Konkordanzrate der erstgenannten beträgt 17,2%, die der PZ 16,2%. Auch hieraus folgern wir, daß dem Geschlechtsfaktor keine nennenswerte spezifische Bedeutung als methodischer Störvariable zukommt. Im Gegenteil spricht dieses Ergebnis sogar ausdrücklich gegen die Kritiker der Zwillingsmethode. Nach ihrer Auffassung hätte man erwarten müssen, daß die Folgen unterschiedlicher emotionaler und pädagogischer Einflüsse auf die Partner eines Paares gerade bei verschiedenem Geschlecht besonders folgenschwer und diskordanzfördernd hätten sein müssen. Das war jedoch nicht der Fall. — Ein methodenkritischer Einwand verdient noch Berücksichtigung: Eine Konsequenz der kumulativen Symptomerfassung ist, daß mehrere (vielleicht) korrelierende Daten von einer Person in einer Vierfelder-Tabelle auftauchen. Wir stellten deshalb eine Konkordanz/Diskordanz-Tabelle ausschließlich nur für das jeweilige Leitsymptom des Indexprobanden auf. Auch hier ergab sich eine höhere Konkordanzrate der EZ (52,4%) gegenüber den ZZ (13,8%) (Fisher-Yates 1 α $p<0{,}01$. Sehr signifikant).

Da unsere Serie nicht aus einer gesunden Normalpopulation gewonnen ist, verbietet sich gemäß den Forderungen im Kap. 2 streng genommen eine Berechnung der *Manifestationswahrscheinlichkeit.* Es sei jedoch angemerkt, daß die Manifestationswahrscheinlichkeit in solch einer Formel [300] nicht etwa der Konkordanzrate der EZ entspricht, sondern ihrer Quadratwurzel. Entsprechend der Konkordanzrate für die kumulative Symptomatik bei den EZ (fast 33%) würde sich etwa eine Manifestationswahrscheinlichkeit von $p = 0{,}49$ errechnen; für die Konkordanzraten lediglich des Leitsymptoms läge sie noch höher: bei $p = 0{,}68$. Da es sich aber bei unserem Ausgangsmaterial um Patienten einer Institution handelt, sind diese Zahlen fiktiv.

Eine Aufdifferenzierung nach *einzelnen neurotischen Symptomen* erbringt den statistisch gesicherten Nachweis für die Beteiligung von Erbeinflüssen bei *neurotisch depressiven Symptomen* und bestimmten *Kontakt- und Verhaltensauffälligkeiten,* die der schizoiden Struktur nahestehen. Für weitere einzelne Symptome unseres Kataloges waren wegen ihrer kleinen Zahl Erbeinflüsse nicht aufzuweisen. — Faßt man jedoch psychodynamisch und klassifikatorisch ähnliche Symptome zu Symptomenclustern zusammen, so ergibt sich — ebenfalls statistisch gesichert — Erblichkeit auch für folgende *Symptomengruppen:* 1. *Depressive Störungen* im erweiterten Sinne (einschließlich

Suicidgedanken, Insuffizienzgefühl und hypochondrische Züge); 2. *orales Fehlverhalten* (einschließend Nägelknabbern, Alkohol- und Nicotinabusus, Süchte, orale Verwahrlosung, Daumenlutschen, regressive Verhaltensstörung); 3. *aggressives Fehlverhalten* (aggressive Verwahrlosung, Erziehungsschwierigkeiten mit aggressivem Einschlag und ungesteuerte Wutausbrüche). — Aufgrund des Zahlenmaterials ließ sich nur mit einer gewissen Wahrscheinlichkeit eine Tendenz in Richtung Erblichkeit zeigen für die Symptomengruppen der Schul- und Berufsschwierigkeiten; der Schlafstörung; der Enuresis. Sehr fraglich und nur geringfügig schien diese Tendenz bei der Gruppe der Zwangssymptome; der Ängste/Phobien; der Magen-Darm-Symptome. Offensichtlich überhaupt keine erblichen Einflüsse fanden wir bei den Verteilungsmustern für die folgenden Symptomengruppen: funktionelle orale Symptome; Hautmanifestationen; neurotische Herz-Kreislaufsymptome; Kopfschmerzen; motorische Störung; funktionelle sexuell-genitale Störungen.

Auch an der Ausbildung der *neurotischen Charakterstruktur* sind mit statistischer Signifikanz erbliche Faktoren beteiligt. Das spricht für die Annahme S. FREUDS, daß die jeweils individuell bevorzugte Wahl bestimmter Abwehrmechanismen teilweise „konstitutionell“ verankert ist.

Die statistisch gesicherten Zahlenwerte und Ergebnisse werden durch Mitteilung ausgewählter *Kasuistik* illustriert. Diese ist beispielhaft zusammengetellt unter dem Gesichtspunkt besonders konkordanter EZ- und auffällig diskordanter ggZZ- und PZ-Paare. Sie soll nichts beweisen.

Zur Beantwortung der Frage nach den relevanten neurosepathogenen *Umweltfaktoren* (6.2.) wählten wir 2 Ansätze, einen statistischen und einen einzelkasuistischen: 1. Für den ersten werteten wir das auf Lochkarten dokumentierte Datenmaterial EDV-technisch aus, und zwar ohne Rücksicht auf die Zwillingskategorie, der die einzelnen Probanden angehören. Wir prüften vielmehr jeweils zwei Variablen gegeneinander und verglichen die Verteilung mit non-parametrischen Methoden (Chi-Quadrat- oder Fisher-Yates-Test) oder mit korrelationsstatistischen Verfahren. 2. Anhand geeigneter Einzelkasuistik führten wir Diskordanzanalysen durch, insbesondere bei den EZ, um hier heuristische Hypothesen über mögliche neurosenpathogene intrafamiliäre Umwelteinflüsse zu entwickeln.

Für die Beurteilung unserer Ergebnisse zu Punkt 1 ist ein Hinweis auf die Methodik und folgende Überlegung wichtig: Die Umweltvarianz innerhalb der Klientel ist sicher geringer als in der Gesamtpopulation. Setzt man nämlich voraus, daß Neurosen ätio-pathogenetisch wenigstens teilweise mit der frühkindlichen Umwelt zusammenhängen, dann folgt daraus, daß die erfaßten frühkindlichen Umwelten unserer 100 Probanden eine einseitige neurosenpathogene Auslese darstellen müßten. Während man nun bei den üblichen Designs mit Kontrollgruppen den Symptomträgern eine Vergleichsgruppe Gesunder gegenübergestellt hätte, konnte in unserer Versuchsanordnung nur der (in demselben Milieu aufgewachsene!) Co-Twin als Kontrollperson dienen. Solche Indexpatient/Partner-Vergleiche, die auf in*tra*paarige Umweltvarianz abheben, wandten wir deshalb nur gelegentlich an. Wegen der Samplingtechnik aus einem Krankengut ist jedoch wie gesagt auch die in*ter*paarige Varianz begrenzt, so daß wir bei den von uns durchgeführten Split-half/Extremgruppenvergleichen weniger neurotisierende Umweltfaktoren statistisch nachweisen können als tatsächlich vorkommen. Demnach haben die effektiv gefundenen neuroserelevanten Umwelteinflüsse besonderes Gewicht. Der umgekehrte Schluß wäre jedoch falsch, daß die neurosenpathogenetische Bedeutung für die anderen (statistisch nicht signifikanten) Umweltfaktoren etwa widerlegt wäre.

Wir untersuchten (a) pauschal die Korrelation zwischen frühkindlicher Belastung und späterer Neurose; überprüften (b) die Wirkung einzelner herausgehobener frühkindlicher Entwicklungsfaktoren auf die Neurose; erforschten (c) die Beeinträchtigung spezieller psychischer Funktionen durch besondere frühkindliche Einflüsse sowie (d) durch die weitere Peristase zwischen dem 7. und 21. Lebensjahr und betrachteten schließlich (e), inwieweit bestimmte frühkindliche Bedingungen oder Entwicklungen mit anderen korrelativ zusammenhängen. Die Richtung eines festgestellten Wirkungszusammenhanges muß in dem zuletzt genannten Fall nicht transparent werden.

Die erste Fragestellung machen wir beantwortbar, indem die Umweltbelastung während der frühkindlichen Entwicklung gewichtet und einer Skalierung der beeinflußten Größe, der Neurosenschwere, zugeordnet wird. Diese Skalierung der Neurosenschwere schilderten wir bereits bei der Methodik. Die Gewichtung der Umweltbelastung ist in 4 Stufen untergliedert, die sich im wesentlichen nach überprüfbaren objektiven „harten" Daten richten. Diese repräsentieren gleichzeitig die psychologische Bedeutung frühkindlicher Objektbeziehungen: Der Belastungsgrad orientiert sich vor allem an dem Fehlen wichtiger frühkindlicher Beziehungs- und Pflegepersonen und den Gründen dafür.

Fehlte z. B. ein Vater „unverschuldet", passager durch Kriegsumstände, so galt das als leichte zusätzliche Belastung; entfiel er dagegen durch Scheidung oder Tod, so stuften wir das als mittlere Belastung ein. Der Ausfall der Mutter durch Krankheit, Berufstätigkeit oder charakterologisch begründete Vernachlässigung wurde entsprechend gewichtet. Das Fehlen beider Eltern und ihr Ersatz durch eine Heimpflege galt als schwer belastend. Auch das partnerschaftliche Verhalten der Eltern in der frühen Kindheit des Patienten mit den entsprechenden Konsequenzen für die Kinder wurde in die Beurteilung mit einbezogen, ebenso die grundsätzliche emotionale Einstellung der Eltern zu den Zwillingen, soweit dafür deutliche Anhalte gegeben waren.

Da prinzipiell auch biologisch-perinatale Komplikationen als neurosepathogene Umweltfaktoren oder als methodische Störvariable bei der Zwillingsuntersuchung in Betracht kommen, gingen wir auch dieser Frage durch statistische Vergleiche nach. Das Ergebnis: Geburtsgewicht, Frühgeburtenrate, Geburtskomplikationen, Geburtsrangfolge sind als neurosepathogene Komponenten oder als methodische Störvariable irrelevant — jedenfalls bei unserem Probandengut. (Lediglich auf den Einschulungstermin hatten die genannten Faktoren nachweisbar Einfluß. Das ist z. T. der zwillingsspezifischen — meist aufholbaren — Entwicklungsverzögerung zuzuschreiben.)

Ergebnis: Die frühkindlich stärker belasteten Probanden sind (statistisch signifikant) im Durchschnitt schwerer neurotisch, was für einen pathogenen Einfluß der erfaßten, gewichteten Belastungsfaktoren spricht. Die maßgeblichen neurosepathogenen Umwelteinflüsse — Manifestationsbedingungen im Sinne der Humangenetik — treffen den Menschen im Alter zwischen 0 und 6 Jahren. Ihre Auswirkung ist nicht nur an der späteren Neurosenschwere ablesbar, sondern auch an der Zahl neurotischer Symptome und an der Prägung der neurotischen Charakterstruktur.

Die einzelnen psychosozialen neurosepathogenen Faktoren aus den ersten Lebensjahren sind in ihrem Stellenwert diskutiert und in einer Übersichtsdarstellung (S. 135 ff) aufgezählt. — Eine Synopsis läßt im wesentlichen *drei Gruppen belastender peristatischer Faktoren* erkennen, die man als (1) emotionale Ablehnung, (2) Fehlen wesentlicher Beziehungspersonen und (3) spezielle zusätzliche Frustrationen/Konflikte umschreiben könnte:

1. Die Ablehnung kann bei ungewollter Schwangerschaft durch die Eltern beginnen; sie kann sich in der Enttäuschung über die Zwillingsschwangerschaft noch besonders verschärfen. Die Aversion kann sich auf beide Zwillinge beziehen. Betrifft sie durch selektive Benachteiligung nur einen von beiden, dann erweist sich das für

diesen Paarling als spezifisch pathogen. Das emotionale Akzeptieren der Kinder steht auch mit dem Alter der Mutter bei der Geburt in Beziehung: insbesondere die älteren, aber auch die sehr jungen Mütter sind deutlicher neurotisierend. Die Existenz weiterer Geschwister ist ebenfalls nachteilig. Der Wirkungsmechanismus könnte auch hierbei über die emotionale Benachteiligung der Zwillinge durch eine überforderte Mutter ablaufen.

Das wird deutlich an einem interessanten statistischen Befund: Zwillinge, deren Mütter bei deren Geburt älter waren, haben signifikant häufiger Geschwister als Zwillinge mit einer jungen Mutter; das ist nur so zu erklären: Bei jüngeren Müttern ist deren Bedürfnis nach weiteren Kindern durch die Zwillinge bereits abgesättigt; die Zwillinge bei älteren Müttern hingegen sind oft unerwünschte Nachkömmlinge; eine wirkungsvolle weitere Empfängnisverhütung kam hier zu spät.

2. Das Fehlen wesentlicher Beziehungspersonen betrifft Mutter und/oder Vater; es kann dauerhaft sein oder passager. Auch die partielle Entbehrung der Mutter wirkt pathogen, wenn sie etwa durch eigene Krankheit behindert oder durch außerhäusliche Berufstätigkeit zeitweilig abwesend ist.

3. Neurotisierende zusätzliche Frustrationen/Konflikte können zeitlich umschrieben sein oder länger andauern: Als relevant erwies es sich, (a) nicht gestillt worden zu sein; (b) die Anwesenheit problematischer Beziehungspersonen in der Familie (Stiefonkel, Großmutter, fremdes Pflegekind etc.) wirkte ungünstig; (c) auch die Existenz weiterer Geschwister als realer Konkurrenten möchten wir diesem Faktorenbereich zuordnen.

Von den Kausalfaktoren für eine neurotische Entwicklung abzuheben ist die Betrachtung ihrer *Auswirkungen:* Neben den genannten drei Neurosekriterien (Neuroseschwere, Symptomzahl, Neurosestruktur) unterscheiden wir spezielle Variablen, an denen sich pathogene Einflüsse ggf. manifestieren. Hierzu gehören vor allem die verschiedenen Aspekte der Leistung: Schulerfolg, Intelligenzleistung, Berufserfolg und auch die gegenwärtige Sozialschicht. Sie alle stehen in nachweislicher Beziehung zu den als pathogen deklarierten Umwelteinflüssen. In der Folge neurotisierender Faktoren sahen wir ferner häufigeren Ledigenstatus, geringere Anzahl eigener Kinder sowie eine stärkere neurotische Reaktion auf die Testfragen (die Drei-Wünsche-Frage und die Deckerinnerung).

Die *Korrelation* der frühkindlichen *Rollenposition* innerhalb der Zwillingsdyade mit der späteren Neurotizität ist, übereinstimmend mit den vorliegenden Befunden aus der Literatur, auch bei uns deutlich. Dabei möchten wir noch einmal ausdrücklich darauf hinweisen, daß die Entwicklung der Position Dominanz oder Unterordnung bei unserem Sample in keiner Beziehung zum Geburtsgewicht oder etwaigen Geburtsschäden stand. Auch wird solche Rollen-Differenzierung nicht häufiger bei ZZ beobachtet; sie ist also nicht einfach als Folge primär erblicher Unterschiede anzusehen. — Unsere Ergebnisse: Dominanz über den Zwillingspartner in der Frühkindheit korreliert mit besserer psychischer Gesundheit im späteren Leben. Dominanz korreliert mit Intelligenz wie auch mit den besseren Schulleistungen. Auf welche Weise es zu der Dominanzposition bei unseren Zwillingen kam, ist noch weitgehend unklar. In einem Teil der Fälle könnte die Dominanzposition eine Folge komplizierter emotionaler und sozialer Lernvollzüge und Stimuli sein, etwa im Sinne minimaler Bevorzugung, anhaltend günstigerer Entwicklungsanreize. Mehrdeutig ist der Befund, daß der Untergeordnete regelmäßig als der in der Frühkindheit stillere von den beiden Zwillingen bezeichnet wird.

Im Gegensatz zu dem statistischen Nachweis möglicher neurosepathogener Umweltfaktoren benutzt der zweite methodische Ansatz die Kasuistik ganz unmittelbar. In der *Diskordanzanalyse von EZ* bietet gerade die Zwillingsmethode eine einmalige Gelegenheit zum Nachweis pathogener Umwelteinflüsse mit Hilfe biographischer Detailanalyse. Eine divergierende Entwicklung bei eineiigen Zwillingen kann nur auf Umweltunterschieden beruhen, und seien diese noch so minimal. Heuristische Hypothesen von besonderem Wert sind hiermit zu erarbeiten. — Die Diskordanzanalyse von EZ ergibt bei männlichen Paaren, daß der jeweils in der Kindheit später motorisch eingeengte Partner, der weniger mit einem männlich-expansiven Ideal identifiziert war, der von der Mutter als betont gefügig angepaßt erzogen wurde, später die vergleichsweise stärkere neurotische Entwicklung nimmt. An Einzelfällen diskordant entwickelter weiblicher EZ konnten ebenfalls spezifische Faktoren erarbeitet werden. Die hierzu mitgeteilte Kasuistik (S. 137—155) liefert erste Illustrationen. Weitere Forschungen gerade mit dieser Methode werden durchgeführt und lassen interessante Ergebnisse erwarten.

Hinsichtlich des *Lebensalters,* in dem die pathogenen neurotisierenden Einflüsse wirksam werden, möchten wir als Fazit die bisher vorliegenden Annahmen bestätigen: Die ersten 6 Lebensjahre erweisen sich als sensibelste Phase. Allerdings ist eine methodisch befriedigende Gegenüberstellung und ein Vergleich mit späteren Lebensabschnitten in unserem Probandengut deshalb schwer, weil sich — innerhalb unserer Stichprobe — die Umwelteinflüsse nur selten gravierend geändert hatten: fehlte einem Paar die Mutter in den ersten Lebensjahren, dann meist auch später; trank der Vater in der Frühkindheit der Probanden, dann pflegte dieses Verhalten auch noch in ihrer Schulzeit anzudauern. Umschriebene pathogene Umwelteinflüsse während der Latenzphase waren nicht so häufig, daß eine getrennte statistische Berechnung zu eindrucksvollen Ergebnissen führen konnte. In einigen Fällen war auch der während der Pubertät der Zwillinge gestorbene Vater bereits zuvor krank oder die geschiedene Elternehe auch schon früher konflikthaft und für die Kinder belastend. — Insgesamt besteht aufgrund unserer Befunde kein Anlaß, die bisherige Empirie in Frage zu stellen oder die neurosentheoretische Annahme, daß die neurotische Charakterstruktur in den ersten 6 Kindheitsjahren erworben wird, anzuzweifeln.

Die *Morbidität von Eltern und Geschwistern* wird erörtert. Eine genealogische Fragestellung ist nicht intendiert. Humangenetische Schlußfolgerungen sind aus unserem Datenmaterial durch diese Methode nicht zu ziehen.

Spontanverläufe unbehandelter Neurosen sowie *Katamnesen behandelter* Patienten werden als Nebenbefunde mitgeteilt.

Das Problem der *Kinder- versus Erwachsenenneurose* wird diskutiert.

Im *Dokumentationsanhang* (Kap. 8) werden die Codieranweisungen für die Gewichtung der Neurosenschwere mitgeteilt. Unser Katalog neurotischer Symptome enthält die Frequenztabellen über die Häufigkeitsverteilungen aller Symptome und ihre Streuung über Altersklassen, Geschlechter und EZ/ZZ nach Konkordanz und Diskordanz. Eine Zusammenstellung aller Probanden hinsichtlich ihrer neurotischen Symptome beschließt den Anhang.

Im Zusammenhang mit den referierten Ergebnissen wollen wir abschließend die Frage der *Anlage-Umwelt-Beziehung* aufgreifen. Jede einseitige Betrachtung „der“

Neurose als „Erbkrankheit" geht ebenso an den Realitäten vorbei wie ihre Interpretation als ausschließlich umweltbedingte Störung. Eine Alternativentscheidung für Erbe *oder* Umwelt als alleinigen Determinanten bei der Neurosengenese ist inadäquat. Vielmehr zwingen uns die mit großer methodischer Sorgfalt gewonnenen Fakten zu dem Schluß, daß *sowohl Erbfaktoren als auch Umweltfaktoren* an dem Geschehen beteiligt sind, das zu einer neurotischen Krankheitsmanifestation führt.

Genaueres über die vielfach vermuteten und nunmehr erneut nachgewiesenen *Erbdeterminanten* wissen wir nicht. Insbesondere ihr Wirkungsmechanismus und Erbgang sind unklar. Sehr wahrscheinlich handelt es sich humangenetisch nicht um einen einzelnen spezifischen Faktor, sondern um ein multifaktorielles Geschehen, bei dem wir Polygenie annehmen müssen. Ein einfach mendelnder monogener Erbgang — recessiv oder dominant — mit den entsprechenden familiären Verteilungsmustern ist also nicht vorzufinden und auch nicht zu erwarten. Die Wahl der Zwillingsmethode bei der Erforschung der Neurosenätiologie ergab sich gerade aus ihrer besonderen Eignung zur Erfassung erblicher Determinanten bei einem multifaktoriellen Geschehen auf der phänotypischen Untersuchungsebene. Es erscheint uns zu früh, weitere Hypothesen zu diskutieren, wie etwa die Frage einer multifaktoriellen Vererbung mit Schwellenwerteffekt. Die von uns gefundenen Konkordanzraten aller summierten neurotischen Symptome bei EZ und ZZ sprechen eher gegen solche Annahme. Für die Homosexualität, das Stottern und ggf. auch die neurotisch-depressiven Verstimmungen wäre dieser Manifestations- und Erbmodus aber diskutabel. —Mit den bisherigen Untersuchungen gelang es auch noch nicht, die Hypothesen exzessiver Triebstärke oder umschriebener Anlagedispositionen/Erbradikale zu verifizieren. Wir konnten aber für einige Teilbereiche, Symptome und Syndrome die Erbdeterminierung nachweisen, während für andere neurotische Symptome erbliche Genese eher unwahrscheinlich ist. Eine Differenzierung dieser Art scheint uns von praktischer wie theoretischer Bedeutung.

Ein umfangreicher Katalog einzelner *Umweltfaktoren,* die mit der späteren Neurotizität (statistisch signifikant) korrelieren, konnte aufgestellt werden. Die von uns angewandte Methode ermöglichte keine annähernd vollständige Erfassung. Vielmehr ist eine Reihe weiterer neurosepathogener Umweltbelastungen zu vermuten. Die angegebenen Umweltfaktoren wurden zwar auch andernorts vermutet oder aufgrund von Einzelkasuistik erahnt. Man hat sie aber bisher noch nicht in dieser Form methodisch einwandfrei nachgewiesen oder statistisch überzeugend geprüft.

Wenn Anlage- *und* Umweltfaktoren ätiopathogenetisch die Neurose bestimmen, so stellen sich vor allem zwei weitere Fragen: die nach der quantitativen Relation der Erb- und der Umweltfaktoren sowie die Frage nach der Art ihres Zusammenhanges. Eine sehr allgemeine Antwort auf die erste Frage gab FREUD mit seinem Konstrukt einer Ergänzungsreihe, an deren einem Ende die überwiegend erblichen und an deren gegenüberliegendem Pol die überwiegend umweltbedingten Störungen stünden. Selbst wenn die Tatsachen durch solch ein Additionsmodell adäquat abgebildet wären, also durch die Angabe, wieviel Prozent der Gesamtvarianz den Anlagefaktoren und wieviel den Umweltfaktoren zuzuschreiben sind, dann werden von einigen Humangenetikern hiergegen prinzipielle Bedenken geäußert. Andere Genetiker stellen Formeln zum Errechnen der Heritabilität auf. Die Anwendung entsprechender Formeln auf unser Material führt zu anteilmäßigen Prozentsätzen, die auch etwa den Schätzungen kritischer und erfahrener Psychoanalytiker [55, 57] entsprechen. Sie meinen, man könnte einen Anteil von nicht weniger als 40% und nicht mehr als 60% erblicher Anlagen annehmen.

Die kritische Betrachtung der theoretischen Zusammenhänge wie auch die der konkreten Kasuistik legt es jedoch nahe, sich mit solchen annähernd zutreffenden Werten zu begnügen und vorläufig keine präziseren Zahlenangaben zu erwarten. Praktisch wichtiger ist es wohl, weitere Modelle der Anlage/Umwelt-Interaktion zu erörtern: Hier bietet sich vor allem die Vorstellung von der sozialen Prägung und dem sozialen Lernen an. Analog zu beschriebenen Vorgängen in der Ethologie kann man beim Menschen die ersten 6 Lebensjahre als besonders sensible Entwicklungsphase betrachten, in der er durch bestimmte Umwelteinflüsse entscheidend und richtungweisend geprägt wird. Der Zeitpunkt einer Umwelteinwirkung und ihre Dauer erhält damit Relevanz. Hinzu kommen beim Menschen neben primär organischen Noxen/Förderreizen und der im engeren Sinne familiären Peristase auch das weitere Umfeld der Großgruppe, der Sozietät mit allen Intergruppenbeziehungen, Gesetzen, Normen und Regeln. Modellvorstellungen über soziale Regelkreise könnten hier die Grundlage für weitere empirische Untersuchungen geben.

Es sind für uns einige Fragen weiterhin offengeblieben. Die statistische Datenanalyse weist uns eine Richtung für sinnvolle weitere Untersuchungen. Insbesondere wird das Zusammenspiel der gefundenen wirksamen Faktoren eruiert werden müssen. Hier erwarten wir neue Erkenntnisse durch die detaillierte Diskordanzanalyse ausgewählter EZ-Paare [302]; die weitere katamnestische Untersuchung unseres Sample, insbesondere auch die tiefenpsychologische Längsschnittuntersuchung der bisher noch kindlichen Zwillinge dürfte weitere interessante Ergebnisse bringen.

7.1. Summary and Discussion

Chapter 1: The present investigation is intended as a contribution to the etiology of neurosis. Our *objective* was to evaluate the influence of heredity and environmental factors in the development of neurotic illness. For this aim we applied psychoanalytic diagnostic methods and measures to neurotic twins. Our empirical basis was provided by the large number of patients in a major town who attended the psychotherapeutic outpatient clinic, which has been in existence for almost three decades.

Chapter 2: Before a fundamental discussion of the *problems and possible fallacies of psychological twin studies* is possible, a thorough description is required of the various methods applied in twin studies with their different research aims and consequent differences in scientific value. Being a twin implies an exceptional status from statistical, biological and psychological aspects. This has to be considered when we take a sample and try to generalize our conclusions to non-twins and interpret the psychopathological results.

Uncritical use of twin-study methods has been detrimental to their reputation. On the other hand, unduly sharp criticism of these methods is often motivated by antibiological prejudice. We think, however, that it is impossible to abandon twin studies as an instrument of research, because it is not replaceable by any other methods of equal value. Such studies can be useful when certain methodological principles are respected.

Chapter 3: A *review of the literature* shows that many empirical investigations have been carried out with a similar intention. However, a critical inspection of the relevant literature reveals frequent shortcomings in the diagnosis of neurosis and/or the choice of samples. For these reasons, the sometimes contradictory results are to be expected. None of the earlier studies could call upon a sampling population of patients in whom examination by psychoanalytic standards was followed by satisfactory documentation of data. Several innovations in the methods of setting up the twin study described here will, we hope, justify the carrying out of this project.

Chapter 4: The *method* we applied takes for granted a certain view of the *theory of neurotic disease*. Our *concept of neurosis* comprises disturbances of psychoneurotic and psychosomatic nature as well as neurotic traits of character. It is inadmissible to make a *diagnosis of neurosis* by mere exclusion of organic disease; moreover, each case requires the exact discrimination of certain conditions and criteria worked out by psychoanalysis. These are: traumatic influences in early childhood, corresponding development of a so-called premorbid personality structure, and the existence of neurotic symptoms which arised within a situation of temptation and frustration (a so-called trigger situation). When compiling an approximately complete and differentiated *catalogue of neurotic symptoms* it became necessary to extend the interpretation of the term "symptom" so as to include various manifestations of deviations of character and behaviour. We believe that the boundary between health and neurosis is not a sudden one but rather *a continuum*. Hence, we could not use a yes/no classification of our subjects into neurotics and non-neurotics. We therefore discarded the usual definition of twins as concordant and discordant pairs as far as neurosis as an entity was concerned. To make our twins, in spite of this, comparable with each other, we devised a quantifying model for neurotic disorders, scaling neurotic illness by degree of severity. For this purpose we evaluated and determined for each subject the degree of suffering and impairment caused by neurotic symptoms; we did this separately for four sectors: physiological, psychic, social-communicative, and life-threatening aspects of the affliction. We summed the scores for the four subscales and so obtained a single score indicating the severity of the neurotic disturbance. The scale ranges from zero for the completely nonneurotic person to 24 points for the extremely disturbed. This method allows a quantitative comparison for the distinction of intrapair differences in twins. A further advantage of our procedure is that we can determine the neurotic impairment in a *cumulative* manner over the entire lifespan of the subject relatively independently of his condition at the time of examination.

In drawing our sample we had to ensure the series had representativeness and was free from selectivity. The subjects must have reached the age of manifestation of the disease. We have drawn our twins from the register for the 20-year period (1. Jan. 1950 to 31. Dec. 1969) and from a *sampling population* of 26,799 patients. 19,900 adults and 6,899 children were registered and recorded as outpatients after at least a preliminary psychoanalytic diagnostic procedure had been undertaken on each subject. We regard this initial sampling population as approximately representative of the neurotic persons that here and now present themselves for ambulatory psychotherapy. We found that our sample corresponded in many important characteristics with the general population. An exception is the factor "age of patient" which in our series is influenced by the age of incidence for neurosis. According to the methodological requirements of human genetics, however, our sample is to be defined as a "limited representation" series. "Limited" because we did not draw the twins from the healthy average population but from a group of stigma carriers formed by neurotic patients attending a therapeutic institution. We strictly avoided selection of any other kind, for instance by special interests, or with regard to concordance/discordance, by type and severity of neurotic illness, etc. Apart from this, we excluded "offered" twins, i. e. those not belonging to the group of outpatients we have described. On reviewing this group we found 260 individuals that were not single-birth subjects; they belonged to 240 pairs of twins. The essential characteristic for *admission* to the *sample* was to have neurotic illness; this was absent in 10% of the cases. Ten percent of patients thus were eliminated as mentally deficient, psychotic, or suffering from primary organic illness, etc. Another basic condition for inclusion in the series was that both twins had to be alive and accessible to the investigator, i. e. living in Western Berlin. The above restrictions ruled out 159 index cases. Several additional patients were kept in reserve for future investigations after we had attained the planned size of the sample.

Methodologically important is the fact that, of 81 pairs in question, only 7 were lost (8,6%) because one of the twins refused cooperation. This extraordinarily high percentage of patients who agreed to a personal examination is the outcome of respect for our subjects combined with experience in dealing with this type of patients.

Techniques used for psychological examination: All subjects, the 50 index twins as well as their 50 partners, were personally seen and examined by the author. Further information was obtained from case histories, medical-psychological reports and statements of third persons, as available, but on no account were such records allowed to replace the fundamental personal diagnostic procedure. Every one of the 100 twins was interviewed a number of times, each session lasting for several hours. The least we hoped to achieve was a profound evaluation of the kind and the development of the neurotic disturbance, the most a psychoanalytic interview. We found a great variety in the motivation, current pressure from illness, and of psychic outfit in our subjects. In some cases we consequently had to modify the technique of psychoanalytic exploration. For objectivation of data, the mothers of all children and those of several adult twins were interviewed in addition. With children, psychoanalytic diagnostic procedures were completed by projective tests (Sceno-Test and free drawing), and a standardized intelligence test was given (HAWIK; for very young children the Binet-Kramer test). Adults thought to have lower-than-average intelligence were generally submitted to intelligence tests (IST, HAWIE, RAVEN). Other psychological tests were used rather sparingly and with great caution in order to avoid refusal, annoyance and loss of time for the subjects. A short set of standard psycho-analytical questions were presented to nearly all subjects: three hypothetical wishes; how to spend a large sum won in the lottery; possible animal identification; an early childhood recollection; a dream.

The *zygosity determination* was undertaken by P. E. Becker, University of Göttingen, with the aid of humangenetics/anthropological markers. All twins were referred for zygosity determination *after* the psychological part of the examination.

Once every case was fully documented in normal language, we devised twelve data sheets for the computer, comprising the record of all quantifiable and "hard" data compiled for every subject. The design of these *data sheets*, including the necessary instructions to the operator evaluating and recording them, is a product of our teamwork. There was extensive checking for errors by normal documentation techniques before the data were fed into the *computer*. On these matters G. Wagner of the University of Heidelberg advised our team throughout the study. We had the assistance of C. O. Köhler in formulating our questions for the computer and handling the program.

We have maintained a regular follow-up of most of our twins, which has served to complete our information. The longest follow-up period observed by the author comprises 12 years, the average being approximately 5 years.

Chapter 5: The results reported in this chapter are based on the information derived from the twelve data sheets and transferred to punched cards. They are: personal data and social structure of the sample; data on development in childhood where relevant for later neurosis; survey of the neurotic morbidity of the sample and its various correlations.

The *sample comprises* 21 monozygotic pairs, and 16 same-sex and 13 opposite-sex dizygotic pairs. The 100 subjects consist of 64 adults and 36 children or adolescents. The opportunity to compare same-sex with opposite-sex dizygotic twin pairs brought about important arguments against frequent criticisms of twin studies.

We discuss the data compiled with regard to representativeness of the sample; the distribution of age groups and of males and females corresponds to the epidemiologically known ratios. Furthermore, the age difference among married couples, religion, income, level of education, occupational groups, and other personal and social data recorded for the sample are discussed and compared with those of the general population. In many institutes for psychotherapy certain basic conditions produce a lack of balance in selection and an excess of certain religious, educational, or occupational groups. By contrast, our neurotic sample population proved to be almost identical with the general population as far as the above variables are concerned. In other variables, however, our sample is obviously quite different from the general population and this is what characterizes it as neurotic. For instance, the number of unmarried persons exceeds a random deviation, and adult twins had very few children; we also found marked deviations in regard to property ownership and manner of communication with partners.

Our findings include data concerning the *perinatal history* of our subjects and their *development* in the early years of life. The physiological statokinetic steps of growth and the family situation in early childhood are recorded. We discuss the low average birth weight of twins in comparison with that of single-birth children; we considered the fact that delivery complications occur far more frequently with twins and we described the particular emotional reactions of the parents, mostly disappointed about twin pregnancy and the birth of more than one baby. In this connection we must emphasize one result of our study: the exceptional biological-perinatal situation of twins is clearly of *no* importance for the pathogenesis of later neurotic deformations.

This is apparent from the fact that our sampling population of almost 27,000 patients contained no more than the expected number of twins. We conclude that this is empirical evidence against the supposition that the status of being a twin is neurosis-provoking. The same conclusion can be drawn for the three kinds of twin pairs (MZ, same- and opposite-sex DZ pairs) in view of their proportions within the neurotic sampling population. Their number also corresponded exactly with the expected. These two basic facts were first derived by us from a large sampling population of neurotic patients.

For describing the *pathology of the neuroses* in our sample we used three procedures: scaling of the severity of the neurotic disorders, classification and exact discrimination of symptoms, and diagnosis of specific neurotic character structures.

In spite of the rather small number of subjects, the distribution of the *degree of severity of the neurosis* showed an almost normal frequency curve (see p. 76), as would be expected for conditions of multi-factorial genesis. Separate frequency tables compiled for index patients and partners are similar although, of course, the mean values are higher for the first group. The same applies to the three subscales which indicate the degree of physical, psychic and social-communicative impairment. The subscale devised to compare the risks to life arising from the neurotic changes shows a deviation from normal distribution, but its very low weighting means that this exception does not significantly affect the overall course of the curve. This proves the viability of the system we devised for scoring the severity of the neurosis and justifies its continued application for distinguishing quantitative differences.

There are certain *symptoms* which we regard as the second criterion for the presence of neurotic disease; thus every symptom ever complained of had to be recorded cumulatively for each subject, i. e. throughout life, on account of the heterogeneity of our sample, which contained subjects with treated and untreated neurotic disturbances, currently sick patients and former patients, also twin partners who had never presented as outpatients. We report fully on the frequency of different groups of symptoms and isolated symptoms.

The *diagnosed neurotic character structure* served as the third criterion of neurosis. As is usual, we encountered the difficulties inherent in the high incidence of mixed structures and the impossibility of making a definite structural diagnosis for young children. In our judgment of neuroticism in a subject we took note of the reaction to certain projective test questions, but the results were not always run through the computer.

The two parameters *severity of neurosis*, and *number of symptoms* show a highly positive statistical *correlation* ($r = 0.756$). This indicates a close relation, but it also shows that the scoring of severity of neurosis cannot be replaced by a simple enumeration of symptoms. The results show, that obsessive-compulsive structured patients are significantly less neurotic than patients with other neurosis structures. There are other statistically significant correlations between the severity of neurosis and number of symptoms on the one hand and neurotic behavior relative to property, professional success, social standing, pathologically strong reaction to certain test items and childhood reminiscences on the other. The earliest childhood recollection in severely neurotic patients is almost invariably pessimistic and unhappy.

We compared the *index patients* with their twin partners in respect to many variables. The average results show with a high degree of statistical significance that the index patients are more severely neurotic, complained of more symptoms, and differed by being unmarried or making a pathognomonic choice of partner as well as much more frequent neurotic reactions to the test items mentioned above.

Throughout childhood the index patients were more quiescent than their twin and, in the twin dyad they more often assumed the sociodynamic role of the subordinate.

Birth weight, however, has no influence on whether a subject later becomes the index patient or the more normal nonpatient partner. Also definitely not dependent on birth weight is who will later take the dominating role in the twin-pair relationship. Further, the data concerning birth rank refute any theories about perinatally acquired brain damage being the cause of greater susceptibility to neurosis. Not only are the second-born not in excess among the patients, but there is a statistically significant excess of first-born twins among index patients.

Sex differences. We found a significant prevalence of character-neurotic symptoms in male subjects and more psychic and somatic symptom-formations in females. The females had rather more symptoms but this could be related to the age structure of our sample. Although the mothers of male subjects more often had a disturbed course of pregnancy, surprisingly they later more often declared the pregnancy to be a wanted one. This phenomenon can probably only be explained in psychological terms as a retrospectively altered attitude, conditioned by the birth of twins and their sex. Finally, our findings confirm the sex-specific retardation in learning to talk in boys, as already known from development psychology.

Comparing *adults with children,* we find adults have more symptoms, a significant greater amount, which is not surprising in view of our cumulative method of data collection.

Chapter 6: Anticipating frequent misunderstandings, the author feels obliged to stress that he did not set out to prove "the" heretability of "neuroses". Nor was he seeking to deny hereditary influences in support of some sort of "nurture" theory. It does seem that those researching in human genetics are often too readily satisfied that they have proved that a disease is hereditary. On the other hand, environmental protagonists often manifest almost phobic resistance to any hereditary hypothesis. Discussions influenced by prejudice tend to arise over psychopathological phenomena, which have partly hereditary and partly environmental determinants. We were interested in using the opportunity we had to investigate a large sample of case histories relating to twins with a critical openmindedness toward both sides of the problem.

To safeguard our results concerning *heritability* from misinterpretations, we repeat the following three *premises:* 1. "Heredity" is not here taken to mean the general human disposition to neurosis, but whether and how far hereditary factors are involved in the actual *variance* of the phenotypical manifestation of neurosis. 2. Any conclusions derived from twin studies concerning the influence of heredity and environment can only relate to the general population from which they were drawn, i. e. *here and now.* 3. Even if heredity can be proved for a particular condition, this does not tell us anything about the importance of hereditary factors, i. e. their *quantitative importance* relative to environmental factors, nor does the fact that a disease is hereditary mean that it cannot be treated.

Comparisons of difference in the severity of neurosis within pairs give the following results:

The mean *intrapair difference* of all MZ twin pairs amounts to 3.809 scaling points, that of all DZ pairs to 5.00 points. This difference is not due to chance (U-test, level of significance 3%). It follows that MZ and DZ twins differ in respect to this variable in a statistically significant degree. It can therefore be assumed that interindividual variance of neurotic impairment and manifestation of disease, as expressed by the severity of neurosis score, is also hereditarily determined. "Also" here acquires a conditional force and should be stressed accordingly.

The DZ twins include those of opposite sex. The mean intrapair difference (IPD) for the opposite-sex twins is actually below that for all DZ twins. A sex chromosome-fond factor cannot therefore be assumed to introduce a systematic error that might account for the greater IPD of the DZ sample.

The fact that hereditary factors are involved in the development of neurotic diseases also follows from the cumulatively recorded *neurotic symptoms.* The distribution of 657 neurotic symptoms in a chi-square table of the 21 MZ and 29 DZ twin pairs shows that 32.7% of the symptoms are concordant in the MZ sample but only 16.7% in the DZ sample. This difference has high statistical significance, and we consider this a proof of the existence of a hereditary component in the manifestation of neurotic symptoms (Tabelle 36, p. 90).

This result applies to both adults and children in the sample, also for males and females, when the data are evaluated separately. It is noteworthy that there is an even higher concordance rate for infant MZ twins. A comparison of same-sex and opposite-sex DZs is of some importance: the concordance rate of the same-sex DZs is 17.2% that of the opposite-sex pairs 16.2%. This again allows us to conclude that sex bears no remarkable specific meaning as a source of systematic error. On the contrary, this result explicitly destroys some criticisms of twin studies, according to which one would expect different emotional and pedagogical influences to have especially grave consequences for twins of opposite sex, leading to further discordant development.

As our series was not drawn from a healthy, normal population sample, we are, according to the rules stated in Chapter 2, strictly not justified in computing the *probability of manifestation.* It must be added, however, that the probability of manifestation in such a formula [300] is not the MZ twin concordance rate but its square root. According to the concordance rate of the MZs cumulative symptoms in MZ twins ($\sim$ 33%), the probability of manifestation is nearly $p = .49$; according to the concordance rate of the main symptom, it would be even higher: $p = .68$. As the population from which we drew our sample are patients of an institution, these figures are fictitious.

If one differentiates by *single neurotic symptoms,* one obtains statistically confirmed evidence of a hereditary influence in *neurotic depressive symptoms* and *certain social and behavioral deviations* which resemble schizoid structures.

Because of the small number of certain single symptoms, hereditary effects could not be shown up for more symptoms of our catalogue (pp. 193—199, Chapter 8.2.). However, if we place together certain symptoms which are comparable in their psychodynamics and classification, we obtain statistically confirmed heredity for the following *clusters of symptoms:*

1. *Depressive disturbances* in an extended sense (including suicidal thoughts, feelings of inferiority, and hypochondriac traits); 2. *maladaptive oral behavior* (including nailbiting, abuse of alcohol and nicotine, drug addiction, orally determined antisocial behavior, thumb-sucking, certain regressive behavior disturbances); 3. *maladaptive aggressive behavior* (aggressive antisocial behavior, aggressively determined educational problems and uncontrolled outbreaks of rage). A certain tendency toward hereditary involvement can be discerned for the clusters: problems in school

and at work; sleep disturbances; and enuresis. To an uncertain and almost negligible degree such a tendency appears in the clusters: obsessive-compulsive symptoms; fears/phobias; and gastro-intestinal symptoms. No obvious hereditary influence at all was found in the distribution patterns of the following clusters: functional oral symptoms; skin lesions; neurotic cardiovascular symptoms; headaches; psychomotor disorders; functional sexual-genital disorders.

That hereditary factors play a role in the formation of a *neurotic character structure* is also determined with statistical significance. This result confirms the belief of SIGMUND FREUD, that the preferred mechanisms of resistance of an individual are partly rooted in constitution.

These statistically confirmed figures and results are illustrated by specially selected *case histories.* The examples are chosen as representing specially concordant MZ twin pairs and markedly discordant DZ pairs of both same and opposite sex.

In order to answer the question: "What are the relevant *environmental pathogenic factors* responsible for the occurrence of neurosis?" we used two ways of assessment; by statistics and by case history. 1. We ran the punched cards through the computer without taking in consideration the particular twin category to which a subject belonged. Here we examined always two variables and compared their distribution by non-parametric methods (Chi-square or Fisher-Yates Test) or by statistical correlation procedures. 2. We carried out discordance analyses of appropriate case histories, especially with MZ twins, in order to develop heuristic hypotheses regarding pathogenic familial influences, if any, which could determine the development of a neurosis.

We investigated (a) the overall correlation between stress in early childhood and later neurosis, (b) the influence of selected early childhood developmental factors on the neurosis, (c) the impairment which particular early-childhood influences cause in some psychic functions, and (d) the impairment brought about by influences between 7 and 21 years of age, and finally (e) any special correlations between certain early-childhood-conditions or developments. The direction of any cause-and-effect relationship found in the last case would not, however, be clear.

We can answer our question (a) by assessing the environmental stress during early-childhood development and comparing it with the score the subject reached in our severity-of-neurosis scale, as we have already described in the section on methods. Environmental stress is being assessed by dividing it into four grades, largely based on measurable objective "hard" data. These represent at the same time the psychologically relevant early-childhood relations to subjects. The amount of stress is oriented above all toward the absence of important persons providing love and care in infancy, and the reasons for this absence.

If, for example, the father was unavoidably absent, e. g. temporarily through war circumstances, this was scored as slight extra stress; if absent because of divorce or death, this was scored as medium stress. The absence of the mother through illness, work or personality factors causing neglect of the child was scored correspondingly. The absence of both parents and their substitution by the staff of a home was weighted as heavy stress.

On principle, one must take into account biological-perinatal complications, either as a pathogenic environmental factor in the development of neurosis, or as a systematic error variable in twin studies. We dealt with this problem by statistical comparison too. The results are as follows: birth-weight, the percentage rate of premature births, obstetric complications and birth rank are on no account relevant as components in the development of neurosis or as systematic sources of error.

Result: Subjects more heavily stressed in early childhood are on the whole more severely neurotic in later life. This supports our assumption that the stress factors chosen and scored have a pathogenic influence. The really critical environmental neurosis-generating influences occur in the period from 0 to 6 years of age. Their effect can be seen not only by the later severity of neurosis but also by the number of neurotic symptoms and by the formation of the neurotic character structure.

The special psychological factors which cause neurosis in the first years of life are discussed according to relative importance and presented in a summarizing table (pp. 135—137). In brief, *three main groups of stressing environmental factors* can be described: (1) emotional rejection, (2) an absence of key persons to love, and (3) special additional frustrations/conflicts.

1. Rejection can begin on the part of the parents with an unwanted pregnancy; it can be accentuated through disappointment over a twin pregnancy. The aversion can affect both twins. If it is selectively directed to one of them, this is especially pathogenic. The emotional acceptance of the child is related to maternal age: older mothers especially but very young mothers too, have clear neuroticizing affect. The existence of other brothers and sisters is also a disadvantage. The causative mechanism can be emotional neglect of the twins by an overworked mother.

2. The absence of the important love objects involves mothers and/or fathers and can be permanent or transitory. Even the partial absence of a mother can have a pathogenic effect, for example, if she is ill herself or sometimes has to go out to work.

3. Additional neuroticizing frustrations/conflicts can be temporary or long-lasting. Statistically confirmed factors of relevancy are: a) not to have been breast-fed, b) the presence of additional problematical persons in he family ("uncle", grandmother, strange foster-child etc.), and c) the presence of other siblings as real competitors should also be included in this category.

The examination of the causes of neurosis should be separated from the examination of their *effects.* Besides the three criteria of neurosis discussed above (severity of neurosis, number of symptoms, and neurotic character structure), we discern special variables which are probably manifestations of neurotic deformation. In the first place they comprise the various aspects of achievement: school performance, I.Q., success at work and present social class. They are all statistically assignable to the examined pathogenic environmental influences. We found some further consequences of neuroticizing factors: a greater frequency of single status, fewer children of one's own, and more neurotic reactions to the test items (i. e. the three hypothetical wishes and the early-childhood recollection).

The *correlations* between infant *role positions of the twins within the dyad* and their *degree of neuroticism* in adult life is also evident in our sample. This corresponds with results already reported in literature. We must, however, stress again here that neither birth weight nor birth damage was found to be related to the development of dominance or subordination within the twin pairs. Neither could we observe role differentiation in the above sense more often in DZ twins. It therefore cannot be regarded simply as an effect of primary hereditary influences. Our *results:* dominance over the other twin in early life is correlated with better psychic health in later life; dominance is correlated with intelligence and better school performance. However, it is not yet clear how a dominating role comes into existance. It can be partly the outcome of complicated emotional and social learning processes and stimuli, e.g. by always having better developmental cues, enjoying slight preference, etc. The fact that the submissive twin is usually found to have been the quieter of the two in infancy can be interpreted in many ways.

In contrast to the statistical treatment of potential environmental factors we used another, direct approach with the case histories. In the *discordance analysis of MZ twins*, the method of twin studies offers a unique chance to ascertain pathogenic environmental influences by means of a detailed biographic analysis. Divergent developments in MZ twins can only result from environmental differences however minimal. Heuristic hypotheses of great value can be worked out by discordance analysis. This method, when applied to MZ twins, revealed that in male pairs, the twin whose motor activities were restricted and who was less identified with an ideal of masculine expansiveness, whose mother brought him up to be very subdued and overadapted, would develop the more severe neurotic illness. Some cases of discordantly developed female MZ twins also allowed us to identify further significant factors of nature, as illustrated by case histories (pp. 137—155). Further research is being carried out with this method and encourages us to hope for interesting results.

As to the question of *the age* at which pathogenic neuroticizing influences affect the personality, we can definitely confirm existing assumptions: the first six years of life represent the most sensitive phase. It should, however, be added that a methodologically satisfactory confrontation and comparison with later periods of life is difficult because — in our sample — the environmental stress factors hardly ever underwent much change: if a pair missed their mother during the first years of life, she was in most cases also absent later; if the father was an alcoholic in the subject's early years, he was likely to continue drinking after his children went to school. Circumscribed, new pathogenic influences during the latency period could seldom be detected, so that giving them a separate statistical treatment would not have yielded convincing results. On the whole, our investigation gives no reason to question familiar empirical assumptions or to doubt the general theory of neurosis, which states that the neurotic character structure is acquired during the early years of life.

The *neurotic morbidity of parents and siblings* is discussed although an overall genealogical approach is not intended. This method cannot derive from our material any valid conclusions for human genetics.

Spontaneous development of untreated neuroses as well as *follow-ups* of treated patients are commented as by-products of our research.

The problem of the *differences* between *neurotic illness in children and adults* is discussed.

The *appendix* (Chapter 8) gives the *coding instructions* for weighting the severity of neurosis. Our *catalogue of neurotic symptoms* contains frequency tables for all symptoms and their distribution over age groups, sex and MZ/DZ twins (according to concordance and discordance). The appendix concludes with a list of all *subjects* and their neurotic symptoms.

In connection with the results reported here, we want to close with a discussion of the *question of the relationship between heredity and environment.* Any consideration of "the" neurosis as a "hereditary illness" completely misses the point.

To interpret neurotic illness as entirely due to environmental factors would be equally erroneous. We conclude that an alternative decision for either heredity *or* environment as the sole determinant in the development of neurosis is inadequate. The facts that we obtained with thorough attention to methods force us to conclude that *both* hereditary *and* environmental factors are involved in the process that is finally manifested as neurotic illness.

There is still no exact knowledge about the much conjecture *hereditary determinants* which are again confirmed by this investigation. Their operating mechanism and *manner of inheritance* are obscure. Most probably not one specific genetic factor but a multifactorial process is involved, with several genes taking part. A simple Mendelian single-gene inheritance, whether recessive or dominant, with corresponding familial distribution patterns, cannot be found and would not be expected. We chose the twin-study method for our investigation of the etiology of neurosis because of its special ability to distinguish at the phenotypic level between hereditary determinants in a multifactorial process. We think it too early to discuss other hypotheses, such as a multifactorial inheritance with threshold effect. The concordance rates we found for the total of all symptoms (MZ+DZ) tend to argue against this supposition. As regards homosexuality, stuttering and neurotic depressive disorders, we might consider this postulate. So far it has not been possible to verify hypotheses concerning excessive drive strength or certain hereditary dispositions or radicals. We have been able to prove that heredity determines some aspects, symptoms, or syndromes of neurosis, whereas in some other neurotic manifestations inheritance seems unlikely. We consider that a differentiation between the two kinds of symptoms has both practical and theoretical value.

We were able to set up a comprehensive catalogue of selected *environmental factors* which correlate (in a statistically significant manner) with neurosis. The method we used was far from allowing the discrimination of all such possible factors; on the contrary, we suspect that there are many more environmental stress factors that are pathogenic for neurosis. Although the influence of those we have confirmed has never been doubted, their effect has more often been empirically presumed based on case-histories than proved by a satisfactory method and in a statistically convincing manner.

If a neurosis is determined by hereditary *and* environmental factors two further questions arise: What is the quantitative ratio between hereditary and environmental factors, and how do they interact? A very general answer to the first question was given by FREUD with his construct of a conjugate series: at one end he placed the mainly inherited disorders and at the other those induced predominantly by environmental factors. Even if the facts were adequately represented by such an addition model — a model that would state what percentage of the total variance is due to heredity and how much to environmental factors — even then human geneticists will still have basic doubts. Other geneticists have devised various formulas for calculating the contribution of heredity. The application of such formulas to our results produces percentages which are quite close to estimates given by critical and experienced psychoanalists [55, 57], i.e. that heredity contributes not less than 40 and not more than 60% to neurosis. A critical review of the theoretical concepts of neurosis as well as the actual case-histories suggests that we must rest content with these approximate values, as more precise figures cannot be expected at the moment.

It is certainly of more practical importance to discuss other models for the interaction of nature and nurture. The theory of social imprinting and social learning seems especially useful here. By analogy with processes described in ethology, we find more sensitive developmental phases occur in human beings during the first six years of life. The time of occurrence and duration of an environmental agent are thus very relevant. We must also mention that in man, in addition to primary organic illness and family ambience, there are the additional factors of wider social environment with all its intergroup relationships, laws, norms and rules. Models of social feedback circuits offer a basis for further empirical investigations.

Some question still remain unanswered. Our statistical data analysis opens up new paths for appropriate further research, in particular the interplay of the factors we found to be influential. Here we hope for new insights from a detailed discordance analysis of selected MZ twin pairs [302]. The further follow-up of our sample, especially the longitudinal psychoanalytical study of infant twins, might yield some interesting results.

8. Dokumentationsanhang

8.1. Skalierung der Neurosenschwere

Die Neurosenschwere wird für jeden der folgenden vier Partialbereiche getrennt gewichtet: I körperlich, II psychisch, III sozialkommunikativ, IV vital. Die Summe dieser Gewichtspunkte ergibt dann den Wert für die gesamte Neurosenschwere. Der Text hinter dem Punktwert dient als Maßstab und bezeichnet die Kriterien für die Gewichtung.

I **Körperlicher** *Leidens- und Beeinträchtigungsgrad*
durch die psychoneurotischen o./u. psychosomatischen o./u. charakterneurotischen Symptome:

0 Pt. (keine Beeinträchtigung)
1 Pt. (nur geringfügig leidend und/oder beeinträchtigt)
2 Pt. (leicht, partiell, gelegentlich leidend/beeinträchtigt)
3 Pt. (eine der genannten Dimensionen [124] ist verstärkt, z. B. stark und nur partiell, gelegentlich; oder leicht, aber ausgebreitet, nur gelegentlich; oder leicht, partiell, aber häufig)
4 Pt. (zwei der genannten Dimensionen sind verstärkt)
5 Pt. (drei Dimensionen sind verstärkt)
6 Pt. (sehr starke und auch häufig auftretende quälende Extremgrade)

II **Psychischer** *Leidensdruck und Beeinträchtigungsgrad:*

0 Pt. (keine Beeinträchtigung)
1 Pt. (ganz geringfügig leidend/beeinträchtigt)
2 Pt. (leicht, partiell, gelegentlich leidend/beeinträchtigt)
3 Pt. (eine Dimension [124] verstärkt)
4 Pt. (zwei Dimensionen verstärkt)
5 Pt. (drei Dimensionen verstärkt)
6 Pt. (sehr starke und häufig auftretende quälende Extremgrade)

III **Sozialkommunikativer** *Beeinträchtigungsgrad*
durch neurotische Symptomatik u./o. Persönlichkeitsstrukturdeformation:

0 Pt. (keine)
1 Pt. (geringfügig, selten und nur in einem Lebensbereich [125])
2 Pt. (geringfügig, aber öfter oder deutlicher und selten, nur in einem Bereich)
3 Pt. (deutlich und öfter in einem Bereich/oder: wie Nr. 1, aber in zwei Bereichen)
4 Pt. (stark in einem Bereich/oder: wie Nr. 2 in zwei Bereichen)
5 Pt. (extrem, aber in einem umschriebenen Bereich)
6 Pt. (deutlich, öfter/oder stark in zwei Bereichen)
7 Pt. (extrem stark in zwei Bereichen)
8 Pt. (Extremgrade in allen erdenklichen Bereichen)

---

[124] Die Gewichtung orientiert sich an den drei Dimensionen: Intensität, Ausbreitung und Dauer der betreffenden Symptome.
[125] Lebensbereiche wären: Partnerschaft, Beruf, Freizeitgenuß; oder unter dem Aspekt zu befriedigender Antriebsbereiche: Sexualität, Besitz, Prestige/Macht etc.

IV Vitale *Gefährdung:*

0 Pt. (keine Gefährdung)
1 Pt. (Neurose wirkt leicht oder/und zeitweilig gefährdend)
2 Pt. (Neurose wirkt mittelstark, öfter gefährdend)
3 Pt. (Neurose wirkt stark, lange Zeit gefährdend)
4 Pt. (Neurose wirkt sehr ernsthaft, erheblich gefährdend, beträchtliches Risiko eines tödlichen Ausganges durch massive und/oder dauernde Gefahr)

8.1.1. Verschlüsselungsanweisung zum Neurosenschwerescore

Allgemeine Gesichtspunkte: Eine Validität der Skalierung ist nur gewährleistet, wenn der Rater gleichzeitig als Untersucher des Patienten eine genaue Kenntnis von ihm aufgrund einer eingehenden tiefenpsychologischen Exploration hat. Eine zutreffende Erfassung der Dauer, der Häufigkeit, der Intensität und des Ausmaßes eines jeden einzelnen Symptomes ist vorauszusetzen, um beurteilen zu können, welche Einschränkungen ein Symptom bei einem Patienten bewirkt. Dabei ist der subjektive Leidensdruck ebenso relevant wie eine äußerlich registrierbare Beeinträchtigung. — Die Skala ist in dieser Fassung nicht für eine Selbsteinstufung durch den Patienten geeignet.

Bei der Gewichtung hat man von der Gesamtheit *aller* Symptome auszugehen, die sich auf den entsprechenden Auswirkungsbereich (körperlich, psychisch, sozialkommunikativ, vital) erstrecken. Die früher getroffene Unterscheidung zwischen psychischen, psychosomatischen und charakterologischen Symptom*manifestationen* stimmt also nicht immer überein mit den hier zu verschlüsselnden Beeinträchtigungsbereichen. Zum Beispiel kann sich ein Symptom auch auf mehrere Bereiche beeinträchtigend auswirken; ein neurotisches Magensymptom kann körperlich behindern wie auch vital gefährden etc.

Der Grad der Beeinträchtigung durch ein bestimmtes Symptom muß für jeden Einzelfall beurteilt werden. Auch die Zahl tangierter Lebensbereiche ist bei demselben Symptom nicht für alle Patienten identisch. Eine Erythrophobie z. B. wird den einen Patienten kaum stören oder nur in spezifischen Situationen und Partnerkonstellationen; bei einem anderen Patienten mag dasselbe Symptom aber auch bezüglich jeglichen menschlichen Kontaktes hinderlich sein und quälende Extremgrade subjektiver Beeinträchtigung erreichen. Eine länger dauernde Potenzstörung dürfte im allgemeinen überwiegend den Bereich von Partnerschaft und Sexualität, nicht dagegen den Beruf, das Prestige oder das orale Antriebsgebiet tangieren; jedoch kann durchaus auch das im Einzelfall vorkommen. Ein schwerer Alkoholabusus wird den Menschen meist in mehreren Lebensbereichen schädigen, seine Familienbeziehungen ebenso konflikthaft gestalten wie den Bereich von Freundschaft, Besitzplanung, Prestige und berufliche Leistungs/Wettbewerbsfähigkeit. — Neben den neurotischen Behinderungen in einzelnen Antriebsbereichen und Objektbeziehungen wird der Codierer sein besonderes Augenmerk auch auf Überkompensationen, Fehlhaltungen, Riesenerwartungen und durchbruchhafte Triebentladung lenken müssen.

Instruktion zur Gewichtung in den 4 Skalen:

Zu I: Als *körperlicher* Leidens- und Beeinträchtigungsgrad (0—6 Punkte) werden gewichtet (a) die unmittelbaren Symptome wie Schmerzen, Gehbehinderung, Körpersensationen, Beschwerden im weiteren Sinne aufgrund der psychosomatischen Symptombildungen; ferner auch (b) die gelegentlich beobachtbare Beeinträchtigung durch Folgeerscheinungen und Konsequenzen der neurotischen Symptombildungen wie z. B. der Diätzwang eines Magenresezierten nach neurotischem Ulcus oder die Kopfschmerzen eines neurotischen Unfallers oder das Stützkorsett eines Suicidenten.

Zu II: Unter dem *psychischen* Leidensdruck und Beeinträchtigungsgrad (0—6 Punkte) ist (a) das subjektiv empfundene Leid durch Ängste, Zwänge, Grübeleien, Depressionen, Hypochondrien oder Beunruhigungen zu verstehen. Weiterhin (b) haben wir aber auch den vom Patienten subjektiv evtl. gar nicht registrierten Mangel eingeschätzt, die neurotische Genußunfähigkeit in Lebensbereichen, die dem Patienten ohne seine Neurose voll zur Verfügung stünden; hedonistisch ausgedrückt: das neurotisch bedingte Lustdefizit. Dabei hatte der Beurteiler sowohl das Bild des „mittleren", „normalen", „gesunden" Menschen als Bezugsgerüst vorschweben; wie auch die wahrscheinlichen Möglichkeiten gerade dieses individuellen Patienten — hätte er nicht seine Neurose.

Zu III: In dem Score für die *sozialkommunikative* Beeinträchtigung (0—8 Punkte) sind die charakterologischen Symptome verschlüsselt wie auch sehr weitgehend die Gesichtspunkte des Grades einer neurotischen Strukturveränderung. Auch die beim sog. symptomlosen Neurotiker registrierbaren Charakterdeformationen sind hier codiert, insbesondere neurosebedingte Veränderungen, die sich in falscher oder fehlender Partnerwahl, in den Kriterien Liebes- und Arbeitsfähigkeit/Unfähigkeit ausdrücken lassen sowie in allen Einschränkungen und Behinderungen am Lebenserfolg, wenn man diesen in Befriedigung, Prestige, Leistung, Geldwert abliest. Nicht nur die im engeren Sinne durch neurotische Hemmungen verpaßten Chancen, sondern auch die durch neurotische Verwahrlosung arrangierten Behinderungen werden hier gewichtet. — Eine komplexe Beurteilung ist hier gefordert. Der Untersucher hat immer die originären Entwicklungspotenzen eines Individuums und seine biologischen Grenzen abzuschätzen und bei der Skalierung mit zu berücksichtigen.

Zu IV: In der Skala *vitale Gefährdung* (0—4 Gewichtspunkte) ist z. B. das unterschiedliche Letalitätsrisiko aufgrund von Suicidversuchen oder -gedanken zu verschlüsseln; die unmittelbare Vitalgefährdung durch psychosomatische Krankheiten wie Anorexia nerv., Asthma, Colitis etc.; wie auch die organische Folgeerscheinung psychogener Erkrankungen z. B. Ulcusperforation, einschließlich Operationsrisiko. Ferner sind charakterologische Auffälligkeiten und neurotische Verhaltensweisen hier zu skalieren, wenn sie ein vitales Risiko darstellen, wie z. B. bestimmte Fehlleistungen und Unfallneigung, lebensgefährliche Arrangements (Rennfahrerberuf, Fremdenlegionär), riskante Hobbies und auch masochistische Operationsarrangements, die medizinisch nicht indiziert waren. Ferner vitale Risiken im Gefolge von Alkoholismus, Süchten, Perversionen und Verwahrlosungen.

8.2. Katalog der neurotischen Symptome und Frequenztabellen

Tabelle 82. Frequenzen, Verteilung nach Alter, Geschlecht und Konkordanz/Eiigkeit bei 100 Zwillingsprobanden

Nr. d. Sympt.	Symptom	f	Kind/ Jgdl.	Erw.	♂	♀		Konk.	Disk.
							EZ		
							ZZ		
1	Depressive Verstimmung	26	3	23	6	20	EZ	5	3 [a]
							ZZ	1	11 [b]
2	Depress. Verhaltensäquivalente (in Motorik, Mimik etc., auch ohne subjekt. Verstimmung)	4	2	2	1	3	EZ	0	0
							ZZ	0	4
3	Suicidgedanken	11	0	11	4	7	EZ	2	2
							ZZ	0	5
4	Suicidversuche, absichtliche Autodestruktionen	7	0	7	2	5	EZ	0	3
							ZZ	0	4

[a] Fisher-Yates 1 α $p<0{,}05$.

[b] Um auf die Summe von — in diesem Falle 26 Symptomen — zu kommen, müssen die Zahlen für die konkordanten Symptome verdoppelt werden. Sie treten zweimal auf.

(Fortsetzung Tab. 82)

Nr. d. Sympt.	Symptom	f	Kind/ Jgdl.	Erw.	♂	♀	Konk. EZ	Disk. EZ	Konk. ZZ	Disk. ZZ
5	Insuffizienzgefühle (bewußt; begründet oder nicht)	3	0	3	2	1	1	0	0	1
6	Störungen der Gedächtnisfunktion	0	0	0	0	0				
7	Hypochondrische Fixierungen, Krankheitsphobien	6	0	6	4	2	1	1	0	3
8	Schizoide Symptome (Depersonalisation, sensitive Züge etc.)	3	0	3	2	1	1	1	0	0
9	Zwangshandlungen	7	1	6	3	4	0	5	0	2
10	Zwangsgedanken, -grübeleien, -befürchtungen, -impulse	11	2	9	5	6	3	4	0	1
11	Larvierte Zwänge, Pedanterien von Symptomwert	6	0	6	5	1	0	2	0	4
12	Anfälle v. freiflottierender Angst, Todes-Angst, Angst bei Trennung von der Mutter oder Partner	7	3	4	3	4	0	3	0	4
13	Phobien (Agora-, Claustro-, Tier-, Dunkel-, Gewitter-, Einbrecher-, Höhenphobie)	44	10	34	14	30	6	4	9	10
14	Sonstige Ängste, allgem. Ängstlichkeit, Schreckhaftigkeit	3	0	3	1	2	0	0	0	3
15	Schlafstörungen (Ein-, Durchschlafstörung)	25	5	20	6	19	4	4	2	9
16	Schlafhandlungen (Sprechen, Pavor nocturnus etc.)	11	4	7	9	2	1	0	1	7
17	Patholog. Schlafbedürfnis, Schlaf„sucht“, Ermüdungs- und Erschöpfungszustände	6	0	6	2	4	0	2	1	2
18	Tagträumereien, Wachphantasien	1	0	1	1	0	0	1	0	0

(Fortsetzung Tab. 82)

Nr. d. Sympt.	Symptom	f	Kind/ Jgdl.	Erw.	♂	♀	Konk. EZ	Disk. EZ	Konk. ZZ	Disk. ZZ
19	Sonstige (unter Nr. 1—18 nicht klassifizierbare) psychische Symptome	2	2	0	2	0	1	0	0	0
20	Borderlinie	0	0	0	0	0				
21	Anorexien mit registrierbarem Untergewicht	27	15	12	15	12	4	6	3	7
22	Übelkeit, Brechreiz, Erbrechen	10	4	6	4	6	1	3	1	3
23	Globus hyster., Cardiospasmus, Schluckstörung, Aerophagie	0	0	0	0	0				
24	Hyperphagie (mit Übergewicht)	8	1	7	2	6	1	1	2	1
25	Sonst. Appetitstörg.: Wechsel von Fett- und Magersucht, spezifische Speiseabneigung, Unfähigkeit in Gemeinschaft zu essen	6	3	3	4	2	0	2	0	4
26	Sodbrennen, Gastritis, Magenbeschwerden (ohne Ulcus)	30	0	30	12	18	3	9	2	11
27	Ulcus ventriculi u./o. duodeni	6	1	5	5	1	0	0	2	4
28	Sonstige Oberbauchbeschwerden ohne organische Ursache	0	0	0	0	0				
29	Obstipation	15	2	13	4	11	1	5	1	6
30	Diarrhoen, Enkopresis, Flatulenz, Colitis und sonstige Darmerkrankungen	4	1	3	1	3	0	1	0	3
31	Da-Costa-Syndrom, Asthma bronch.	6	1	5	1	5	1	2	0	2
32	Hyperhidrosis	3	0	3	3	0	0	1	1	0
33	Sonstige Hauterkrankungen (Pruritus, Urticaria, Quincke-ödem, Ekzem etc).	7	2	5	4	3	1	2	1	1

(Fortsetzung Tab. 82)

Nr. d. Sympt.	Symptom	f	Kind/ Jgdl.	Erw.	♂	♀	Konk. EZ	Disk. EZ	Konk. ZZ	Disk. ZZ
34	Störungen der höheren Sinnesorgane (Seh-, Hör-, Sensibilitäts-Störung)	2	1	1	1	1	0	1	0	1
35	Herzbeschwerden mit Schmerz-, Druck-, Engegefühl	7	2	5	4	3	0	4	1	1
36	Herzbeschwerden als Rhythmus- oder Frequenzänderung empfunden	5	0	5	1	4	0	3	0	2
37	Sog. „Herzklopfen“ ohne Frequenzsteigerung	4	0	4	1	3	0	4	0	0
38	Undifferenzierbares Mischsymptom von 35—37	5	0	5	2	3	0	0	0	3
39	Erröten (ohne ausgeprägt sensitiv-phobische Komponente, sonst Nr. 8)	2	0	2	0	2	0	1	0	1
40	Sog. Kreislaufbeschwerden (Kollaps, Schwindel, Hypotonien etc.)	11	1	10	2	9	1	4	0	5
41	Hypertension	1	0	1	1	0	0	1	0	0
42	Periphere Durchblutungsstörung, Erblassen	6	0	6	3	3	0	2	0	4
43	Kopfschmerzen überwiegend an Stirn, Augen, Schläfen	5	0	5	4	1	0	3	0	2
44	Kopfschmerzen überwiegend an Nacken/Hinterkopf	2	0	2	0	2	0	1	0	1
45	Migräne oder sonstige Kopfschmerzen ohne bevorzugte Lokalisation	20	2	18	8	12	1	6	3	6
46	Allgemeine motorische Unruhe, „Nervosität“, Ungeschicklichkeit, Unfaller	15	7	8	8	7	0	5	2	6
47	Stottern, Schreib- und Berufskrämpfe	15	9	6	13	2	1	2	1	9

(Fortsetzung Tab. 82)

Nr. d. Sympt.	Symptom	f	Kind/ Jgdl.	Erw.	♂	♀	EZ Konk.	EZ Disk.	ZZ Konk.	ZZ Disk.
48	Astasie, Abasie, sonstige Gangstörungen, Lähmungen	2	0	2	0	2	0	1	0	1
49	Tics, Tremor, Stereotypien (Jaktationen, Zähneknirschen, Torticollis)	12	7	5	7	5	2	2	1	4
50	Myalgien, sog. rheumatische Beschwerden, HWS- und LWS-Syndrome	8	1	7	1	7	0	3	1	3
51	Enuresis nocturna	9	8	1	5	4	1	2	0	5
52	Sonstige Miktionsstörungen (Enuresis diurna, Pollakisurie, Miktionshemmung in öffentlichen Aborten)	10	3	7	4	6	2	3	0	3
53	♂ Potenzstörungen (erektiv, Ejaculatio praecox etc.)	5	0	5	5	0	0	2	1	1
54	♀ Frigidität, Anorgasmie, Vaginismus	11	0	11	0	11	2	4	0	3
55	Alibidinie und sonstige Störungen der Sexualfunktionen	8	0	8	3	5	0	3	2	1
56	Sonstige urogenitale Erkrankungen (Dys-, und Amenorrhoe, Fluor vaginalis, „Reizblase" etc.)	15	0	15	1	14	2	3	2	4
57	Sonstige psychosomatische Störungen (fragliche Hyperthyreose, prämenstruelle Brustschmerzen, diffuse vegetative Symptome)	7	0	7	1	6	0	3	0	4
58	Nägelknabbern (-pflücken, -reißen), Trichotillomanie	18	11	7	10	8	2	1	1	11
59	Exzessive Onanie	2	1	1	1	1	0	1	0	1
60	Homosexualität, Perversionen	3	1	2	2	1	0	1	0	2

(Fortsetzung Tab. 82)

Nr. d. Sympt.	Symptom	f	Kind/ Jgdl.	Erw.	♂	♀	Konk. EZ	Disk. EZ	Konk. ZZ	Disk. ZZ
61	Alkoholabusus	3	0	3	2	1	0	2	0	1
62	Nicotinabusus (durchschnittlich über 20 Zigaretten tägl.)	5	0	5	4	1	1	1	0	2
63	Medikamentenabusus, Drogenabhängigkeit	3	0	3	1	2	1	0	0	1
64	Aggressive Verwahrlosung (Schläger, wiederholte Rausch-Verkehrsdelikte)	10	4	6	9	1	2	1	0	5
65	Sexuelle Verwahrlosung (Prostitution)	0	0	0	0	0				
66	Orale Verwahrlosung (Diebstahl, Betrug etc.)	13	3	10	9	4	3	2	1	3
67	Fortlaufen, Schwänzen, Lügen, Pseudologien, Arbeitsbummelei	6	2	4	5	1	1	0	0	4
68	Sonstige Verwahrlosungen	0	0	0	0	0				
69	Rentenneurotisches Fehlverhalten	0	0	0	0	0				
70	Trödeln, Bummeln	1	1	0	0	1	0	0	0	1
71	Erziehungsschwierigkeiten leichten und mittleren Grades (soweit nicht 64—67 oder 75—76	9	8	1	7	2	1	2	0	5
72	Sonstige regressive Verhaltensstörungen (Daumenlutschen, Clownerien, Mutismus)	15	13	2	9	6	2	2	2	5
73	Schulschwierigkeiten im Sinne von Leistungsversagen (soweit nicht inadäquat beschult)	20	14	6	13	7	3	1	4	5
74	Arbeits- u. Berufsschwierigkeiten im Sinne von objektivierbarem Versagen	13	0	13	8	5	2	2	1	5
75	Verhaltensstörungen in der Schule oder Beruf (unabhängig von der Leistung)	4	4	0	3	1	1	0	0	2

(Fortsetzung Tab. 82)

Nr. d. Sympt.	Symptom	f	Kind/ Jgdl.	Erw.	♂	♀	EZ Konk.	EZ Disk.	ZZ Konk.	ZZ Disk.
76	Wut- und motorische Erregungsausbrüche mit zwischenmenschlichen Komplikationen	6	2	4	5	1	1	2	0	2
77	Kontakthemmung, Distanzlosigkeiten u. a. Fehlverhalten, kindl. Hospitalismus	30	8	22	15	15	6	4 [c]	2	10
78	Sonstige charakterologische Schwierigkeiten (nur z. T. neurotisch, schulische Fehleinstufung etc.)	4	1	3	2	2	1	0	0	2

[c] Fisher-Yates 1 α $p<0{,}05$.

8.3. 100 Zwillinge: Symptomatik, Neurosenschwere, Frühgenese

Die folgende Zusammenstellung enthält die eruierten neurotischen Symptome. Sie sind stichwortartig den Einzelprobanden zugeordnet unter gleichzeitiger Angabe der neurotischen Strukturdiagnose, der skalierten Neurosenschwere und des Grades der frühkindlichen Umweltbelastung. Bei der Reihenfolge der aufgeführten Beschwerden nehmen wir keine Rücksicht auf klassifikatorisch-nosologische Gesichtspunkte. Wir richten uns nur nach ihrer Akzentuierung im gesamten neurotischen Krankheitsbild: Die wesentlicheren Leitsymptome finden sich vor dem Bindestrich und sind dadurch von den Nebensymptomen abgehoben. — Insgesamt sind die Symptome hier weiter aufdifferenziert als in der Tabelle 82; ihre Gesamtzahl erscheint deshalb größer. Wir zählen hier z. B. verschiedene Phobien eines Probanden auf, die in der Tabelle 82 als ein Symptom zusammengefaßt registriert sind. — Die Benennung der Symptome folgt gelegentlich einer umgangssprachlichen Ausdrucksweise der Patienten („Konzentrationsstörungen") oder der von ihnen referierten früheren ärztlichen (Fehl)diagnose, z. B. Schilddrüsenüberfunktion, Kreislaufstörungen etc.

Die Altersangabe bezieht sich jeweils auf den Stichtag der ersten tiefenpsychologischen Untersuchung im Rahmen des Forschungsprojektes. Die Zeitdistanz von der ersten dokumentierten poliklinischen Untersuchung des Indexfalles als Patient bis zur Untersuchung beider Paarlinge durch den Autor betrug 0 bis maximal 19 Jahre; die Zeitspanne von unserer ersten Untersuchung über den Verlauf bis zur letzten katamnestischen Kontrolle umfaßt bis zu 9 Jahren; einige durch mich selbst behandelte Zwillinge kenne ich noch länger.

Legende: A = Indexfall, ehemaliger Patient.
B = dessen Zwillingsgeschwister.
Z I = Erstgeborener. Z II = Zweitgeborener.
EZ = eineiiges Zwillingspaar.
ggZZ = gleichgeschlechtiges zweieiiges Zwillingspaar.
PZ = männlich/weiblich Pärchenzwillinge.
Score = Neurosenschwereeinstufung, Summenwert zwischen 0 und 24 möglich.
() = der erste Wert in Klammern bedeutet körperliche Beeinträchtigung, der zweite psychische, der dritte sozialkommunikative und der vierte die vitale Gefährdung.
FG = Frühgenese; zusammenfassende Beurteilung der frühkindlichen Entwicklungsbedingungen entsprechend dem Schlüsselverzeichnis auf Seite 73, Kap. 5.1.2.4.; 0 = keine, 1 = leichte, . . . , 8 = schwere Belastungen.

Paar 1: 15jähr. PZ. A = männl., Z II

A: Stottern, allgemeine motorische Unruhe bei Aggressionshemmung, mangelnde Ausdauer, Schulleistungsschwäche (nur z. T. psychogen). — Nägelknabbern, Appetitmangel. — Diagn.: Depressiv-zwangsneurotische Struktur.
Score: 10 (2—4—4—0). — FG: 6
B: Höhenschwindel. — Nausea/Erbrechen bei Busfahrten, zwanghaft übertriebenes Pflichtbewußtsein. — Diagn.: Hysterisch-zwangsneurotisch.
Score: 5 (1—2—2—0). — FG: 4

Paar 2: 32jähr. weibl. EZ. A = Z I

A: Schulter-Arm-Syndrom, charakterneurotisches Ehearrangement, Dysmenorrhoe. — Frigidität, Hyperphagie mit Adipositas, Gastritis, Obstipation, Einschlafstörung, Weinen, Ängste um den Partner, Kontaktschwäche, mehrfache Operationen. — Diagn.: Mischstruktur mit depressiven Akzenten.
Score: 12 (4—4—3—1). — FG: 1
B: Nacken-Hinterkopfschmerz, ausgedehnte Kontroll- und Waschzwänge, Magensymptomatik. — Frigidität, Schwindel, Herzbeschwerden, (fragwürdige) Schilddrüsenüberfunktion, Depressionen, neurotische Partnerproblematik und Ehekonflikte. — Diagn.: Mischstruktur mit hysterischen Akzenten.
Score: 14 (4—4—6—0). — FG: 1

Paar 3: 25jähr. männl. EZ. A = Z II

A: Magenulcus (Zust. n. Resektion), Kopfschmerzen, Kontaktscheu, längere Arbeitsunfähigkeit durch Rentenbegehren und neurotische Leistungsstörung. — Labiler Hypertonus, Herzneurose, Ordnungs- und Grübelzwänge, Tagträumereien, Vermeidung in Gesellschaft zu essen. Als Kind: Enuresis nocturna, Pavor nocturnus und Noctambulismus. — Diagn.: Mischstruktur mit depress. Akzenten.
Score: 11 (4—3—3—1). — FG: 6
B: Psychogene Herzschmerzen, Da-Costa-Syndrom, aggressive Durchbrüche, gelegentl. Alkoholabusus. — Kontaktschwierigkeiten, Höhenschwindel, morgendliches Erbrechen und Tremor. Neuerdings akute Magensymptomatik. Als Kind: Noctambulismus. — Diagn.: Zwangsneurotische Struktur mit Phasen ausgeprägter Ich-Schwäche.
Score: 7 (2—1—4—0). — FG: 5

Paar 4: 35jähr. weibl. gg ZZ. A = Z II

A: Mehrjährige „hysterische Blindheit", Extremitätenschmerzen, depressive Verstimmung, Unfallneigung; Magenbeschwerden (Ulcus, Zust. n. Resektion). Ein Suicidversuch, Agoraphobie, Schwimmphobie. — Diagn.: Hysterisch-depressive Struktur mit hysterischen Primitivreaktionen; jahrelang wegen Neurose arbeitsunfähig.
Score: 17 (6—3—6—2). — FG: 1
B: Paroxysmale Tachykardien, schmerzhaftes HWS- und LWS-Syndrom, neurotische Kontaktscheu und Partnerlosigkeit. — Sog. Schilddrüsenüberfunktion, Kreislaufbeschwerden, allergische Diarrhoen, Acrodynie, Suicidgedanken, ideologische Abwehrformen. — Diagn.: Zwangsneurotisch-hysterische Struktur.
Score: 9 (4—1—4—0). — FG: 1

Paar 5: 8jähr. männl. EZ. A = Z I

A: Schulphobie mit Fortlaufen, Trotzreaktionen, Zahnarztphobie, Schulleistungsschwäche (z. T. legasthenisch), depressive Reaktionen. — Höhenschwindel, Nausea im Bus, Appetitmangel, Daumenlutschen, Kontaktschwierigkeiten, Sprachstörung mit spezifisch falschem Satzbau. — Später: Aggressiver Durchbruch in der Pubertät, Frustrationsintoleranz. — Diagn.: Mischstruktur mit hysterischen Akzenten.
Score: 12 (2—3—6—1). — FG: 1
B: Schulleistungsschwäche (z. T. legasthenisch), gelegentlich Erziehungsschwierigkeiten. — Nausea im Bus, Sprachstörung mit spezifisch falschem Satzbau. — Später: Unauffällig. — Diagn.: Mischstruktur mit zwangsneurotischen Akzenten.
Score: 6 (2—2—2—0). — FG: 1

Paar 6: 10jähr. PZ. A = männl., Z I

A: Anorexie, Ekelreaktion gegen Fett und Fleisch, zwangsneurotische Eßrituale, Ulcus duodeni, Verhaltensstörung in der Schule. — Allgemeine Gehemmtheit, Kontaktstörung, Pavor nocturnus. — Diagn.: Depressive Struktur.
Score: 11 (3—3—4—1). — FG: 3

B: Nägelknabbern, Einschlafstörung, Weinerlichkeit. — Lispeln, passagere Anorexie, Blinzeltic, Stottern, Pavor nocturnus. — Diagn.: Mischstruktur mit depressiven Akzenten (und masochistischen Zügen).
Score: 6 (2—2—2—0). — FG: 2

Paar 7: 29jähr. männl. EZ. A = Z II

A: Ausgebreitete Zwangsgrübeleien und Ordnungszwänge, Dunkelängste, Leichenphobie, Kontaktstörung, Partnerprobleme. — Penishypochondrie, Miktionsstörung (in öffentl. WC), Potenzstörung, Obstipation, Kopfschmerzen, Magenbeschwerden, Kreislaufkollaps. — Diagn.: Zwangsneurotische Struktur.
Score: 12 (2—6—4—0). — FG: 1

B: Passager Zwangsgrübeleien. — Dunkelphobie, Penishypochondrie, Miktionsstörung (in öffentl. WC), Magenbeschwerden, Partnerprobleme. — Diagn.: Zwangsneurotische Struktur.
Score: 7 (1—3—3—0). — FG: 1

Paar 8: 32jähr. weibl. EZ. A = Z II

A: Frigidität. — Alibidinie, Fluor vaginalis, Magenbeschwerden, Spinnenphobie, Kontrollzwänge. Unfallneigung. — Diagn.: Hysterische Struktur mit zwangsneurotischer Überkompensation.
Score: 8 (2—3—3—0). — FG: 1

B: Prämenstruelle Mammaschmerzen. — Fluor vaginalis, gelegentlich Zwangsgrübeleien, etwas phobisch. — Diagn.: Hysterische Struktur mit zwanghaften und schizoiden Zügen.
Score: 5 (3—1—1—0). — FG: 1

Paar 9: 24jähr. männl. gg ZZ. A = Z I

A: Manif. Homosexualität (Grad 6), jahrelange neurotische Arbeitsunfähigkeit mit parasitärem Lebenswandel, anhaltend depressive Verstimmung, mindestens 4 ernsthafte Selbstmordversuche. Extreme Triebregression, vielfältige Ersatzbefriedigung, erheblicher Leidensdruck. Appetitzüglerabusus als Stimulans. Kontaktstörung. — Parästhesien, multiple vegetative Beschwerden, erektive Impotenz. — Katamnese: 3 Jahre später Suicid. — Diagn.: Depressive Neurosenstruktur mit erheblicher Ich-Schwäche und hysterischen Zügen. Perversion.
Score: 20 (3—6—7—4). — FG: 1

B: Passager Alkoholabusus, Nicotinabusus. — Zeitweilig Fortlaufen aus beruflichen und emotionalen Bindungen (Seefahrer), aggressives Fehlverhalten (Schlägereien). Suicidgedanken, Ejaculatio praecox, Kontaktstörung. — Diagn.: Hysterische Struktur mit depressiven Zügen.
Score: 8 (1—2—4—1). — FG: 1

Paar 10: 30jähr. PZ. A = männl., Z I

A: Chron. Stottern, Hyperphagie mit Adipositas. — Nicotinabusus, larvierte Zwänge, Unfallneigung, Schlafhandlungen. — Diagn.: Zwangsneurotische Struktur.
Score: 7 (2—2—2—1). — FG: 1

B: Leichte Adipositas, passager Frigidität und neurot. Ehearrangement. — Arbeitsstörung mit Lehrabbruch, Mono- und Höhenphobie, Kopfschmerzen, Sodbrennen. — Diagn.: Mischstruktur mit depressiven Akzenten.
Score: 9 (1—4—4—0). — FG: 1

Paar 11: 53jähr. männl. EZ. A = Z II

A: Schwere Herzneurose mit pectanginösen Schmerzen, Rhythmusstörung, anfallsweise Tachykardien; extreme Hemmungen im sexuellen partnerschaftlichen sowie oralen Bedürfnisbereich mit Leistungsüberkompensation. — Durchschlafstörung, Stirn-Augen-Kopfschmerz, Magenulcera, fragl. latente Tetanie, ätiolog. ungeklärter Tränenfluß. Hypochondrische Züge. — Katamnese s. S. 142. — Diagn.: Zwangsneurotische Struktur.

Score: 18 (5—4—7—2). — FG: 1
B: — Passager Höhenschwindel, allgemeine Unruhe, sog. „Nervosität". Kurzfristig regressive Züge. — Diagn.: Neurotoide Struktur.
Score: 2 (0—1—1—0). — FG: 1

Paar 12: 42jähr. weibl. gg ZZ. A = Z I

A: Herzneurose mit Schwindel, Astasie, periphere Durchblutungsstörungen, Claustrophobie; Ein- und Durchschlafstörung; Fluor, Frigidität, Dysmenorrhoen, neurotische Partnerproblematik; Obstipation, Magenbeschwerden. — Sog. Hyperthyreose, Da-Costa-Syndrom. Mehrere OP wegen psychosomat. Beschwerden. — Diagn.: Mischstruktur mit zwangsneurotischen Akzenten.
Score: 14 (5—3—4—2). — FG: 1
B: — Gelegentlich leichte Verstimmungen. — Diagn.: Neurotoide Struktur.
Score: 2 (0—1—1—0). — FG: 1

Paar 13: 33jähr. weibl. EZ. A = Z I

A: Hochgr. Angstsymptomatik mit vegetativen Begleitsymptomen; Agora-, Mono-, Claustro- und Höhenphobie; depressive Verstimmungen; längere Arbeitsunfähigkeit. Frigidität, Astasie, Abasie. Ein- und Durchschlafstörung. — Herzbeschwerden, Kreislaufkollaps, Facialistic, fibrilläre Zuckungen; Nausea, Suicidgedanken, larvierte Zwänge, Kopfschmerzen, Schweißausbrüche, Appetitstörung. — Diagn.: Depressiv-hysterische Struktur.
Score: 15 (5—5—4—1). — FG: 1
B: Schulter-Arm-Syndrom, leichte Erregbarkeit (sog. Schilddrüsenüberfunktion), Gastritis, Diarrhoen. — Claustro-, Höhen-, Autofahr- und Wasserphobie; Herzbeschwerden, Kopfschmerzen, Tremor, fibrilläre Zuckungen, Einschlafstörung; Kontrollzwänge, Weinen, allgemeine Erschöpfbarkeit, Tränenfluß. — Katamnestisch: Stärkere Angstsymptomatik, stärkere Konkordanz. — Diagn.: Mischstruktur mit hysterischen Akzenten.
Score: 8 (3—3—1—1). — FG: 1

Paar 14: 20jähr. weibl. gg ZZ. A = Z II

A: Chron. Obstipation, Schulter-Arm- und LWS-Syndrom. — Insektenphobie. Anorexie, Magenbeschwerden, Erbrechen, Nägelknabbern, Stimmungsschwankungen, Schulschwierigkeiten, Kontaktschwäche, infantiles Agieren. — Diagn.: Hysterisch-depressive Struktur.
Score: 7 (4—2—1—0). — FG: 6
B: — Anorexie, Übelkeit, Erbrechen, Stimmungsschwankungen, Spinnenphobie, Dysmenorrhoen. — Diagn.: Hysterisch-zwangsneurotische Struktur.
Score: 6 (2—2—1—1). — FG: 5

Paar 15: 24jähr. männl. EZ. A = Z I

A: Stottern. — Allerg. Rhinitis, Gastritis, Kopfschmerzen, (nur teilweise neurotische) Schulleistungsschwäche. — Diagn.: Zwangsneurotische Struktur.
Score: 9 (3—2—4—0). — FG: 4
B: Stottern. — Stirnkopfschmerzen, Herzbeschwerden, passager Kontrollzwänge, (nur teilweise neurotische) Schulleistungsschwäche. — Katamnestisch: Ebenfalls Rhinitis. — Diagn.: Zwangsneurotische Struktur.
Score: 7 (2—2—3—0). — FG: 4

Paar 16: 24jähr. weibl. EZ. A = Z I

A: Depressionen, Suicidversuch, Suicidgedanken, Übergewicht. — Zwangsgrübeleien, Einschlafstörung, Herzsymptomatik, Ekelreaktion vor Blut. — Diagn.: Depressive Struktur. Neben der Neurose Debilität. (IQ 68).
Score: 11 (1—5—3—2). — FG: 4
B: Kontrollzwänge, Zwangsgrübeleien, Depressionen. — Ein- und Durchschlafstörung, Übergewicht, Herzklopfen, Suicidgedanken, phobische Reaktion gegenüber Blut. — Diagn.: Depressiv-zwangsneurotische Struktur. Außerdem Debilität. (IQ 61).
Score: 12 (2—5—4—1). — FG: 4

Paar 17: 42jähr. männl. gg ZZ. A = Z II

A: Obstipation. — Magenbeschwerden, Kopfschmerzen, herzneurotische und hypochondrische Züge. Oral und aggressiv gehemmt. — Diagn.: Zwangsneurotische Struktur.
Score: 7 (3—1—3—0). — FG: 1

B: — Passager Kopfschmerzen, minimale Bedürfnisreduktion im oralen und expansiven Bereich. — Diagn.: Keine ausgeprägte Neurosenstruktur.
Score: 2 (1—0—1—0). — FG: 1

Paar 18: 31jähr. weibl. EZ. A = Z II

A: Schwere Erythrophobie, Zwangsgrübeleien mit paranoid phobischen Zügen. Agora-, Spinnenphobie, Frigidität. — Depressionen, Suicidversuch, Suicidgedanken; neurotische Leistungsstörungen mit Schul- und Berufsabbruch; Miktionsbeschwerden, Magenschmerzen, Erbrechen, Schwindel. — Diagn.: Überwiegend hysterische Struktur mit zwanghaften Zügen.
Score: 15 (4—6—3—2). — FG: 3

B: Frigidität, Alibidinie, Miktionsbeschwerden (sog. Reizblase), neurot. Partner-Ehe-Problematik. — Spinnen-, Motten-, Gaststättenphobie; Grübeleien um den Tod, vegetative Reaktionen und Herzbeschwerden bei allgemeinen Belastungssituationen; Appetitmangel, Magenbeschwerden, Fluor vaginalis. — Diagn.: Hysterische Struktur.
Score: 12 (4—4—4—0). — FG: 2

Paar 19: 9jähr. weibl. gg ZZ. A = Z I

A: — Schulschwierigkeiten, Kontaktstörungen, Kopfschmerzen, larvierte Depression, Gelenkbeschwerden (psychogen?). — Diagn.: Depressive Struktur.
Score: 7 (2—3—2—0). — FG: 4

B: Starke Dunkel- und Einbrecherphobie; Feuer-, Hunde-, Spinnen- und Spritzenphobie, Schlafstörung; ausgeprägte transvestitische Züge. — Enuresis diurna, Pollakisurie; Ekel gegen gallertige Speisen. — Diagn.: Hysterisch-depressive Struktur.
Score: 11 (3—6—2—0). — FG: 4

Paar 20: 7jähr. männl. EZ. A = Z I

A: Psych., intellekt. und sprachl. Entwicklungsrückstand als Folge von Zwillingsfrühgeburt und Heimschaden; aggressive Erziehungsschwierigkeiten. — Strabismus divergens; Stammeln, Ängste um den Bruder, Daumenlutschen, Spielhemmung. — Diagn.: Neurosenstruktur nicht eindeutig. (IQ 80).
Score: 9 (2—2—4—1). — FG: 4

B: Psych. und intellekt. Entwicklungsrückstand als Folge von Zwillingsfrühgeburt und Heimschädigung; Obstipation, Appetitmangel. — Strabismus divergens; Zwangsbefürchtung, Mutter könnte sterben; Spielhemmung, Daumenlutschen, Pollakisurie. — Diagn.: Neurosenstruktur nicht eindeutig. (IQ 83).
Score: 9 (2—2—3—2). — FG: 4

Paar 21: 12jähr. PZ. A = weibl. (Geburtsrangfolge unbekannt)

A: Erhebl. Verhaltens- und Erziehungsschwierigkeiten, exzessive Onanie, allgem. motor. Unruhe, Bummeln, Schulleistungsversagen, Schulstören. — Nägelknabbern, Noctambulismus, gelegentl. Enuresis nocturna, Asthmaanfälle. — Diagn.: Hysterisch-depressive Neurosenstruktur; Hospitalismussyndrom nach zahlr. frühkindl. Heimaufenthalten.
Score: 10 (1—3—5—1). — FG: 7

B: Schulleistungsschwäche, Schwänzen, Streunen, motorische Unruhe, Überlebhaftigkeit. — Jaktationen, Stottern, Daumenlutschen, Nägelknabbern, gelegentl. Diebstähle, larvierte Depressionen. — Diagn.: Depressiv schizoide Neurosenstruktur bei Hospitalismus durch zahlr. frühkindl. Heimaufenthalte.
Score: 6 (0—3—3—0). — FG: 7

Paar 22: 11jähr. männl. EZ. A = Z II

A: Facialis- und Lippenlecktic; Grimassieren, motorische Unruhe. — Appetitstörung, Kopfschmerzen, Kontaktschwierigkeiten, Schüchternheit, Aggressionsgehemmtheit, Lärmempfindlich-

keit, (numuläres Ekzem). — Diagn.: Kindl. Neurose mit zwangsneurot. Zügen [126]. (IQ 111, verb. 101, handl. 120).
Score: 6 (2—1—3—0). — FG: 3
B: — Passager Blinzeltics, Appetitstörung, (numuläres Ekzem an derselben Stelle). — Diagn.: Kindl. Neurose mit zwangsneurotischen Zügen. (IQ 111, verb. 103, handl. 118).
Score: 2 (1—1—0—0). — FG: 3

Paar 23: 14jähr. PZ. A = männl., Z II
A: Durchbruchhaft motor. Unruhe, zwanghaftes Sparen, gelegentl. Stottern, Phobien (flatternde Tiere, Wasser). — Orthostatische Beschwerden (Nausea, Kopfschmerzen). — Diagn.: Zwangsneurotisch schizoide Neurosenstruktur. (IQ 107).
Score: 13 (3—3—6—1). — FG: 6
B: Insektenphobie, Wasserscheu, Prüfungsängste. — Appetitmangel mit deutl. Untergewicht. — Diagn.: Hysterisch zwangsneurotische Struktur. (IQ 87).
Score: 6 (2—2—2—0). — FG: 5

Paar 24: 23jähr. weibl. gg ZZ. A = Z I
A: Chron. Gastritis, Appetitmangel, Kopfschmerzen, Dysmenorrhoen, Frustrationsintoleranz mit aggressiver Steuerungsschwäche und Arbeitsstellenwechsel. Schul- und Berufsschwierigkeiten (teilweise begabungsbedingt). — Insekten- u. Dunkelphobie. — Diagn.: Mischstruktur mit depressiven Akzenten.
Score: 10 (4—4—2—0). — FG: 6
B: — Gelegentlich Magenbeschwerden, Obstipation, Kopfschmerzen, Dysmenorrhoen, Kontrollzwänge. — Diagn.: Hysterisch zwanghafte neurotoide Struktur.
Score: 4 (2—1—1—0). — FG: 5

Paar 25: 12jähr. weibl. gg ZZ. A = Z II
A: Schwere chron. Enuresis nocturna et diurna, Schulleistungsschwierigkeiten (z. T. begabungsbedingt). — Enkopresis diurna, Obstipation, Hundephobie, leichtes Stottern, Blinzeltic, Hypermotorik mit Grimassieren. — Diagn.: Kindliche Neurose, leichter frühkindlicher Hirnschaden nicht sicher auszuschließen.
Score: 10 (4—3—3—0). — FG: 1
B: — Leichte Ein- und Durchschlafstörung, Hundephobie, gelegentl. Stottern, „Nervosität", Juckreiz, Blinzeltic. — Diagn.: Leichte kindl. Neurose.
Score: 5 (2—2—1—0). — FG: 1

Paar 26: 2;3jähr. PZ. A = männl., Z I
A: Erheblich verstärkte Trotzreaktionen, Jaktationen, Angst bei Trennung von der Mutter. — Appetitstörung, Clownerien. — Katamnese: 5;10jährig weitgehend symptomfrei. — Diagn.: Kindl. Neurose. (IQ 100).
Score: 6 (0—3—2—1). — FG: 1
B: — Passager Hyperphagie mit Übergewicht, neurot. Gefügigkeit, Clownerien. — Diagn.: Neurotoid. (IQ 114).
Score: 2 (0—1—1—0). — FG: 1

Paar 27: 21jähr. PZ. A = männl., Z I
A: — Gelegentlich hypochondrische Befürchtungen, Schüchternheit, Ängstlichkeit, Ordnungszwänge, Pedanterien. — Diagn.: Neurotoide Mischstruktur mit zwangsneurotischen Akzenten.
Score: 4 (0—2—2—0). — FG: 2
B: Depressionen, erhebliche Kontaktscheu, Schulschwierigkeiten (z. T. begabungsbedingt), Frustrationsintoleranz mit Weinen. — Daumenlutschen, Nägelknabbern, Mundtic, Tierphobie, Wasserscheu. — Diagn.: Mischstruktur m. depress. Akzenten.
Score: 8 (1—3—4—0). — FG: 3

[126] Die Diagnose „kindliche Neurose" wird dort gestellt, wo die Psychogenese der Symptomatik diagnostisch gesichert erscheint, eine Differenzierung nach einzelnen Neurosenstrukturformen jedoch aus Alters- und entwicklungspsychologischen Gründen noch nicht möglich ist.

Paar 28: 6jähr. weibl. EZ. A = Z I

A: Enuresis nocturna permanens. — Nägelknabbern, Fingerlutschen, Appetitstörung. — Diagn.: Kindl. Neurose. (IQ 103).
Score: 9 (3—3—3—0). — FG: 3
B: — Gelegentlich Daumenlutschen, nächtl. Pollakisurie. — Diagn.: Gesund. (IQ 100).
Score: 2 (0—1—1—0). — FG: 2

Paar 29: 9jähr. männl. EZ. A = Z II

A: Sehr schwere Verhaltensstörung im schulischen, häuslichen und Freizeitbereich; Aggressionen, Erregungsdurchbrüche, motorische Unruhe; Stehlen, Streunen, Bummeln, Lügen. — Enuresis nocturna et diurna, Appetitstörung, Nägelknabbern. — Diagn.: Kindl. Neurose mit erheblicher Ich-Schwäche. (IQ 102, EEG im Normbereich).
Score: 14 (2—4—7—1). — FG: 4
B: Aggressive Verwahrlosung mit Schulverhaltensstörung, Erregungsdurchbrüchen, motorischer Unruhe; Schulleistungsschwäche; Stehlen. — Enuresis nocturna et diurna, Appetitstörung, Nägelknabbern, Blinzeltic. — Diagn.: Kindl. Neurose mit Ich-Schwäche. (IQ 110, EEG unauffällig).
Score: 13 (2—3—7—1). — FG: 4

Paar 30: 7jähr. männl. EZ. A = Z II (Geburtsrangfolge fraglich)

A: Appetitmangel. — Geringfügig. sprachlicher und intellekt. Entwicklungsrückstand (Stammeln). — Diagn.: Kindl. Neurose mit Entwicklungsverzögerung. (IQ 88; katamnestisch anderthalb Jahre später IQ 100).
Score: 5 (2—2—1—0). — FG: 1
B: Appetitmangel. — Leichter sprachlicher und intellekt. Entwicklungsrückstand. — Diagn.: Kindl. Neurose mit Entwicklungsverzögerung. (IQ 88, später IQ 97).
Score: 4 (2—2—0—0). — FG: 1

Paar 31: 36jähr. weibl. gg ZZ. A = Z I

A: Chron. Anorexie (13 kg Untergewicht); chronif. Kopfschmerzen, Einschlafstörung. — Höhenschwindel, Duodenitis, (Cholelithiasis mit Operationen); riskantes Partnerarrangement, neurot. Berufsschwierigkeiten nach abgeschl. Univ.-Studium. — Diagn.: Zwangsneurotisch schizoide Struktur.
Score: 14 (4—3—4—3). — FG: 1
B: Chronif. Kopfschmerzen, Depressionen. — Höhenschwindel, Partnerproblematik, unbefriedigter beruflicher Ehrgeiz. — Diagn.: Zwangsneurotisch hysterische Struktur.
Score: 8 (3—2—3—0). — FG: 1

Paar 32: 31jähr. weibl. EZ. A = Z I

A: Schwere Anorexia nervosa (Minimalgewicht ca. 30 kg) mit jahrzehntelanger sekundärer Amenorrhoe, Obstipation, Erbrechen, Lebensmitteldiebstählen, Medikamentenabusus (Thyreoidin, Laxantien); Partnerlosigkeit und extreme menschliche Isolierung; Depressionen, Suicidgedanken, Schlafstörungen; passager psychogene Arbeitsstörungen; jahrelange Arbeitsunfähigkeit wegen Tbc, exogener Psychose (durch Tuberkulostatica) und Kachexie. — Diagn.: Depressiv schizoide Struktur.
Score: 23 (6—5—8—4). — FG: 4
B: Schwere chron. Anorexia nervosa mit üblichen Symptomen (Obstipation, sek. Amenorrhoe, Erbrechen, Tablettenabusus, Ladendiebstähle), extreme Kontaktstörung, Alibidinie; mehrere ernsthafte Suicidversuche, Depressionen, Alkoholabusus; Schlafstörungen, Zahnausfall. Jahrelang arbeitsunfähig und Klinikaufenthalte. — Gastritis, Kreislaufbeschwerden, Kopfschmerzen. — Diagn.: Depressive Struktur mit deutlicher Ich-Schwäche.
Score: 21 (4—5—8—4). — FG: 4

Paar 33: 23jähr. weibl. EZ. A = Z I

A: Herzneurose, Agoraphobie, Höhenphobie, Appetitmangel mit Untergewicht. — Sodbrennen, Magenbeschwerden, unklare Unterleibsbeschwerden. Frigidität, gelegentl. Kopfschmerzen. — Diagn.: Hysterische Struktur.
Score: 11 (4—4—2—1). — FG: 4

B: Stirnkopfschmerzen, Einschlafstörung. — Höhenschwindel. — Katamnestisch ebenfalls herzneurotische Symptomatik. — Diagn.: Hysterisch depressive Struktur.
Score: 9 (2—1—6—0). — FG: 4

Paar 34: 31jähr. weibl. gg ZZ. A = Z II

A: Ausgeprägte chron. Herzneurose mit Claustro-, Agora-, Mono- und Autobusphobie, Ängsten, Unruhe, Schweißausbrüchen, „Herzjagen", freiflottierender Angst; Erbrechen. — Einschlafstörung, Fluor vaginalis, sexuelle Hemmungen, neurot. Fixierung an Primärobjekte. — Als Kind: Trennungsangst, Pavor nocturnus, Depersonalisationen. — Diagn.: Hysterische Struktur.
Score: 13 (3—6—4—0). — FG: 0
B: Nacken/Hinterkopfschmerz, Müdigkeit, Überschlaf, Kontaktschwierigkeiten. — Höhenschwindel, Völlegefühl im Magen, Erröten. — Als Kind: Noctambulismus, Nägelknabbern. — Diagn.: Mischstruktur mit hysterischen Akzenten.
Score: 8 (3—2—3—0). — FG: 0

Paar 35: 6jähr. männl. gg ZZ. A = Z I (?)

A: Erbrechen bes. bei Busfahrten; regressive Züge im sprachl. und sonstigen Verhalten, neurot. Anpassungsprobleme im Spezialkindergarten. — Appetitmangel, Einbrecher- und Dunkelängste. — Diagn.: Mischstruktur mit hysterischen Akzenten. Außerdem: Erhebliche organische Beeinträchtigung durch Littlesche spastische Diplegie der unteren Extremitäten (keine Krampfanfälle, Gesamt-IQ 77, Verbal-IQ 86).
Score: 8 (3—2—3—0). — FG: 8
B: Erziehungsschwierigkeiten wegen aggressiven Verhaltens u. Frustrationsintoleranz; Nägelknabbern, Schulleistungsstörung. — Einbrecher- und Dunkelängste, Appetitmangel, leichtes Stottern, Antriebssteuerungsschwäche. — Diagn.: Mischstruktur mit hysterischen Akzenten. (IQ 83).
Score: 9 (2—3—3—1). — FG: 4

Paar 36: 4jähr. männl. gg ZZ. A = Z I

A: Zwangsgrübeleien zu sterben, Fahrstuhlphobie, aggressive Durchbrüche. — Pavor nocturnus, Daumenlutschen, geringf. sprachl. Entwicklungsverzögerung (Stammeln, Sprachscheu), passager Stottern. — Diagn.: Kindl. Neurose. (IQ 121).
Score: 8 (2—3—3—0). — FG: 1
B: Schw. Enuresis nocturna permanens. — Sprachliche Entwicklungsverzögerung, Sprachscheu, passager Nägelknabbern, Daumenlutschen, Kontaktschwierigkeiten. — Diagn.: Kindl. Neurose. (IQ 104). Katamnese beider Zw. 6;1jährig.
Score: 6 (1—2—3—0). — FG: 1

Paar 37: 4jähr. PZ. A = männl., Z I

A: Enuresis nocturna permanens. — Enuresis diurna perm., Stottern. Katamnese 5jährig: idem. — Diagn.: Kindl. Neurose.
Score: 5 (2—2—1—0). — FG: 0
B: — Nur in Frustrationssituationen Fingerlutschen. — Diagn.: Keine Neurose.
Score: 0 (0—0—0—0). — FG: 0

Paar 38: 4jähr. PZ. A = weibl., Z I

A: Erhebl. Trennungsängste, Einschlafstörung. — Nägelknabbern, Daumenlutschen, motorische Unruhe. — Diagn.: Kindl. Neurose. (Überdurchschnittliche Intelligenz).
Score: 10 (2—4—3—1). — FG: 1
B: — Geringf. Durchschlafstörung. — Diagn.: Kindl. Neurotoid. Leichte Entwicklungsverzögerung, (keine Debilität).
Score: 2 (1—0—1—0). — FG: 1

Paar 39: 25jähr. männl. EZ. Getrennt aufgewachsen. Geburtsrangfolge unbekannt

A: Charakterfehlhaltungen mit kleineren Diebstählen, extrem infantilen Versorgungserwartungen und regressiver Lebensgestaltung: Stellenwechsel, jahrelang arbeitslos, Arbeitsbummelei,

Fortlaufen. Interaktionell: verbal aggressive Distanzlosigkeiten. — Diarrhoen, Depressionen, Suicidgedanken, Einschlafstörung, pathologisches Schlafbedürfnis, schizoide Interesselosigkeit, überwertige Ideen hinsichtlich prominenter Abstammung, Magenschmerzen. — Als Kind: Erziehungsschwierigkeiten, Daumenlutschen, Enuresis, Wasserscheu. — Diagn.: Schizoid hysterische Struktur mit Ich-Schwäche, Hospitalismus bei frühkindlichem langjährigen Heimaufenthalt.
Score: 13 (2—4—6—1). — FG: 7
B: Ebenfalls ausgeprägte Charakterneurose mit Betteln und gelegentlich kleinen Diebstählen und noch deutlicher parasitärem Lebensaufbau; konstantes Vagabundieren; verbale Distanzlosigkeiten und aggressive Haltungen; Arbeitsscheu, seit Jahren untätig und von Sozialunterstützung lebend. — Depressionen, Suicidgedanken, Durchschlafstörung. — Als Kind: Erziehungsschwierigkeiten, Enuresis, Wasserscheu. — Diagn.: Schizoid hysterische Struktur. Ich-Schwäche. Hospitalismus nach langem Heimaufenthalt.
Score: 12 (1—4—6—1). — FG: 7

Paar 40: 29jähr. männl. gg ZZ. A = Z II

A: Schwere Herzneurose (Typ A); Flugzeug-, Friseur-, Autophobien. Allgemeine Ängste sowie hypochondrische Züge; chron. Gastritis/Ulcus, aggressive Fehlverhaltensweisen (Schlägereien, Rauschdelikte, Diebstähle); gehäufte Arbeitsunfälle; Frustrationsintoleranz (Arbeitsstellenwechsel), Dysphorie. — Appetitmangel, Schweißausbrüche, Kopfschmerzen, Schlafstörung/Überschlaf, Kreuz- u. Armschmerzen. — Als Kind: Phobien, Todesbefürchtungen um die Mutter. — Diagn.: Hysterisch depressive Struktur.
Score: 14 (5—5—4—0). — FG: 3
B: Oral-aggressive Delinquenz (Raubüberfall im Rückfall / 2 Jahre Gefängnis), gehäufte Arbeitsunfälle, Lehrabbruch, häufiger Stellenwechsel. — Allerg. Rhinitis, Schweißausbrüche, Ekelreaktionen, Hundephobie. — Diagn.: Mischstruktur mit Ich-Schwäche (z. Z. remittierte Verwahrlosung).
Score: 11 (2—4—5—0). — FG: 2

Paar 41: 13jähr. weibl. gg ZZ. A = Z II

A: Frequente Enuresis nocturna permanens, Diebstähle, Frustrationsintoleranz (Weinen, Ersatzbefriedigungen, Bequemlichkeitshaltungen), Erziehungsschwierigkeiten (Verbalinjurien, Lügen), Schulleistungsschwäche. — Herzschmerzen, sexuelles Agieren. — Diagn.: Hysterische Struktur mit Ich-Schwäche. (IQ 111).
Score: 10 (1—3—5—1). — FG: 4
B: — Nur passager Enuresis nocturna, Frustrationsintoleranz mit Fortlaufen, Warenhausdiebstähle, Schulleistungsschwäche (nur z. T. neurotisch), Herzschmerzen. — Diagn.: Neurotoid mit Ich-Schwäche. (Intelligenz: untere Durchschnittsgrenze).
Score: 6 (1—2—3—0). — FG: 4

Paar 42: 28jähr. männl. gg ZZ. A = Z I

A: Chron. Stottern und Jactatio capitis; aggressive Fehlverhaltensweisen (Körperverletzung). — Depress. Stimmungsschwankungen, Suicidgedanken; Kopfschmerzen, Durchschlafstörung; zeitweilig Hypersexualität (neurotisch?). — Diagn.: Zwangsneurotische Struktur; passager Ich-Schwäche.
Score: 11 (3—3—4—1). — FG: 4
B: Gastritis/Ulcus; Schulschwierigkeiten, Arbeitsstörung (häufiger Stellen- und Berufswechsel). — Zwanghaftes Basteln, Nägelknabbern, Nicotinabusus, Kopfschmerzen (fragl. psychogen). — Diagn.: Mischstruktur mit zwangsneurotisch depressiven Akzenten; passager Ich-Schwäche.
Score: 9 (3—2—3—1). — FG: 4

Paar 43: 26jähr. männl. EZ. A = Z I

A: Zwanghafte exzessive Masturbation (fünfmal tgl.), Onanieschuldgefühle mit hypochondrischen Selbstbeobachtungen; Handtremor; quälende schizoide Gefühls- und Kontaktstörung, häufiger Arbeitsstellenwechsel. — Nicotinabusus, Potenzstörung, Kreuzschmerzen, gehäuft Autounfälle. — Diagn.: Schizoid hysterische Struktur.
Score: 9 (1—3—4—1). — FG: 1

B: Hypochondrie bezüglich Haarwuchses (sehr wahrscheinlich auch passager exzessive Onanie), schizoide Gefühlsstörung gegenüber heterosexuellen Partnern. — Arbeitsstellenwechsel, Ausbildungsabbruch, Nicotinabusus. — Diagn.: Schizoid hysterische Struktur.
Score: 6 (0—2—3—1). — FG: 1

Paar 44: 34jähr. männl. gg ZZ. A = Z I

A: Poriomanie (verließ oft monatelang unangekündigt Frau und 5 Kinder), Kopfschmerzen (mit Erbrechen, Tränenfluß und Priapismus), durchbruchhafte Erregungen, Angstanfälle mit Herzbeschwerden; Schulleistungsschwäche, häufiger Arbeitsstellenwechsel auch außerhalb der Fortlaufphasen, fraglich passager Alkoholabusus. — Sodbrennen, Suicidversuch. — Als Kind: Angstträume. — Diagn.: Ich-Schwäche bei neurasthenischer Struktur. Hirnorganische Mitbeteiligung u. E. nicht mit letzter Sicherheit auszuschließen, obgleich in zahlreichen gründlichen ambulanten und stationären neurologischen und psychiatrischen Untersuchungen in Universitätskliniken und bei Fachärzten kein Anhalt für eine organische Störung gefunden wurde. EEG's jeweils ohne pathognostischen Befund. Psychogenese der Poriomanie jeweils positiv nachweisbar.
Score: 10 (2—1—6—1). — FG: 1
B: — Leichte Operationsphobie, Pedanterien, zwangsneurotische Grübeleien, überkompensatorische Leistungsmotivation, Zukunftsängste; einmal Führerscheinentzug wegen Alkohol. — Diagn.: Zwangsneurotische Struktur.
Score: 4 (0—2—2—0). — FG: 1

Paar 45: 19jähr. männl. EZ. A = Z I

A: Fetischismus mit entspr. Diebstahlsdelikt; Kontaktstörung bes. im Bereich heterosexueller Partnerwahl. — Libidoschwäche, neurotische Berufswahl, Nägelknabbern, Herzschmerzen, Stottern. — Diagn.: Depressive Struktur mit hysterischen Zügen und durchbruchhaft Ich-Schwäche. (IQ 126).
Score: 8 (1—3—4—0). — FG: 1
B: Gehäuft Unfälle, Magenbeschwerden. — Appetitstörung, Schulschwierigkeiten (fragl. psychogen), Nägelknabbern, Erziehungsschwierigkeiten. — Diagn.: Mischstruktur mit depressiven Akzenten. (IQ 92).
Score: 5 (0—2—2—1). — FG: 1

Paar 46: 26jähr. weibl. EZ. A = Z I

A: Chron. Rückenschmerzen, sog. „Kreislaufbeschwerden", Kollapsneigung; deutliche Verwahrlosungszüge: Lockere Objektbindungen, sexuelles Agieren, Lehrabbruch, Arbeitsbummelei, häufiger Stellenwechsel, Betrügereien, zahlr. Verkehrsdelikte, aggr. Durchbrüche. — Zahlr. Phobien, Frigidität, Polymenorrhoen, Miktionsbeschwerden, Gastritis, Da-Costa-Syndrom, Ein- und Durchschlafstörung/Überschlaf, Kopfschmerzen, Unfallneigung, Alkohol- und Nicotinabusus, Suicidgedanken, (fehlindizierte Operationen). — Diagn.: Hysterische Struktur mit depressiven Zügen und Ich-Schwäche.
Score: 14 (4—2—6—2). — FG: 1
B: — Da-Costa-Syndrom, Miktionsstörung, Obstipation, Kopfschmerzen, Kreislaufbeschwerden, Anginen, passager Frigidität, riskante neurotische Partnerwahl. — Diagn.: Hysterisch zwangsneurotische Struktur.
Score: 7 (3—1—3—0). — FG: 1

Paar 47: 35jähr. PZ. A = weibl., Z I

A: Depressionen, psychosomat.-gynäkolog. Beschw., Frigidität, Alibidinie. — Kopfschmerzen, Schlafstörungen, Carcino- und Hundephobie, Suicidgedanken; (Ekzeme an Kopf und Ellenbeugen), Diarrhoen, zahlr. weitere vegetat. Beschw. an Magen, Herz etc. Charakterneurotische Opferhaltung; masochistische Operationswünsche. — Als Kind: Pavor nocturnus. — Diagn.: Hysterisch depressive Struktur.
Score: 11 (4—3—3—1). — FG: 1
B: — Leichte Adipositas, Stirnkopfschmerz; passager Schlafstörung, Gastritis, Alkoholabusus; Kontaktschwierigkeiten, neurot. bedingt berufl. Abstieg. — Diagn.: Mischstruktur mit depressiven Akzenten.
Score: 6 (3—1—2—0). — FG: 1

Paar 48: 25jähr. PZ. A = männl., Z I

A: Erektive Impotenz, Alibidinie, schizoide Störung des Orgasmuserlebens; riskante neurotische Lebensarrangements in Beruf, Partnerschaft und Alltagsbewältigung (aggressive Verwahrl./Unfaller). — Gastritis, Urticaria, Hodenschmerzen; Sprechängste, phobische Züge und depressive Äquivalente. — Als Kind: Stottern, Nägelknabbern, Phobien. — Diagn.: Hysterisch schizoide Struktur.
Score: 10 (1—3—5—1). — FG: 1

B: Chron. Gastritis, Frigidität, Adnexitiden, Menorrhagien, sog. Kreislaufbeschwerden; Depressionen. — Überschlaf, Suicidgedanken, Minderwertigkeitsgefühle. Arbeitsstörung, masochistische Unfallneigung, Partnerproblematik, Alibidinie, Höhenschwindel, Urticaria. — Als Kind: Schulschwierigkeiten. — Diagn.: Hysterisch schizoide Struktur.
Score: 12 (4—3—4—1). — FG: 1

Paar 49: 66jähr. PZ. A = weibl., Z II

A: Ernsthafte Suicidversuche, depressive Verstimmung, extreme Elternfixiertheit bei hochgradiger langjähriger Arbeitsstörung, Kontaktschwäche, neurotische Partnerlosigkeit. — Magenulcera, Appetitmangel; Alibidinie, Frigidität, Dysmenorrhoen; Kopfschmerzen, Schlafstörungen, Herzbeschwerden, diffuse Ängste. — Als Kind: Noctambulismus, Ängstlichkeit, Depressionen, Appetitmangel. — Diagn.: Depressiv hysterische Struktur.
Score: 18 (3—4—7—4). — FG: 1

B: Chron. Gastritiden. — Passager Herzneurose (Typ B); asketische Idealbildungen mit Opferhaltungen gegenüber der Familie und körperlichem Leistungsehrgeiz. — Als Kind: Pavor nocturnus. — Diagn.: Zwangsneurotische Struktur.
Score: 7 (2—3—2—0). — FG: 1

Paar 50: 30jähr. PZ. A = männl., Z I

A: Miktionshemmung in Gegenwart anderer. — Chron. Obstipation, Appetitmangel, phobische Züge, heterosexuelle Partnerproblematik, geringe Libido (psychogen?), Fixiertheit an Primärobjekte. — Diagn.: Neurasthenische Mischstruktur mit depressiven Akzenten.
Score: 6 (1—1—4—0). — FG: 4

B: Chron. Einschlafstörung, neurotische Partnerproblematik, Frigidität. — Alibidinie (neurotisch?), Obstipation, leichte Claustro-, Dunkel- und Insektenphobie. — Als Kind: Nägelknabbern. — Diagn.: Mischstruktur mit hysterischen Akzenten.
Score: 7 (2—2—3—0). — FG: 4

Literaturverzeichnis

1. ABRAHAM, K.: Beiträge der Oralerotik zur Charakterbildung (1924). In: Psychoanalytische Schriften zur Charakterbildung. Stuttgart: Conditio Humana 1969.
2. AICHHORN, A.: Verwahrloste Jugend. Bern: Huber 1951.
3. ALEXANDER, F.: Psychosomatische Medizin. Berlin-New York: de Gruyter 1971.
4. ÅMARK, C.: A study in alcoholism. Acta psychiat. scand. **70**, 1—283, Suppl. 1951.
5. ANASTASI, A.: Heredity, environment, and the question "how". Psychol. Rev. **65**, No. 4, 197—208 (1958).
6. ANGST, J., PERRIS, C.: Zur Nosologie endogener Depressionen. Vergleich der Ergebnisse zweier Untersuchungen. Arch. Psychiat. Nervenkr. **110**, 373—386 (1968).
7. ANSBACHER, H. L., ANSBACHER, ROWENA R. (Hrsg.): Alfred Adlers Individualpsychologie. Eine systematische Darstellung seiner Lehre in Auszügen aus seinen Schriften. München/Basel: Ernst Reinhardt 1972.
8. ARLOW, J. A.: Fantasy systems in twins. Psychoanal. Quart. **29**, 175—199 (1960).
9. v. BAEYER, W.: Zur Genealogie psychopathischer Schwindler und Lügner. Leipzig: Thieme 1935.
10. BAUMEYER, F.: Erfahrungen über die Behandlung psychogener Erkrankungen in Berlin. Z. psycho-som. Med. **8**, 167—183 (1961/62).
11. BAUMEYER, F.: Zur Geschichte der Psychoanalyse in Deutschland. 60 Jahre Deutsche Psychoanalytische Gesellschaft. Z. psycho-som. Med. **17**, 203—240 (1971).
12. BECKER, P. E.: Zur Erbbiologie der Speiseabneigungen. (Ein Beitrag zur Zwillingsforschung.) Arch. Rassen- u. Gesellschaftsbiol. **32**, 223 (1938).
13. BECKER, P. E.: Genetische und klinische Fragen bei Pickscher Krankheit. (Mitteilungen eines diskordanten eineiigen Zwillingspaares.) Nervenarzt **19**, 355—364 (1948).
14. BECKER, P. E.: Die Neurosen im Lichte der Genetik. Dtsch. med. Wschr. **83**, 612—616 (1958).
15. BECKER, P. E.: Untersuchungen von Zwillingen mit Neurosen. In: Fortschr. Psychoanal., Bd. **IV**, S. 58—64. Göttingen: Hogrefe 1970.
16. BECKER, P. E., SCHEPANK, H., SCHEPANK, HELGA, HEIGL-EVERS, A.: 100 Zwillingspaare: Ein psychoanalytischer Beitrag zur Ätiologie neurotischer Erkrankungen. Fortschr. Psychoanal., Bd. **IV**. Göttingen: Hogrefe 1970.
17. BECKMANN, D., SCHEER, J. W.: Probleme der Dokumentation in Psychosomatik und Psychotherapie. Z. psycho-som. Med. **19**, 19—35 (1973).
18. BINDER, H.: Der psychoanalytische Begriff der Neurose. Schweiz. Arch. Neurol. Psychiat. **89**, 185—198 (1962).
19. BISCHOFF, A.: Zur Psychologie des sozialen Paarverhaltens von Zwillingen in der Entwicklung. Ber. üb. d. 21. Kongr. d. Dtsch. Ges. f. Psychologie. Göttingen: Hogrefe 1958.
20. BORGSTRÖM, C. A.: Eine Serie von kriminellen Zwillingen. Arch. Rassen- u. Gesellschaftsbiol. **33**, 334—343 (1939); zit. nach ESSEN-MÖLLER, E.
21. BOURQUIN, M., v. KEREKJARTO, M.: Mögliche Ursachen der Entstehung einer chronischen Magenerkrankung bei einem eineiigen Zwillingspaarling. Z. psycho-som. Med. **10**, 10—16 (1964).
22. v. BRACKEN, H.: Verbundenheit und Ordnung im Binnenleben von Zwillingspaaren. Z. Pädagog. Psychol. **37**, 65—81 (1936).
23. v. BRACKEN, H.: Über die Sonderart der subjektiven Welt von Zwillingen. Arch. ges. Psychol. **97**, 97—105 (1936).

24. v. BRACKEN, H.: Humangenetische Psychologie. In: BECKER, P. E. (Hrsg.): Humangenetik. Ein kurzes Handbuch in fünf Bänden, Bd. 1/2, S. 409—562. Stuttgart: Thieme 1969.
25. v. BRACKEN, H.: Methoden der humangenetischen Psychologie. Ein biologischer Aspekt der Intelligenz. In: Studium Generale, Bd. **24**. Berlin-Heidelberg-New York: Springer 1971.
26. v. BRACKEN, H.: Development in psychological twin research. In: MÖNKS, F. J., HARTUP, W. W., DE WITS, I. (Eds.): Determinants of Behavioral Development, p. 143—157. New York and London: Academic Press 1972.
27. v. BRACKEN, H.: Kurze Mitteilung über genetische und ökologische Determinanten von Neurosen. Psychol. Beitr. **14**, 476—480 (1972).
28. BRACONI, L.: Le Psiconevrosi e le Psicosi nei gemelli. Acta. Genet. med. (Roma) **10**, 100—136 (1961).
29. BRANDNER, T.: Über die Bedeutung des unternormalen Geburtsgewichts für die weitere körperliche und geistige Entwicklung der Zwillinge. Z. menschl. Vererb.- u. Konstit.-Lehre **21**, 306—313 (1937/38).
30. BRÄUTIGAM, W.: Formen der Homosexualität. Stuttgart: Enke 1967.
31. BRÄUTIGAM, W.: Reaktionen, Neurosen, Psychopathien. Stuttgart: Thieme 1968.
32. BRÄUTIGAM, W.: Die sexuellen Verirrungen. In: Psychiatrie der Gegenwart, Bd. II/1, 2. Aufl., S. 523—586. Berlin-Heidelberg-New York: Springer 1972.
33. BRÄUTIGAM, W., CHRISTIAN, P.: Psychosomatische Medizin. Ein kurzgefaßtes Lehrbuch für Studenten und Ärzte. Stuttgart: Thieme 1973.
34. BROOKS, M., HILLMAN, C. H.: Parent-daughter relationship as factors in nonmarriage studied in identical twins. J. of Marriage and the Family **27**, 383—385 (1965).
35. BROWN, F. W.: Heredity in psychoneurosis. Proc. roy. Soc. Med. **35**, 785—790 (1942).
36. BURKS, B. S., JENSEN, D. W., TERMAN, L. M.: The promise of youth. — Follow-up studies of a thousand gifted children. Genet. Stud. Genius. Vol. III, California-London: Stenford University 1930 II.
37. BURKS, B. S., ROE, A.: Studies of identical twins reared a part. Psychol. Monogr. **63**, 1—62 (1949).
38. BURLINGHAM, D.: Twins. A study of three pairs of identical twins. London: Imago Publ. 1952.
39. BURLINGHAM, D.: Study of identical twins. Psychoanal. Stud. Child **18**, 367—423 (1963).
40. BURT, C.: The genetic determination of difference in intelligence. Brit. J. Psychol. **57**, 137—153 (1966).
41. CAMERER, J. W., SCHLEICHER, R.: Beitrag zur Frage der konstitutionellen Fett- und Magersucht an Hand von Beobachtungen an eineiigen Zwillingen. Z. menschl. Vererb.- u. Konstit.-Lehre **19**, 32—39 (1936).
42. CLARIDGE, G., CANTER, S., HUME, W. I.: Personality differences and biological variations. A study of twins. Oxford, New York: Pergamon Press 1973.
43. COOPER, A. M., KARUSH, A., EASSER, B. R., SWERDLOFF, B.: The adaptive balance profile and prediction of early treatment behavior. Psychoanalysis at Columbia University. Proc. of the 20th Anniversary Conference Oct. 1965.
44. CRONIN, H.: An analysis of the neurosis of identical twins. Psychoanal. Rev. **20**, 376 (1933); zit. nach LACOMBE, P.
45. DAY, E. J.: The development of language in twins. Child Develop. **3**, 179—199 (1932).
46. DEGENHARDT, K. H., v. HARNACK, G. A., WEYER, H.: Drillingsstudien. Stuttgart: Thieme 1961.
47. DENCKER, S. J.: A follow-up study of 128 closed head injuries in twins using co-twins as controls. Kopenhagen: Munksgaard 1958.
48. DENCKER, S. J.: Use of twins for clinical research. Acta genet. (Basel) **9**, 221—225 (1959).
49. DENKER, P. G.: Results of the treatment of psychoneurosis by the general practitioner. N. Y. St. J. Med. **46**, 2164—2166 16 (1946).
50. Deutsche Psychoanalytische Gesellschaft (Hrsg.): Zehn Jahre Berliner Psychoanalytisches Institut. Wien: Int. Psychoanal. Verein 1930; Meisenheim: Anton Hain 1970.

51. Diebold, K.: Zum Problem der Zusammenhänge von Anlage und Umwelt in der Psychiatrie. Nervenarzt 40, 401—413 (1969).
52. Diebold, K.: Aspekte der Erb- und Umweltbedingtheit endogener Psychosen. Nervenarzt 43, 69—76 (1972).
53. Dollard, J., Miller, N.: Frustration und Agression. Weinheim: Beltz 1970.
54. Dührssen, A.: Zum Problem der psychogenen Eßstörung. — Ein kasuistischer Bericht über die gemeinsame Erkrankung eines weiblichen Zwillingspaares an sog. psychogener Magersucht. Psyche (Heidelberg) 4, 56—72 (1950/51).
55. Dührssen, A.: Zur Frage der Anlagefaktoren, welche die Persönlichkeitsentwicklung gefährden. Psyche (Heidelberg) 6, 67—80 (1952/53).
56. Dührssen, A.: Psychogene Erkrankungen bei Kindern und Jugendlichen. Göttingen: Verl. Med. Psychol. 1954.
57. Dührssen, A.: Heimkinder und Pflegekinder in ihrer Entwicklung. Göttingen: Verl. Med. Psychol. 1958.
58. Dührssen, A.: Katamnestische Ergebnisse bei 1004 Patienten nach analytischer Psychotherapie. Z. psycho-som. Med. 8, 94—113 (1961/62).
59. Dührssen, A.: Zum 25jährigen Bestehen des Institutes für psychogene Erkrankungen der Allgemeinen Ortskrankenkasse Berlin. Z. psycho-som. Med. 17, 21—41 (1971).
60. Dührssen, A.: Analytische Psychotherapie in Theorie, Praxis und Ergebnissen. Göttingen: Verl. Med. Psychol. 1972.
61. Dührssen, A., Jorswieck, E.: Zur Korrektur von Eysencks Berichterstattung über psychoanalytische Behandlungsergebnisse. Acta psychother. (Basel) 10, 329—342 (1962).
62. Eberhard, G.: The personality at peptic ulcer. Preliminary report of a twin study. Acta psychiat. scand. Suppl. 203, 131—133 (1968).
63. Eibl-Eibesfeldt, I.: Grundriß der vergleichenden Verhaltensforschung. München: R. Piper 1967.
64. Enke, H.: Der Verlauf in der klinischen Psychotherapie. Monographien aus dem Gesamtgebiet der Neurologie und Psychiatrie, H. 111, Berlin-Heidelberg-New York: Springer 1965.
65. Erlenmeyer-Kimling, L., Jarwik, C. F.: Genetics and intelligence: A review. Science 142/3598, 1477—1479 (1963).
66. Ernst, C.: Im Kombi durch die Kalahari. Tagesspiegel Berlin, 10. XI. 1968.
67. Essen-Möller, E.: Psychiatrische Untersuchungen an einer Serie von Zwillingen. Acta psychiat. (Kbh), Suppl. 23, 187—191 (1941).
68. Essen-Möller, E.: Twin research and psychiatry. Acta psychiat. scand. 39, 65—77 (1963).
69. Eysenck, H. J.: Types of personality: A factorial study of sevenhundred neurotics. J. ment. Sci. 90, 851—861 (1944).
70. Eysenck, H. J., Prell, D. B.: The inheritance of neuroticism: An experimental study. J. ment. Sci. 97, 441—465 (1951).
71. Eysenck, H. J., Rachmann, S.: Neurosen — Ursachen und Heilmethoden. Ost-Berlin: VEB Deutsch. Verl. Wissensch. 1968.
72. Fassl, H.: Probleme der Dokumentation und der Klassifikation in der Psychotherapie. In: Langen, D., Derbolowski, U.: Probleme der Dokumentation in der Psychotherapie, S. 37—43. Frankfurt: Beih. 19 d. Nachrichten f. Dokumentation 1969.
73. Finmara, A.: Indagine sulla mortalita dei gemelli nel prima anno de vita. Riverca anagrafica su 848 gemelli nati a Catania. Acta Genet. med. (Roma) 12, 298—307 (1963).
74. Freedmann, D. G., Keller, B.: Inheritance of behavior in infants. Science 140, 196—198 (1963).
75. Freud, Anna: Einführung in die Technik der Kinderanalyse. London: Imago Publ. 1948.
76. Freud, S.: Gesammelte Werke: Bd. I: 407—422, 484, 486 ff.; Bd. V: 178; Bd. VIII: 453; Bd. XI: 375 f., 377 ff., 423 ff.; Bd. XII: 286; Bd. XVI: 64. Frankfurt: S. Fischer 1961.
77. Freud, S.: Int. Z. Psychoanal. 13, 230 (1937); zit. n. H. Hartmann [110].
78. Freyberger, H.: Zur Frage der Gruppenpsychotherapie bei primär organischen inneren Erkrankungen. Acta psychother. (Basel) 6, 327—336 (1958).
79. Fuhrmann, W., Vogel, F.: Genetische Familienberatung. Berlin-Heidelberg-New York: Springer 1968.

80. FULLER, J., THOMPSON, R. W.: Behavior genetics. New York, London: John Wiley 1960.
81. GALTON, F.: Hereditary talent and character. London: Macmillans Magazine, Vol. 12, 1865.
82. GALTON, F.: The history of twins as a criterion of the relative powers of nature and nurture. J. Anthropolog. Inst. V, 391—406 (1876).
83. GALTON, F.: Die Geschichte der Zwillinge als Prüfstein der Kräfte von Anlage und Umwelt. Erbarzt **2**, 132—157 (1935); Beilage zum Deutschen Ärzteblatt 65 (1935).
84. GEDDA, L.: Studio dei gemelli. Roma: Ed. orizzonte medico 1951.
85. GEDDA, L.: On the statistical significance of one pair of monocygotic twins in clinical genetics. Acta Genet. med. (Roma) **12**, 317—323 (1963).
86. GEDDA, L., BRENCI, G.: Human monocygotic and pluricygotic multiple birth: Heredity and hormone action. Acta Genet. med. (Roma) **14**/2, 109—131 (1965).
87. GEIGY, J. R.: Documenta Geigy. Wissenschaftliche Tabellen. Basel 1960.
88. GESELL, A.: Säugling und Kleinkind in der Kultur der Gegenwart. Bad Nauheim: Christian 1953.
89. GESELL, A., THOMPSON, zit. nach A. GESELL 1953 [88].
90. GEYER, H.: Gegensätzliche Äußerungen seelischer Anlagen bei erbgleichen Zwillingen. Z. menschl. Vererb.- u. Konstit.-Lehre **24**, 536—546 (1940).
91. GEYER, H.: 1954 zit. nach BECKER, P. E. [14] 1958, GOTTSCHALDT, K. 1960 [98], KOCH, G. 1965 [152].
92. GIFFORD, S., MURAWCKI, J., BRAZELTON, T. B.: Differences in individual development within a pair of identical twins. Int. J. Psycho-Anal. **47**, 261—268 (1966).
93. GOLDFARB, W.: Effects of psychological deprivation in infancy and subsequent stimulutations. Amer. J. Psychiat. **102**, 18 ff. (1945).
94. GOTTESMANN, I. I.: Differential inheritance of the psychoneurosis. Eugen. Quart. **9**, 223—227 (1962).
95. GOTTESMANN, I. I.: Heritability of personality. A demonstration. Psychol. Monogr. **77**, 1—21 (1963).
96. GOTTSCHALDT, K.: Zur Methodik der Persönlichkeitsforschung in der Erbpsychologie. Leipzig: J. A. Barth 1942.
97. GOTTSCHALDT, K.: Zur Theorie der Persönlichkeit und ihrer Entwicklung. Z. Psychol. **157**, 2—22 (1954).
98. GOTTSCHALDT, K.: Das Problem der Phänogenetik der Persönlichkeit. In: Handbuch der Psychologie, Bd. IV/2, S. 222—280. Göttingen: Hogrefe 1960.
99. GRAUMANN, C.-F.: Eigenschaften als Problem der Persönlichkeitsforschung. In: Handbuch der Psychologie, Bd. IV, S. 87—154. Göttingen: Hogrefe 1960.
100. GREENBERG, H. R.: Notes on the parental exclusion phenomenon in twins. Brit. J. med. Psychol. **39**, 61—63 (1966).
101. GUILFORD, J. P.: The nature of human intelligence. New York: McGraw-Hill 1967.
102. HABERLANDT, W. F.: Der Suicid als genetisches Problem. Zwillings- u. Familienanalyse. In: Anthropologischer Anzeiger, Festband Gieseler, Jg. **29**, 65—89 (1965).
103. HABERLANDT, W. F.: Der Selbstmord aus genetischer Sicht. Bericht über die 9. Tagung der Deutschen Gesellschaft für Anthropologie in Freiburg vom 7. bis 9. X. 1965. In: BAITSCH, H., RITTER, H. (Hrsg.): Suppl. Bd. in Homo.
104. HABERLANDT, W. F.: Selbstmord als genetisches Problem. Therapiewoche **20**, 48, 3142 ff. (1970).
105. HÄFNER, H.: Der Einfluß von Umweltfaktoren auf das Erkrankungsrisiko für Schizophrenie. Ein Beitrag über Forschungsergebnisse zur Frage der sozialen Ätiologie. Nervenarzt **42**, 557—568 (1971).
106. HALLGREN, B.: Enuresis. A clinical and genetic study. Acta psychiat. scand. **32**, 114, Suppl. (1957).
107. HALLGREN, B.: Nocturnal enuresis in twins. Acta psychiat. scand. **35**, 73—90 (1960).
108. v. HARNACK, G. A.: Nervöse Verhaltensstörungen beim Schulkind. Eine medizinisch-soziologische Untersuchung. Stuttgart: Thieme 1958.
109. HARTMANN, H.: Psychiatrische Zwillingsstudien. Jb. Psychiat. Neurol. **50**, 195—242 (1933).

110. Hartmann, H.: Ich-Psychologie und Anpassungsproblem. Psyche (Heidelberg) **14**, 81—164 (1960).
111. Hartmann, H.: Gesamtverzeichnis der Veröffentlichungen Hartmanns. Psyche (Heidelberg) **18**, 475—477 (1964).
112. Hartmann, K.: Theoretische und empirische Beiträge zur Verwahrlosungsforschung. Monogr. Gesamtgeb. Psychiatrie, 1. Bd. Berlin-Heidelberg-New York: Springer 1970.
113. Hartmann, K., Henseler, H., Tuschy, G.: Tätigkeitsbericht der Jugendpsychiatrischen Universitäts-Poliklinik Berlin (West), 1966—68. Prax. Kinderpsychol. **18**, 168—172 (1969).
114. Haseloff, O. W.: Begabung und Vererbung. Vortrag RIAS-Funkuniversität, 16. 3. 1966.
115. Hau, Th. F.: Frühkindliches Schicksal und Neurose. Göttingen: Verl. Med. Psychol. 1968.
116. Hayashi, S.: A study of juvenile delinquency in twins. In: Mitsuda, H. (Ed.): Clinical genetics in Psychiatry. Osaka: O.-Takutsuk 1967.
117. Heigl, F.: Indikation und Prognose in Psychoanalyse und Psychotherapie. Göttingen: Verl. med. Psychol. 1972.
118. Heigl-Evers, A.: Der Interaktionsstil der Paarlinge und die Soziodynamik der Zwillingsdyade bei gemeinsam aufgewachsenen erbgleichen Zwillingen. In: Salzmann, A. et al. (Hrsg.), Fortschritte der Psychoanalyse, Bd. IV, S. 76—87. Göttingen: Hogrefe 1970.
119. Heigl-Evers, A.: Der Interaktionsstil und die Paarsoziodynamik bei gemeinsam aufgewachsenen erbgleichen Zwillingen. Z. Psychother. med. Psychol. **21**, 51—63 (1971).
120. Henrysson, St., Haseloff, O. W., Hoffmann, H. J.: Kleines Lehrbuch der Statistik. Berlin: de Gruyter 1960.
121. Heston, L. L., Shields, J.: Homosexuality in twins; a family study and registry study. Arch. gen. psychiat. **18**, 149—160 (1968).
122. Hippius, H., Selbach, H.: Das depressive Syndrom. Internat. Symposion Berlin, 16. u. 17. Februar 1968. München-Berlin-Wien: Urban und Schwarzenberg 1969.
123. Hobson, J. A.: Identical twins discordant for schizophrenia. J. nerv. ment. Dis. **138/5**, 432—442 (1964).
124. Hofstätter, P. R.: Gruppendynamik. Hamburg: Rohwolt 1964.
125. Holden, H. M.: Psychotherapy of a shared syndrome in identical twins. Brit. J. Psychiat. **111/478**, 859—864 (1965).
126. Horwitz, W. A., Kestenbaum, C., Person, E., Jarvik, L.: Identical twins, "Idiot Savants", calendar calculators. Amer. J. Psychiat. **121**, 1075—1079 (1965).
127. Hug, E.: Methodologische Bedenken zur Zwillingsforschung. Acta genet. (Basel) **3**, 6—29 (1952).
128. Hug, E.: Kann man mit Zwillingen Erbforschung am Menschen treiben? Bull. Schweiz. Ges. Anthrop. Ethnol. **42**, 44—58 (1965/66).
129. Hunt, J. McV: Intelligence and experience. New York: Ronald 1961.
130. Husen, T.: Psychological twin research. Stockholm: Almquist & Wiksell 1959.
131. Husen, T.: Abilities of twins. Scand. J. Psychol. **1**, 125—135 (1960).
132. Husen, T.: Intra-pair similarities in the school achievements of twins. Scand. J. Psychol. **4**, 108—114 (1963).
133. Ihda, S.: A study of neurosis by twin-method. Psychiat. Neurol. jap. **63**, 681—892 (1961).
134. Ihda, S.: Psychiatrische Zwillingsforschung in Japan. Arch. Psychiat. Nervenkr. **207**, 206—228 (1965).
135. Inouye, E.: Similar and dissimilar manifestations of obsessive-compulsive neurosis in monocygotic twins. Amer. J. Psychiat. **121**, 1171—1175 (1965).
136. Jokl, E., Jokl, P.: The physiological basis of athletic records. Springfield/Ill.: Ch. C. Thomas 1968.
137. Jones, H. E.: The environment and mental development. In: L. Carmichael: Manual of child psychology, p. 631—696. New York: John Wiley 1954.
138. Joseph, E. D., Tabor, J. H.: Simultanious Analysis of twins. Psychoanal. Stud. Child **16**, 275—299 (1961).

139. Juda, A.: Höchstbegabung — ihre Erbverhältnisse sowie ihre Beziehungen zu psychischen Anomalien. München-Berlin: Urban u. Schwarzenberg 1953.
140. Juel-Nielsen, N.: Individual and environment. Acta psychiat. scand. 40, 158—292 (1964).
141. Kahler, O. H., Weber, R.: Zur Erbpathologie von Herz- und Kreislauferkrankungen. Untersuchungen an einer auslesefreien Zwillingsserie. I. u. II. Mitteilung. Z. klin. Med. 137, 380—417 u. 507—575 (1940).
142. Kaij, L.: Studies on the etiology and sequels of abuse of alcohol. Lund: Almquist and Wiksell 1960.
143. Kallmann, F. J.: Heredity in health and mental disorder. New York: Norton 1953.
144. Kallmann, F. J.: An appraisal of psychogenetic twin data. Dis. nerv. Syst. 19, 9—16 (1958).
145. Kalmus, H.: The discrimination by the nose of the dog of individual human odours and in particular of the odours of twins. Brit. J. Anim. Behav. 3, 25—31 (1955).
146. Kamp, L. N. J.: Autistic syndrome in one of a pair of monocygotic twins. Psychiat. Neurol. Neurochir. (Amst.) 67, 143—147 (1964).
147. Karpman, B.: Psychodynamic in a fraternal twinship relation. Psychoanal. Rev. 40, 243—267 (1953).
148. Keuth, U., Schmidt, E., Tzieply, G.: Katamnestische Untersuchung einschließlich EEG zur perinatalen Schädigung von Zwillingen. Mschr. Kinderheilk. 113, 280—281 (1965).
149. Kielholz, P.: Klassifizierung der depressiven Verstimmungszustände. In: Das depressive Syndrom. Hippius, H., Selbach, H. (Hrsg.), S. 341—346. München-Berlin-Wien: Urban u. Schwarzenberg 1969.
150. Kinsey, A. C., Pomeroy, W. B., Martin, C. E., Gebhard, P. H.: Das sexuelle Verhalten der Frau. Berlin-Frankfurt: G. B. Fischer 1954.
151. Kobayashi, J.: Studies in the formation of predisposition to neurosis. In: H. Mitsuda: Clinical genetics in psychiatry. Osaka: O.-Takutsuk 1967.
152. Koch, G.: Die Bedeutung genetischer Faktoren für das menschliche Verhalten. Ärztl. Prax. 17, 823—839 (1965).
153. Koch, G.: Humangenetisch-klinische Befunde bei Zwillingen. Ergebnisse aus der Nachuntersuchung der Zwillingsserie des ehemaligen Kaiser-Wilhelm-Institutes für Anthropologie, menschliche Erblehre und Eugenik (Eugen-Fischer-Institut) in Berlin-Dahlem nach 20 bis 25 Jahren. Erlangen: Druckerei J. Hogl 1972.
154. Koch, Helen: Twins and twin relation. Chicago: Univ. Chicago Press 1966.
155. Kranz, H.: Lebensschicksal krimineller Zwillinge. Berlin: Springer 1936.
156. Kraulis, W.: Zur Vererbung der hysterischen Reaktionsweisen. Z. ges. Neurol. Psychiat. 136, 174 (1931).
157. Kringlen, E.: A psychiatric twin study. Preliminary findings. Acta psychiat. scand. 40, Suppl. 180, 313—315 (1964).
158. Kringlen, E.: Schizophrenia in male monocygotic twins. Acta psychiat. scand. 40, Suppl. 178 (1964)
159. Kroh, O.: Vom Einfluß der gesellschaftlichen Verhältnisse auf die Charakterentwicklung. Psychol. Rundschau 1, 26—36, (1949).
160. Kühn, A.: Grundriß der Vererbungslehre. Heidelberg: Quelle & Meyer 1964.
161. Lacombe, P.: The problem of the identical twin as reflected in a masochistic compulsion to cheat. Int. J. Psycho-Anal. 40, 6—12 (1959).
162. Lange, J.: Verbrechen als Schicksal. Leipzig: Thieme 1929.
163. Lange, V.: Die Abhängigkeit seelischen Verhaltens von Vererbung und Umwelt. Nervenarzt 33, 150—161 (1962).
164. Lange, V.: Zur genetischen Analyse der manisch-depressiven Krankheit. Nervenarzt 38, 535—546 (1967).
165. Langen, D., Derbolowski, U.: Probleme der Dokumentation in der Psychotherapie. Frankfurt: Beih. 19 d. Nachrichten f. Dokumentation 1969.
166. Langsley, D. G., Burton, F. P., Briswold, M., Walzer, H.: Schizophrenia in triplets. Amer. J. Psychiat. 120, 528—532 (1963).
167. Lauter, H.: Methoden psychiatrischer Zwillingsforschung. Vortrag an der Freien Universität Berlin, 25. 2. 1967.

168. LAUTER, S.: Fettsucht und Vererbung. Dtsch. Arch. klin. Med. **196**, 330—344 (1949).
169. LEGRAS, A. M.: Psychose und Kriminalität bei Zwillingen. Z. ges. Neurol. Psychiat. **144**, H. 1 u. 2 (1933).
170. LEGRÜN, A.: Über die Handschrift erbgleicher Zwillinge. Z. menschl. Vererb.- u. Konstit.-Lehre **21**, 704—736 (1938).
171. LEHMANN, W.: Z. menschl. Vererb.- u. Konstit.-Lehre **21**, 271 (1937); zit. n. KAHLER, O. H., WEBER, R. [141].
172. LEMPP, R.: Kindliche Psychotherapie oder Neurose? — Zur Frage erblicher oder milieureaktiv-neurotischer Genese kindlicher Verhaltensstörungen. Z. Psychother. med. Psychol. **12**, 186—173 (1962).
173. LEMPP, R.: Die Bedeutung der Situation in der Familie für Entstehung und Art psychischer Störungen im Kindesalter. Jb. Jugendpsychiat. u. Grenzgeb. Vol. **VI**, S. 71—78. Bern-Stuttgart: Huber 1967.
174. LENZ, F.: Zur Problematik der psychologischen Erbforschung. Arch. Rassen- u. Gesellschaftsbiol. **35**, 345—368 (1941).
175. LENZ, F.: Über die Relativität des Begriffs „erblich" in der menschlichen Erbforschung. Grenzgeb. Med. **1**, 135—141 (1948).
176. LENZ, F.: Der sogenannte Sozialdarwinismus. Ärztl. Mitt. (Köln) **58**, 601—607 (1961).
177. LEONHARD, M. R.: Problems in identification and ego development in twins. Psychoanal. Stud. Child **16**, 300—320 (1961).
178. LICHTENBERGER, W.: Mitmenschliches Verhaltens eines Zwillingspaares in seinen ersten Lebensjahren. Reihe Erziehung und Psychologie Nr. **38**, München und Basel: Ernst Reinhardt 1965.
179. LIDZ, TH., SCHAFER, S., FLECK, ST., CORNELISON, A., TERRY, D.: Zur Differenzierung der Persönlichkeit und Symptome bei eineiigen Zwillingen. Psyche (Heidelberg) **13**, 345—364 (1959/60).
180. LIENERT, G. A.: Verteilungsfreie Methoden in der Biostatistik. Meisenheim: Anton Hain 1962.
181. LOPEZ, R. E.: Hyperactivity in twins. Canad. psychiat. Ass. J. **10**, 421—426 (1965).
182. LUCHSINGER, R., ARNOLD, G. E.: Lehrbuch der Stimm- und Sprachheilkunde, 2. Aufl., Wien: Springer 1959.
183. LUERS, TH.: Zur Frage der Vererbung erworbener Eigenschaften und krimineller Anlagen. Vortrag in der Freien Universität Berlin, 30. 1. 1964.
184. LUXENBURGER, H.: Die Vererbung der psychischen Störungen. In: H. BUMKE (Hrsg.): Handbuch der Geisteskrankheiten, Erg.-Bd. **I**, S. 1—133. Berlin: Springer 1939.
185. LUXENBURGER, H.: Zwillingsforschung als Methode der Erbforschung beim Menschen. In: Handbuch der Erbbiologie d. Menschen, Bd. **II**, S. 213—248. Berlin: Springer 1940; zit. nach WENDT, G. G. 1964.
185a. MACMAHON, BR., MCKEOWN, TH.: Infantile hypertrophic stenosis: Data on 81 pairs of twins. Acta Genet. med. (Roma) **4**, 320 (1955); zit. nach v. VERSCHUER, O.: Genetik des Menschen, S. 240. München-Berlin: Urban u. Schwarzenberg 1959.
186. MCCARTHY, D.: Language development in children. In: L. CARMICHAEL: Manual of child psychology. New York-London: John Wiley 1954.
187. MESNIKOFF, A., RAINER, J. D., KOLB, L. C., CARR, A. C.: Intrafamiliar determinants of divergent sexual behavior in twins. Amer. J. Psychiat. **119**, 732—738 (1963).
188. METRAKOS, J. D.: Congenital hypertrophic pyloric stenosis in twins. Arch. Dis. Childh. **28**, 351 (1953); zit. nach v. VERSCHUER, O. 1959.
189. MEYER, A. E.: Klassifikationen von Neurotisch-Kranken (Taxonomien) und von Neurose-Symptomen (Nosologien). In: Psychiatrie der Gegenwart, Bd. **II**/1, Klinische Psychiatrie 1, S. 663—685. Berlin-Heidelberg-New York: Springer 1972.
190. MEYER, J. E.: Psychopathie-Neurose. In: Psychiatrie der Gegenwart, Bd. **II**/1, Klinische Psychiatrie 1, S. 343—350. Berlin-Heidelberg-New York: Springer 1972.
191. v. MIKULICZ-RADECKI, F.: Geburtshilfe des praktischen Arztes. Leipzig: J. A. Barth 1954.
192. MOGENSON, A.: Raven's progressive matrices in twelwe pairs of uniovular twins brought up apart. Scand. J. Psychol. **5**, 50—52 (1964).

193. MORA, G., DE VAULT, S., SCHOPLER: Dynamics and psychotherapy of identical twins with elective mutism. J. Child Psychol. 3, 41—52 (1962).
194. MÜLLER-KÜPPERS, M.: Das leicht hirngeschädigte Kind. Stuttgart: Hippokrates 1969.
195. MÜLLER-KÜPPERS, M., VOGEL, F.: Über die Persönlichkeitsstruktur von Trägern einer seltenen erblichen EEG-Variante. Jb. Psychol. Psychoth. med. Anthropol. 12, 75—102 (1965).
196. MUNRO, A.: Depressive illness in twins. Acta psychiat. scand. 41, 111—116 (1965).
197. NELSON, HUNTER, WALTER: 1945; zit. nach LUCHSINGER, R., ARNOLD, G.: Lehrbuch der Stimm- u. Sprachheilkunde. Wien: Springer 1959.
198. NEWMAN, H., FREEMAN, F. N., HOLZINGER, K. J.: Twins. A study of heredity and environment. Chicago: Univ. Press 1937.
199. NISHIURA, N., TAKENCHI, K.: A study of Birth-Rank-Effect in schizophrenia and neurosis. In: H. MITSUDA: Clinical Genetics in Psychiatry, p. 242—245. Osaka: O.-Takutsuk 1967.
200. NISSEN, G.: Depressive Syndrome im Kindes- und Jugendalter. Beitrag zur Symptomatologie, Genese und Prognose. Monographien aus dem Gesamtgebiet der Psychiatrie, Bd. 4. Berlin-Heidelberg-New York: Springer 1971.
201. OKI, T.: A psychological study of early childhood neurosis. In: H. MITSUDA: Clinical Genetics in Psychiatry, p. 550—559. Osaka: O.-Takutsuk 1967.
202. ORR, D. W.: A psychoanalytic study of a fraternal twin. Psychoanal. Quart. 10, (1941); zit. nach LACOMBE, P.
203. v. ÖSTLYNGEN, E.: Possibilities and limitations of twin research as a means of solving problemes of heredity and environment. Acta psychol. (Amst.) 6, 59—90 (1949).
204. OUTHIT: 1933, zit. nach VOGEL, F. (1961).
205. PAAL, G.: Psychogen-somatogen in der Selbstdiagnose des Kranken. Nervenarzt 42, 45—48 (1971).
206. PARADE, G. W., LEHMANN, W.: Angina Pectoris bei erbgleichen Zwillingen. Klin. Wschr. 17, 1036—1040 (1938).
207. PARKER, N.: Homosexuality in twins; a report in three discordant pairs. Brit. J. Psychiat. 110, 489—495 (1964).
208. PARKER, N.: Close identification in twins discordant for obsessional neurosis. Brit. J. Psychiat. 110, 496—504 (1964).
209. PARKER, N.: A psychiatric study of a neurotic group. Med. J. Aust. 51, 735—742 (1964).
210. PARTANEN, J., BRUUN, K., MARKKANEN, T.: Inheritance of drinking behaviour. Helsinki 1966; zit. n. SLATER, E., COWIE, V. Oxford: Univ. Press 1971.
211. PETERS, W.: Die Vererbung geistiger Eigenschaften und die psychische Konstitution. Jena: Fischer 1925.
212. PETERSON, J. H.: Hysterica in one of a pair of identical twins. J. Neurol. 12, 160—164 (1949).
213. PETÖ, E.: The Psychoanalysis of identical twins with reference to inheritance. Int. J. Psycho-Anal. 27, 126—129 (1946).
214. PFLANZ, M.: Soziale Krankheitsfaktoren. In: SCHRAML, W. (Hrsg.): Klinische Psychologie, S. 27—45. Bern und Stuttgart: Huber 1970.
215. PFLANZ, M.: Epidemiologie der Neurosen. Gutachten f. d. Psychiatrie-Enquête 1973.
216. PILOT, M. L. et al.: Duodenal ulcer in one of identical twins. Psychosom. Med. 19, 221—227 (1957).
217. PILOT, M. L., RUBIN, J., SCHAFER, R., SPIRO, H. M.: Duodenal ulcer in one of identical twins; a follow-up study. Psychosom. Med. 25, 285—291 (1963).
218. PLANCK, M.: Scheinprobleme der Wissenschaft. Leipzig: J. A. Barth 1947.
219. POHLMEIER, H.: Soziologie der Depression. Z. psycho-som. Med. 19, 58—68 (1973).
220. POLL, H.: Zwillinge in Dichtung und Wirklichkeit. Z. ges. Neurol. Psychiat 128, 423 bis 474 (1930).
221. POLLIN, W., STABENAU, J. R., TUPIN, J.: Family studies with identical twins discordant for schizophrenia. Psychiatry 28, 60—78 (1965).
222. POLLIN, W., STABENAU, J. R., MOSHER, L., TUPIN, J.: Life history differences in identical twins discordant for schizophrenia. Amer. J. Orthopsychiat. 36, 492—509 (1966).

223. QUESTER, E.: Beitrag zur Genese der Schizophrenie, Vorfeldstudie an eineiigen Zwillingen im Hinblick auf die Manifestationsbedingungen. Inaugural-Dissertation, Medizinische Fakultät, Universität Heidelberg 1970.

224. QUINT, H.: Psychosomatische Syndrome. In: Psychiatrie der Gegenwart, Bd. II/1, Klinische Psychiatrie 1, S. 587—662. Berlin-Heidelberg-New York: Springer 1972.

225. RAINER, J. D.: Genetische Gesichtspunkte bei der Homosexualität. Dtsch. med. Wschr. **87**, 377—384 (1962).

226. RAINER, J. D.: Current applications of genetics to psychiatry. Amer. J. Psychother. **16/3**, 424—440 (1962).

227. RAINER, J. D., MESNIKOFF, A., KOLB, L. C., CARR, A.: Homosexuality and heterosexuality in identical twins. Psychosom. Med. **22**, 251—259 (1960).

228. RATTNER, J.: Individualpsychologie. Eine Einführung in die tiefenpsychologische Lehre von ALFRED ADLER. Basel: E. Reinhardt 1963.

229. REIMER, F. (Hrsg.): Suicidprophylaxe in der Bundesrepublik Deutschland. Möglichkeiten der Selbstmordverhütung in Klinik und Praxis. Therapiewoche **22**, 1—56 (1972).

230. RICHTER, H.-E.: Eltern, Kind, Neurose. Stuttgart: Ernst Klett 1963.

231. RINGEL, E. (Hrsg.): Selbstmordverhütung. Bern-Stuttgart-Wien: Huber 1969.

232. ROGGEMANN, W.: Über das Stottern. Versuch einer Diskussion und Interpretation der vorliegenden Ergebnisse. Prax. Kinderpsychol. **8**, 199—213 (1959).

233. ROSANOFF, A. J., HANDY, L. M., PLESSET, J. R.: The etiology of child behavior difficulties, juvenile delinquency and adult criminality with special reference to their occurence in twins. State of California: Departments of Institutions 1941.

234. ROSANOFF, A. J., HANDY, L. M., ROSANOFF, I. A.: 1934; zit. nach VOGEL 1961.

235. ROSENTHAL, D.: The genain quadruplets. A case-study and theoretical analysis of heredity and environment in schizophrenia. New York-London: Basic Books 1963.

236. ROTH, H.: Das Problem der Bildsamkeit und Erziehungsfähigkeit in der psychologischen Forschung. Handbuch Psychol. Bd. 10, Pädagog. Psychologie, S. 69—92. Göttingen: Hogrefe 1959.

237. ROTH, NATHAN: Freud und Galton. Comprehens. Psychiat. **3**, 77—83 (1962).

238. RÜDIN, ED.: Ein Beitrag zur Frage der Zwangskrankheit, insbesondere ihrer hereditären Beziehungen. Arch. Psychiat. Nervenkr. **191**, 14—54 (1953).

239. RÜPPELL, A.: Untersuchungen zum Strukturbegriff in der Psychoanalyse. Z. psycho-som. Med. **17**, 241—251 (1971).

240. SAKAI, T.: Clinico-genetic study on obsessive compulsive neurosis. In: H. MITSUDA: Clinical genetics in psychiatry. Osaka: O.-Takutsuk 1967.

241. SAUER, W.: Der Stand der Zwillingsforschung in pädagogischer Sicht. Z. Pädagogik **16**, 173—202 (1970).

242. SCHENK-DANZINGER, L.: Begabung und Entwicklung. In: Handbuch der Psychologie, Bd. 3, Entwicklungspsychologie, S. 358—403. Göttingen: Hogrefe 1959.

243. SCHEPANK, HEINZ: Psycho-somatische Faktoren bei endokrinen Störungen. Z. psychosom. Med. **3**, 77—95 (1957).

244. SCHEPANK, HEINZ: Neurotische Symptomatik bei kindlichen und jugendlichen Zwillingen. In: Jb. f. Jugendpsychiatrie u. ihre Grenzgebiete, Bd. **VI**, S. 59—70. Berlin-Stuttgart: Huber 1967.

245. SCHEPANK, HEINZ: Kritische Auseinandersetzung mit den Aussagen über die Intelligenzentwicklung mit Hilfe der Zwillingsmethode. Psychol. Vordiplomarbeit FU Berlin 1967 (unveröff.).

246. SCHEPANK, HEINZ: Intelligenzleistung, Schulschwierigkeiten und psychosomatische Probleme bei Kindern. Prax. Kinderpsychol. **19**, 10—16 (1970).

247. SCHEPANK, HEINZ: Neurotische Erkrankungsformen unter dem Einfluß von Erbdeterminanten und frühkindlicher Umweltkonstellation. In: Fortschr. Psychoanal., Bd. **IV**, S. 65—71. Göttingen: Hogrefe 1970.

248. SCHEPANK, HEINZ: Erb- und Umwelteinflüsse bei 50 neurotischen Zwillingspaaren. Z. Psychother. med. Psychol. **21**, 41—50 (1971).

249. SCHEPANK, HEINZ: Anlage und Umwelt bei Neurosen. In: Janssen Symposion, Bd. **VII**: Anlage oder Umwelt? Beiträge zur Kausalitätsfrage in der Psychiatrie (Hrsg. F. REIMER), S. 91—107. Düsseldorf: Janssen 1972.

250. SCHEPANK, HEINZ: Intelligenzentwicklung. Genetische und psychosoziale Determinanten. Dtsch. Ärztebl. **70**, 343—348 (1973).

251. SCHEPANK, HEINZ: Erb- und Umweltfaktoren bei Neurosen. Ergebnisse der Zwillingsforschung und anderer Methoden. Nervenarzt **44**, 449—459 (1973).

252. SCHEPANK, HEINZ: Skalierung der Neurosenschwere. Z. psycho-som. Med. 1974 (im Druck).

253. SCHEPANK, HELGA: Manifestationsbedingungen depressiv-oraler Symptomatik. In: Fortschr. Psychoanal., Bd. IV, S. 71—76. Göttingen: Hogrefe 1970.

254. SCHEPANK, HELGA: Anlage und Umwelt beim depressiv-oralen Syndrom. Untersuchung zur Symptomatik bei neurotisch-depressiver Charakterstruktur an 40 Zwillingspaaren. Med. Diss. Heidelberg 1972.

255. SCHMIDT, G., KINTZEL, H.-W., EYSOLD, R.: Klinische und elektroencephalografische Nachuntersuchungen von Zwillingsgeborenen. (Aus der Kinderklinik der Medizinischen Akademie Dresden). Arch. Kinderheilk. **1172**, 135—153 (1965).

256. SCHNEIDER, K.: Klinische Psychopathologie. Stuttgart: Thieme 1959.

257. SCHULTZ-HENCKE, H.: Einführung in die Psychoanalyse. Jena: G. Fischer 1927.

258. SCHULTZ-HENCKE, H.: Lehrbuch der analytischen Psychotherapie. Stuttgart: Thieme 1951.

259. SCHULTZ-HENCKE, H.: Die psychoanalytische Begriffswelt (Hrsg. E. JORSWIECK). Göttingen: Verl. med. Psychol. 1972.

260. SCHWIDDER, W.: Zur poliklinischen Behandlung psychogener Erkrankungen des Kindes- und Jugendalters. Prax. Kinderpsychol. **1**, 33—44 (1952).

261. SCHWIDDER, W.: Neopsychoanalyse. In: v. FRANKL, E., v. GEBSATTEL, E., SCHULTZ, J. H. (Hrsg.): Handbuch der Neurosenlehre, Bd. **III**, S. 174—214. München-Berlin: Urban u. Schwarzenberg 1959.

262. SCHWIDDER, W.: Klinik der Neurosen. In: Psychiatrie der Gegenwart, Bd. II/1, Klinische Psychiatrie 1, S. 351—476. Berlin-Heidelberg-New York: Springer 1972.

263. SHAPIRO, W. R.: A twin study of non-endogenous depression. Acta Jutlandica (Aarhus) **42**, 2 (1970).

264. SHAPIRO, W. R.: Personality differences and neurotic traits in normal school-children: A study in psychiatric genetics. Eugen. Rev. **45**, 213—246 (1954).

265. SHIELDS, J.: Monozygotic twins brought up apart and brought up together. London: Oxford Univ. Press 1962.

266. SHIELDS, J.: Personality differences and neurotic traits in normal twin school-children: A study in psychiatric genetics. Eugen. Rev. **45**, 213—246 (1954).

267. SIEMENS, H. W.: Die Zwillingspathologie — ihre Bedeutung, ihre Methodik, ihre bisherigen Ergebnisse. Berlin: Springer 1924.

268. SLATER, E.: Psychotic and neurotic illnesses in twins. Mem. med. Res. Coun. (Lond.) **278**, 385 (1953).

269. SLATER, E.: Genetical factors in neurosis. Brit. J. Psychol. **55**, 265—269 (1964).

270. SLATER, E., COWIE, V.: The genetics of mental disorders. London-New York: Oxford Univ. Press 1971.

271. SLATER, E., SHIELDS, J.: Twins in psychological medicine. Nature (Lond.) **176**, 532 (1955).

272. SMITH, J. C.: Das Ursachenverhältnis des Schwachsinns, beleuchtet durch Untersuchungen von Zwillingen. Z. Neurol. **125**, 678—692 (1930).

273. SPAICH, D., OSTERTAG, M.: Untersuchungen über allergische Erkrankungen bei Zwillingen. Z. menschl. Vererb.- u. Konstit.-Lehre **19**, 731—752 (1936).

274. SPIEGELBERG, U.: Depressive Syndrome aus der Sicht psychosomatischer Klinik und Forschung. In: Das depressive Syndrom (Hrsg. H. HIPPIUS, H. SELBACH), S. 505—517. München-Berlin-Wien: Urban u. Schwarzenberg 1969.

275. SPITZ, R. A.: Vom Säugling zum Kleinkind. Stuttgart: Ernst Klett 1967.

276. Statistisches Bundesamt (Hrsg.): Statistisches Jahrbuch für die Bundesrepublik Deutschland 1966. Stuttgart-Mainz: W. Kohlhammer 1966.

277. Statistisches Landesamt Berlin (Hrsg.): Statistisches Jahrbuch Berlin 1966. Berlin: Kulturbuch-Verlag 1966.

278. STENBÄCK, A.: Different neurosis in a pair of identical twins. Acta psychiat. scand. **32**, 457—472 (1957).

279. STENGEL, E.: Grundsätzliches zum Selbstmordproblem. In: RINGEL, E. (Hrsg.): Selbstmordverhütung, S. 9—50. Bern-Stuttgart-Wien: Huber 1969.

280. STENSTEDT, Å.: Genetics of neurotic depression. Acta psychiat. scand. **42/4**, 392—409 (1966).

281. STENSTEDT, Å.: Drei genetische Untersuchungen von psychischen Depressionen. In: Das depressive Syndrom (HIPPIUS, H., SELBACH, H. Hrsg.), S. 36. München-Wien-Berlin: Urban u. Schwarzenberg 1969.

282. STERN, A.: Das Zwillingsproblem in der Psychiatrie. Acta Genet. med. (Roma) **7**, 219—236 (1958).

283. STOECKEL, W.: Lehrbuch der Geburtshilfe. Jena: Fischer 1951.

284. STRÖMGREN, E.: Psychiatrische Genetik. In: Psychiatrie der Gegenwart, Bd. **I/1**, a. Grundlagenforsch. z. Psychiatrie A. Berlin-Heidelberg-New York: Springer 1967.

285. STRÖMGREN, E.: Klassifizierung der Depression. In: Das depressive Syndrom (HIPPIUS, H., SELBACH, H., Hrsg.), S. 347—352. München-Berlin-Wien: Urban u. Schwarzenberg 1969.

286. STUMPFL, F.: Die Ursprünge des Verbrechens, dargestellt am Lebenslauf von Zwillingen. Leipzig: Thieme 1936.

287. STUMPFL, F.: Untersuchungen an psychopathischen Zwillingen. Z. ges. Neurol. Psychiat. **158**, 480—482 (1937).

288. STUMPFL, F.: Heredität und Neurose. In: Handbuch der Neurosenlehre und Psychotherapie (Hrsg. v. FRANKL, E., v. GEBSATTEL, E., SCHULTZ, J. H.), S. 1—43. München-Berlin: Urban u. Schwarzenberg 1959.

289. SWANSON, D. W.: Suicide in identical twins. Amer. J. Psychiat. **116**, 934—935 (1959/60).

290. TELLENBACH, H.: Melancholie. Zur Problemgeschichte, Typologie, Pathogenese und Klinik. Berlin-Göttingen-Heidelberg: Springer 1961.

291. THOME, R., KÖHLER, C., WAGNER, G.: VARTAB — A system to create variable tabuations without any knowledge in programming. Meth. Inform. Med. **9**, 4, 225—230 (1970).

292. TIENARI, P.: Psychiatric illnesses in identical twins. Acta psychiat. scand. **39**, Suppl. 171 (1963).

293. TIENARI, P.: On intrapair differences in male twins with special reference to dominance-submissiveness. Acta psychiat. scand. **42**, Suppl. 188, 1—166 (1966).

293a. TODD, G. F., MASON, J. I.: Concordance of smoking habits in monozygotic and dizygotic twins. Heredity **13**, 417—444 (1959).

294. TOMAN, W.: Familienkonstellationen. Ihr Einfluß auf den Menschen und seine Handlungen. München 1965.

295. TRUNNEL, TH. L.: Sociopathic personality in identical twins in a set of dicygotic triplets. Amer. J. Psychiat. **124**, 43—51 (1967/68).

296. VANDENBERG, S. G.: The value of twin studies. A review of methods and new ideas. Zit. in: Excerpta med. (Amst.), Sect. XXII, Hum. Genet., p. 657 (1965).

297. v. VERSCHUER, O.: Wirksame Faktoren im Leben des Menschen. Beobachtungen an ein- u. zweieiigen Zwillingen durch 25 Jahre. Wiesbaden: Urban u. Schwarzenberg 1954.

298. v. VERSCHUER, O.: Genetik des Menschen. Lehrbuch der Humangenetik. München-Berlin: Urban u. Schwarzenberg 1959.

299. VOGEL, F.: Genetische Faktoren bei Neurosen. Vortrag i. Institut f. Psychotherapie e.V. Berlin, Oktober 1960.

300. VOGEL, F.: Lehrbuch der allgemeinen Humangenetik. Berlin-Göttingen-Heidelberg: Springer 1961.

301. VOGEL, F.: Probleme der genetischen Familienberatung. Materia Medica Nordmark **22**, 520—531 (1970).

302. VOGEL, F.: Der Sonderforschungsbereich (SFB) 35 „Klinische Genetik". In: Heidelberger Jahrbücher XVI (Hrsg. Universitätsgesellschaft Heidelberg), S. 23—49. Berlin-Heidelberg-New York: Springer 1972.

303. Wagner, G.: Probleme der Literaturdokumentation auf dem Gebiet der Psychotherapie. In: D. Langen, U. Derbolowski: Probleme der Dokumentation in der Psychotherapie, S. 77—86. Frankfurt: Nachr. f. Dokumentation 1969.
304. Walker, H.: Statistische Methoden für Psychologen und Pädagogen. Weinheim: J. Beltz 1963.
305. Weber, J. J., Elinson, J., Moos, L. M.: The application of ego strength scales to psychoanalytic clinic records. Psychoanalysis at Columbia University. Proceedings of the 20th Anniversary Conference, 1965.
306. Weber, J. J., Elinson, J., Moos, L. M.: The application of electronic medicine technique to psychoanalytic clinic records. Excerpta Medica Internat. Congress Series 150, Madrid 5.—11. September 1966.
307. Weber, J. J., Elinson, J., Moos, L. M.: Psychoanalysis and change: A study of psychoanalytic clinic records utilizing electronic data processing techniques. Arch. gen. Psychiat. 17, (1967).
308. Weidemann, J.: Das Kind im Heim. Untersuchungen über die Entwicklung des Heimkindes. Acta paedopsychiat. 26, 1—10 (1959).
309. Weidemann, J.: Heimkind und Heimmilieu. Untersuchungen über die Ursachen der heimkindlichen Entwicklungsverzögerung. Acta paedopsychiat. 26, 77—86 (1959).
310. Weitz, W.: Studien an eineiigen Zwillingen. Z. klin. Med. 101, 115—154 (1925).
311. Wendt, G. G.: Allgemeine Zwillingsdiagnostik. Arch. klin. exp. Derm. 219, 366—377 (1964).
312. Wendt, G. G.: Allgemeine Humangenetik. In: Handbuch d. Haut- u. Geschlechtskrankh. (Hrsg. J. Jadassohn), Ergänzungswerk, Bd. VII, Vererbung von Hautkrankheiten (Hrsg. H. A. Gottron et al.), S. 1—129. Berlin-Heidelberg-New York: Springer 1966.
313. Wilde, G. J. S.: Inheritance of personality traits. Acta psychiat. (Amst.) 22, 37—51 (1964).
314. Wilde, K.: Meß- und Auswertungsmethoden in erbpsychologischen Zwillingsuntersuchungen. Arch. ges. Psychol. 109, 1—81 (1941).
315. Winter, E.: Über die Häufigkeit neurotischer Symptome bei „Gesunden". Z. psychosom. Med. 5, 153—167 (1958).
316. Wolfheim, N.: In: H. Meng u. a. (Hrsg.): Prax. Kinder- u. Jugendpsychol. Stuttgart: H. Huber 1960.
317. Woodruff, R., Pitts, F. N.: Monocygotics twins with obsessional illness. Amer. J. Psychiat. 120, 1075—1080 (1963/64).
318. Woodworth, R. S.: Heredity and environment. Social Science Research Council, Bulletin Nr. 47, New York 1941.
319. Wortberg, W.: Nigerianisches Tagebuch. Dtsch. Ärztebl. 70, 927—931 (1973).
320. Yoshimasu, S.: Zit. bei Essen-Möller, E., 1963.
321. Zerbin-Rüdin, E.: Endogene Psychosen, Schizophrenien, manisch-depressive Psychosen. In: Becker, P. E. (Hrsg.): Humangenetik. Ein kurzes Handbuch in fünf Bänden, Bd. V/2, S. 446—577. Stuttgart: Thieme 1967.
322. Zerbin-Rüdin, E.: Was besagen die neuesten Zwillingsbefunde in der Schizophrenieforschung? Dtsch. med. Wschr. 92, 2121—2122 (1967).
323. Zerbin-Rüdin, E.: Neuere Befunde und Probleme in der Genetik der endogenen Psychosen. Arch. Psychiat. Nervenkr. 210, 340—358 (1967/68).
324. Zerbin-Rüdin, E.: Zur Genetik der depressiven Erkrankungen. In: Das depressive Syndrom (Hippius, H., Selbach, H. Hrsg.), S. 37—56. München-Wien-Berlin: Urban u. Schwarzenberg 1969.
325. Zerbin-Rüdin, E.: Anlage, Umwelt und endogene Psychosen. In: Janssen-Symposion, Bd. VII (F. Reimer, Hrsg.), Anlage oder Umwelt? Beiträge zur Kausalitätsfrage in der Psychiatrie, S. 1—22. Düsseldorf: Janssen 1972.
326. v. Zerssen, D.: Objektivierende Untersuchungen zur prämorbiden Persönlichkeit endogen Depressiver. In: Das depressive Syndrom (Hippius, H., Selbach, H. Hrsg.), S. 183—205. München-Berlin-Wien: Urban u. Schwarzenberg 1969.
327. Kemper, W.: In: Psychotherapie in Selbstdarstellungen (Pongratz, L. Hrsg.), S. 259 bis 345. Bern-Stuttgart-Wien: Huber 1973.

Sachverzeichnis

Schriftenreihe Neurologie — Neurology Series

Herausgeber: H. J. Bauer, H. Gänshirt, P. Vogel.

Die Bezieher des „Archiv für Psychiatrie und Nervenkrankheiten", der „Zeitschrift für Neurologie / Journal of Neurology" und des „Zentralblatt für die gesamte Neurologie und Psychiatrie" erhalten die Schriftenreihe zu einem um 10% ermäßigten Vorzugspreis. Preisänderungen vorbehalten.

1. Kahle, W.: Die Entwicklung der menschlichen Großhirnhemisphäre.
   55 Abb. VII, 116 Seiten. 1969. DM 58,—; US $ 22.40
2. Prill, A.: Die neurologische Symptomatologie der akuten und chronischen Niereninsuffizienz.
   Befunde zur pathogenetischen Wertigkeit von Stoffwechsel-, Elektrolyt- und Wasserhaushaltsstörungen sowie zur Pathologie der Blut/Hirn-Schrankenfunktion.
   49 Abb. VIII, 177 Seiten. 1969. DM 64,—; US $ 24.70
3. Kunze, K.: Das Sauerstoffdruckfeld im normalen und pathologisch veränderten Muskel. Untersuchungen mit einer neuen Methode zur quantitativen Erfassung der Hypoxie in situ.
   67 Abb. VIII, 118 Seiten. 1969. DM 58,—; US $ 22.40
4. Pilz, H.: Die Lipide des normalen und pathologischen Liquor cerebrospinalis.
   4 Abb., 23 Tabellen. VIII, 123 Seiten. 1970. DM 48,—; US $ 18.50
5. Rabe, F.: Die Kombination hysterischer und epileptischer Anfälle.
   Das Problem der „Hysteroepilepsie" in neuer Sicht.
   VII, 112 Seiten. 1970. Geb. DM 38,—; US $ 14.70
6. Ulrich, J.: Die cerebralen Entmarkungskrankheiten im Kindesalter.
   Diffuse Hirnsklerosen.
   35 Abb. 1 Farbtafel. XV, 202 Seiten. 1971. Geb. DM 74,—; US $ 28.50
7. Puff, K.-H.: Die klinische Elektromyographie in der Differentialdiagnose von Neuro- und Myopathien. Eine Bilanz.
   12 Abb. VIII, 84 Seiten. 1971. Geb. DM 48,—; US $ 18.50
8. Piscol, K.: Die Blutversorgung des Rückenmarkes und ihre klinische Relevanz.
   37 Abb., 3 Tabellen. VI, 91 Seiten. 1972. Geb. DM 48,—; US $ 18.50
9. Wiesendanger, M.: Pathophysiology of Muscle Tone.
   4 figures. VI, 46 pages. 1972. Cloth DM 28,—; US $ 10.80
10. Spiess, H.: Schädigungen am peripheren Nervensystem durch ionisierende Strahlen.
    35 Abb. VIII, 71 Seiten. 1972. Geb. DM 38,—; US $ 14.70
11. Neundörfer, B.: Differentialtypologie der Polyneuritiden und Polyneuropathien.
    18 Abb. X, 205 Seiten. 1973. Geb. DM 98,—; US $ 37.80
12. Lange-Cosack, H., Tepfer, G.: Das Hirntrauma im Kindes- und Jugendalter.
    Klinische und hirnelektrische Längsschnittuntersuchungen an 240 Kindern und Jugendlichen mit frischen Schädelhirntraumen.
    45 Abb. in 83 Teilfiguren. XII, 212 Seiten. 1973. Geb. DM 98,—; US $ 37.80